GUARDA TU STESSO

La Scienza e l'Arte della Realizzazione del Sé

Douglas Harding

The Shollond Trust

Pubblicato da The Shollond Trust

87B Cazenove Road

London N16 6BB

England

headexchange@gn.apc.org

www.headless.org

The Shollond Trust è un'Associazione Benefica del Regno Unito il cui numero di registrazione è 1059551

Traduzione Shanti M.L. Costantini.

Progettazione di rangsgraphics.com

ISBN 978-1-914316-49-4

Sarebbe bene aprire gli occhi e vedere. *Thomas Merton*

L'intera vita risiede nel verbo vedere. *Teilhard de Chardin*

Il verbo non è altro che VEDERE. *Jan van Ruysbroeck*

Non vedo più di voi, ma ho imparato a notare ciò che vedo. *Sherlock Holmes*

Vedo semplicemente ciò che tutti vedono, niente di più. Vedo ciò che necessita di essere visto. Tutti stanno vedendo Dio, sempre, ma non lo sanno. *Ramana Maharshi*

INDICE

Prefazione

Questo libro consiste in una selezione di articoli che ho scritto nel corso di quarant'anni. Per la maggior parte sono versioni rivedute di contributi a *The Middle Way*, *The Mountain Path*, *The Saturday Evening Post*, e a un certo numero di altre riveste, principalmente francesi. Alcuni, tuttavia, sono stati scritti l'anno scorso o due anni fa, proprio per questa raccolta.

Dando un'occhiata e scorrendo dall'alto in basso l'Indice dei Contenuti, potreste avere giustamente l'impressione che ci sia una mescolanza di varie cose, un mosaico così poco omogeneo, tenuto insieme solo dalla rilegatura del libro. Quale connessione potrebbe mai esserci tra l'Architettura, Una Passeggiata nella Foresta, l'Amore e la Trasformazione? Bene, lo vedrete. Infatti, tutti i capitoli sono variazioni sul tema sollevato dal titolo del libro – GUARDA TU STESSO. La mia speranza è che questa varietà sia di aiuto nel mostrare come la Massima Semplicità della nostra Vera Natura è la risposta alle infinite complessità della nostra vita e al problema del come affrontarle.

Leggete i capitoli nell'ordine che preferite. Ognuno di essi, anche se supportato dagli altri, è a se stante.

Douglas Harding
1996

1. La via più breve

Il campo della religione è vasto e in alcuni punti veramente selvaggio, ma certamente non privo di strade. Esso contiene anche troppi sentieri o vie, alcune più simili a strade di grande comunicazione e altre simili a sentieri appena visibili. Ogni setta, e in realtà ogni innovatore spirituale, introduce una nuota strada attraverso la giungla e posiziona dei cartelli indicatori e tenta di tracciare una mappa dei tornanti e delle curve della strada, dei punti di sosta e dei ristori e di dare un'idea della sua destinazione. Ci sono talmente tanti percorsi, incroci, o vie parallele, che convergono qui e si dividono là, e che portano....dove? Questa è la questione.

Alcune centinaia di anni fa la scena religiosa era, per la maggior parte delle persone, molto meno complicata. La religione comparata, e l'esplosione della letteratura riguardante il mondo della fede – prima scolare e poi popolare—che copriva più o meno l'intero campo – doveva ancora arrivare. Quasi per tutti e dappertutto, la propria religione era semplicemente quella della propria famiglia e gruppo sociale da tempo immemorabile. In effetti, esisteva solamente questo cammino sacro e vero. Si credeva che le altre religioni e sette non conducessero da nessuna parte, o molto più probabilmente in regioni profane e malsane proprio fuori dalla carta geografica, o addirittura non se ne sentiva nemmeno parlare.

Ma ai giorni nostri, per un nostro sempre più crescente aumento di numero, la situazione non è così chiara e semplice. Ci troviamo di fronte a una scelta sempre più grande e sconcertante di cammini, molti dei quali, se non la maggior parte, attraversano un'area in cui la psicologia, la psicoterapia e la spiritualità sono indissolubilmente e profondamente legati l'una all'altra. Andate in un negozio che vende libri sulla religione e argomenti affini e vedrete cosa intendo dire. Ci sono migliaia e migliaia di libri, accatastati dal pavimento al soffitto. Il problema è che, finché non avete effettivamente percorso una delle molte strade principali e delle vie laterali che sia adatta a voi, non potete sapere dove conduce; e quando, finalmente, giungete alla fine (poi chi può sapere quanti anni e decadi o persino intere vite ci vorranno, se mai ci riuscirete) sarà ormai troppo tardi provarne qualcun'altra. Nel qual caso, come fare a scoprire quale tra tutte queste è la vostra via, quella giusta per voi quella del cuore e che porta alla suprema verità, alla fine di tutti i vostri problemi?

Mi dispiace che ciò che realmente accade non abbia nulla a che fare con una scelta deliberata e sia in un certo qual modo avventato. Può semplicemente accadere di prendere questo meraviglioso libro in casa di un amico, o incontrare casualmente qualcuno che adora quel meraviglioso maestro, o trovare un volantino nella posta riguardante un incontro al quale uno deve realmente partecipare. E così uno inizia un percorso quasi accidentalmente, potreste dire in maniera irresponsabile. Siamo più accurati, più accorti e più esplorativi prima di investire in qualche utensile da cucina, per non parlare degli abiti o di una casa.

Che cosa si può fare riguardo a questa assurda situazione? E' possibile farlo? Sì, lo è, e in questo capitolo voglio mostrare precisamente come.

In primo luogo date un'occhiata più da vicino alla mappa religiosa. Finora, era sottinteso da parte mia che non c'è nessun modello prestabilito di tutte queste vie, che esse hanno poco in comune e nessuna direzione generalizzata. In pratica, che tutto ciò non è per niente vero. Tutte hanno lo scopo prioritario di farci partire. L'intera ragione di un cammino è di rendere più facile l'andare da qualche altra parte, di lasciare il posto dove siamo ora per ritrovarci in un altro posto distante in tempo e spazio. Questo fatto talmente ovvio non viene rivelato allo studente "obiettivo" di religione comparata, che analizza l'intero campo da una grande altezza: per lui il groviglio dei percorsi è tutto ciò che è dato a una distanza di sicurezza, e di conseguenza non mostra nessun semplice percorso comune a tutti i percorsi quali che siano. Ma per il viaggiatore serio sulla terra, per il ricercatore spirituale impegnato – non importa quanto piccolo o grande sia il suo "progresso spirituale" – la mappa ha sempre la forma di una ruota. Lui si trova sempre QUI al centro della ruota, e tutti i percorsi, e in particolare il percorso che sta prendendo, si espande a raggiera con i raggi che conducono ad un cerchio che porta l'etichetta ALTROVE.

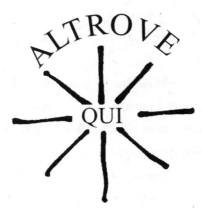

E le domande che si pone sono: sto andando esattamente nella giusta direzione, e quanto lontana è la meta, e quanto ci vorrà per arrivare là?

Domande alle quali, ahimè, vengono fornite in breve chiare risposte. Come può giudicare il povero viaggiatore? La notorietà e la popolarità di una strada non sono una guida sicura rispetto alla sua praticabilità. In effetti, più larga, meglio pavimentata e di più facile percorrenza è la strada o la via all'inizio, più lunga e difficile diventerà in seguito. Il percorso può dimostrarsi così difficile e i pericoli così scoraggianti che veramente pochi viaggiatori arrivano, o sostengono di raggiungere l'obiettivo, i cui inimmaginabili piaceri sono proporzionati al rigore del viaggio. Uno ha proprio l'impressione che i percorsi che non sono brevi, facili, diritti possano portare in qualsiasi posto di cui valga la pena.

Vedremo presto che questa impressione è completamente falsa e che un tale percorso esiste proprio, e inoltre non potrebbe essere più facile trovarlo e percorrerlo. E' la nostra innata resistenza all'ovvio che ci persuade del contrario.

Ma prima di esaminare – e prendere – questo più breve cammino, guardiamo a ciò che ammonta il suo opposto e contrario, il cammino che voi ed io abbiamo percorso così tanto tempo fa da averlo dimenticato. Penso che sarebbe meglio che io parli per me in questo caso e non per voi. Mentre procediamo controlliamo quanto la mia storia assomigli alle vostre.

Lasciate che ricostruisca quel mio viaggio originale, per quanto ne sono in grado. La mia storia inizia con la nascita. In realtà, per me stesso a nessuna distanza da me, non ero per niente nato, benché i miei genitori, distanti da me di alcuni centimetri e metri, avessero naturalmente una storia piuttosto diversa da raccontare. Nella mia propria esperienza di prima mano non ho certamente e per niente avuto inizio come un bambino, o come un essere umano, o come qualsiasi altra cosa. Al contrario, ero questa Non-cosa senza inizio, o Spazio o Capacità per quelle cose che cambiano continuamente. In un primo momento, naturalmente, le cose che mi occupavano erano relativamente disorganizzate, ma ben presto iniziarono a definirsi in quel seno nutriente, quelle mani amorevoli, quelle piccole braccia e gambe e dita e alluci affascinanti, quella splendida palla e quel sonaglino rumoroso, quelle facce sorridenti o corrucciate, e così via. E tutte quelle impressioni – quel ricco mondo di gusti, sensazioni, odori, suoni, colori e movimenti.....si presentava completamente a me proprio qui, non separate da me, mentre andavano e venivano nel mio Spazio. E' vero che sempre più cose, in una sempre più crescente varietà e grado di organizzazione, continuavano ad apparire in questa Spaziosità. Ma io non ero una di quelle cose. Come potevo esserlo – io che ero Accoglienza per tutte loro? In breve, ero ancora me stesso, ancora a casa, ancora con me stesso e non ancora al di là di me. Il che significa che ero ancora sano.

Ma gli esseri umani hanno disegni sulla mia sanità di nascita. Mentre passava il tempo i miei genitori mi persuasero a separarmi da me e ad assumere il loro punto di vista, a lasciare casa e a fare il viaggio momentaneo da Qui dove io mi percepisco come Niente a Là dove appaio essere Qualcosa di molto sostanziale. Essi mi insegnarono che il personaggio nello specchio che stava guardando fisso verso di me non era quello che pensavo fosse – e cioè "quel bimbetto laggiù, o il mio amichetto che vive nell'altro bagno oltre lo specchio" – ma che era qualcuno che si chiamava Douglas, ed ero proprio io. Amici e parenti mi aiutarono e mi insegnarono – e la lezione durò molti anni e comportò molte lacrime per poter imparare completamente – a "vedere" me stesso non più da dove mi trovo ma da dove si trovano loro, attraverso i loro occhi e dal loro punto di vista.

Ero lento nell'apprendere. Per anni mi sono spostato avanti e indietro lungo questa strada d'origine per oltre un metro, indeciso riguardo a dove infine stabilire la mia residenza. A volte, quando giocavo felicemente da solo, ero contento di rimanere qui a casa. Altre volte, in particolare quando ero in compagnia e soggetto a critiche e pertanto molto meno a mio agio, prendevo posizione laggiù, guardando indietro verso di me e "vedendo" ciò che, mi rendevo conto, gli altri stavano vedendo – un essere umano completo come il resto della gente che stava intorno. In effetti, naturalmente, questo non si vedeva per niente tranne con l'immaginazione. O piuttosto allucinazione, dal momento che io sovrapponevo a me stesso al centro ciò che apparteneva a una certa distanza. Man mano che passavano gli anni passavo il mio tempo sempre più a lungo là fuori guardandomi ansiosamente indietro verso Douglas Harding, e sempre meno qui dove sono Alloggio per gli altri, finché alla fine arrivai al punto di vivere una vita realmente eccentrica simile a un esilio, preso come in una trappola o chiuso in una prigione così vicina eppure così distante da casa. Un bersaglio mancato anche se di poco è sempre un bersaglio mancato, naturalmente, e in realtà mi ritrovai infinitamente lontano da me stesso. Era come non fossi mai stato a casa, come se non avessi mai visitato il mio paese natio. Se mai un'anima si era persa nell'inferno, quell'anima ero io. Meister Eckhart racconta la mia storia: "Nessun uomo si è mai perso se non a causa del fatto che, avendo una volta lasciato la sua Terra Natale, ha permesso a se stesso di stabilirsi troppo permanentemente all'estero. Molti hanno cercato la Luce e la Verità, ma solamente lontano da casa dove essi non ci sono. Alla fine si sono allontanati così tanto che non sono più riusciti a ritrovare la strada per tornare indietro. E non hanno nemmeno trovato la Verità, perché la Verità risiede nella loro Terra non fuori."

Correzione: La Grazia, che prende la forma di estrema agonia e disperazione, mi porta ad abbattere i muri della mia prigione e ad aprirmi la strada verso casa. Ma naturalmente il viaggio di ritorno non si fa una volta per tutte. Sarà necessario fare pratica come per il viaggio verso fuori. Il viaggiatore esperto arriva a conoscere proprio molto bene quella strada – la sua lunghezza, la sua direzione e i mezzi di trasporto disponibili. Diversamente da quegli uccelli in gabbia che si sono adattatati a una vita in prigione, egli è tutto tranne che vago riguardo a quella via di fuga. La sua descrizione della via verso casa si delinea come segue:

Essa non conduce da Qui a Là, ma da Là a Qui; in altre parole, è centripeta e non centrifuga. E' molto breve essendo la distanza tra quella faccia che vedo nello specchio e l'assenza-di-faccia che vedo qui. O, ancora, la distanza tra voi laggiù che state accogliendo una delle mie apparenze regionali e me stesso qui che sono la Realtà centrale che dà origine a tutte loro. E' molto diritta, come possiamo vedere in questo momento, e su di essa solamente un ricercatore estremamente falso potrebbe perdersi. Infine, è facile da percorrere, e molti veicoli e mezzi di trasporto sono pronti e a disposizione per portare a casa il viaggiatore.

Eccone uno. Guardo quella faccia nel mio specchietto, osservando dov'è, com'è piccola e complessa, quant'è vecchia e da che parte è girata. E poi lascio che la mia attenzione si sposti lungo il mio braccio teso a ciò che dimora qui dal lato più vicino a me, e io osservo che sotto tutti gli aspetti qui è proprio l'opposto di ciò che è là. Esattamente qui io trovo l'Uno che è estremamente consapevole di se stesso come infinito, assolutamente chiaro e senza età, e che mai e poi mai gira la schiena rispetto a qualcuno o a qualcosa. Qui io trovo – Io sono – l'Ospitalità che trova spazio per quel braccio, mano, specchio e faccia, la faccia che tengo là fuori, la faccia che non può mai avvicinarsi a me più di così.

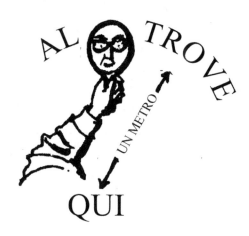

"Posso trovare il mio Sé in uno specchio?" chiede Ramana Maharshi, e continua: "Poiché voi guardate all'esterno, avete perso di vista il Sé e la vostra visione è esterna...Rivolgete il vostro sguardo all'interno...." E questo non è nemmeno difficile, ci assicura: E' assurda l'idea che vedere altre cose è facile ma guardarsi dentro è difficile. Deve essere il contrario."

Ed ecco un secondo metodo per tornare indietro, un secondo veicolo per fare quel viaggio di un metro.

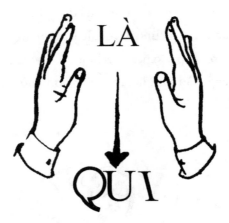

Tengo le mie mani separate a una distanza di circa 30 centimetri. Poi, molto lentamente, le porto in avanti *mentre faccio attenzione all'intervallo tra loro,* finché non svaniscono da entrambi i lati di me. Io divento quell'intervallo, il vuoto che visibilmente non misura più di alcuni centimetri trasversalmente ma infinitamente espanso e profondo.

Questi sono solo due degli innumerevoli veicoli che sono a disposizione per portarvi sani e salvi e in modo confortevole attraverso quella terra dell'uomo – larga un metro – che separa la vostra apparenza laggiù dalla vostra Realtà esattamente qui. Vi prego di provare entrambi i mezzi che ho descritto, o trovarne uno voi stessi. Ma per il bene di Dio, che è il vostro bene, non perdetevi questo viaggio. E' l'unico che conta. Vi fa fare tutto il tragitto partendo da ciò che apparite essere a ciò che siete, cioè la Capacità consapevole di se stessa, e inoltre Consapevolezza persino dello sconosciuto Abisso dal quale la Consapevolezza trae origine senza tempo e senza sforzo.

In breve essa vi vede a casa.

Alla fine, naturalmente, questo percorso, il più diretto e il più breve, è addirittura ancora più breve e più diretto di quello che ho vi avevo detto. Esso non ha proprio nessuna lunghezza. Come sottolinea Maharashi, "Non c'è nessun raggiungere il Sé...Voi siete già quello." Dopo tutto, era solo una messinscena il fatto che io possa lasciare me stesso ed avventurarmi là fuori per scoprire ciò che gli altri facevano di me. Non c'è nessuna via di fuga da qui, perché io porto il Qui con me ovunque io vada. Il che vuol dire che non porto Nessuna-cosa con me, niente al di là di questa Consapevolezza che io sono.

E così, in conclusione, la strada o la via che percorriamo è lunga o breve in funzione di quanto ci prendiamo cura di percorrerla. E tutte le strade, inclusa la nostra, lunga un metro, alla fin fine si riducono a nessuna distanza, visto che è impossibile lasciare o avvicinarsi a Se Stessi. Per cui, il fatto è che, alla fine di ogni genuino percorso spirituale, c'è la scoperta che lo stanco viaggiatore non ha mai lasciato Casa per un solo istante, e che il percorso stesso, breve o lungo o arduo sia stato, era totalmente immaginario.

2. La Vera Visione, La Visione Eterna

"Vedere dentro il nulla è la vera visione, la visione eterna." *Shen-hui*

Questa visione consiste, semplicemente, nel girare la freccia direzionale della vostra attenzione. La *Katha Upanishad* lo spiega in questo modo: "Dio ha fatto in modo che i sensi si rivolgessero verso l'esterno. L'uomo pertanto guarda verso fuori, non dentro di sé. Ma di tanto in tanto un'anima audace, desiderando l'immortalità, ha guardato indietro e ha trovato se stessa.

Contrariamente alla prima impressione, senza dubbio, non c'è nessun vedere, neanche lontanamente nessuna esperienza come questo vedere nel nulla esattamente qui dove uno si trova. Ecco cinque delle sue uniche e incommensurabilmente preziose caratteristiche.

Prima, benché nel corso dei secoli si sia giunti a descrivere questa visione interiore come la cosa più difficile al mondo, in realtà essa è veramente la più facile. Questa beffa, praticamente la più crudele delle beffe, questo impietoso inganno, il più impietoso di tutti, ha coinvolto moltissimi ricercatori onesti. Il più grande tesoro di tutti i tesori che essi avevano cercato fuori è in realtà la più accessibile, la più evidente e spudoratamente ovvia delle scoperte, brillante e luminosa e perennemente in mostra. La descrizione del Buddha del Nirvana nel Pali Canon, come "visibile in questa stessa vita, invitante, attraente, accessibile." ha perfettamente senso. Lo stesso vale per il commento caustico del Maestro Zen Huang-po' che dice che uno deve essere completamente ubriaco per non vederlo. Lo stesso vale per l'affermazione del Maestro Zen Ummon e cioè che il *primo* passo lungo il sentiero dello Zen è quello di guardare dentro la natura del vuoto: liberarci del nostro cattivo *karma* viene dopo. Poi c'è l'insistenza di Ramana sul fatto che è più facile vedere Che Cosa e Chi siamo realmente noi piuttosto che vedere dell'uva spina nel palmo della nostra mano. Tutto questo sta a significare che non ci sono precondizioni per questa essenziale visione interiore. Per se stessi la propria vera natura è eternamente in mostra e come si possa pretendere il contrario è uno dei grandi misteri del mondo. Essa è disponibile ora, proprio mentre siamo così come siamo, e non richiede che il vedente debba essere santo, o virtuoso, o dotto, o intelligente, o in qualche modo speciale. Piuttosto il contrario. Che grande—e dolorosamente trascurato—vantaggio è questo!

Secondo, solo questo è realmente vedere, la sola specie che sia infallibile. Guardate e vedete ora se è possibile percepire parzialmente o non chiaramente il vuoto dove vi trovate. Questa visione del soggetto—di colui che vede—è un'esperienza perfetta di tutto o niente, in contrasto con la visione di oggetti, come questa pagina coperta di segni neri. Gran parte della scena si perde, semplicemente non viene registrata. In effetti, la visione all'esterno non è mai chiara, la visione all'interno mai confusa, come suggerisce Shen-hui nella citazione che precede questo capitolo.

Terzo, questo vedere va in profondità: La più chiara e la "più distante" delle visioni verso l'esterno si rivela essere limitata e superficiale—in realtà, è sottile come la carta—in contrasto rispetto alla visione dentro, che visibilmente non ha limiti e continua ad andare avanti all'infinito. Essa penetra raggiungendo profondità senza fondo del nostro essere, persino fino all'Abisso dal quale tutto nasce. E' convincente come niente altro può esserlo, e non offre al vedente possibilità di dubbio riguardo alla sua completezza. "Non c'è più alcun bisogno di credere", dice il Sufi Al-Alawi, "quando uno vede la Verità.

Quarto, questa esperienza, nonostante tutta la sua profondità e mistero, è comunicabile in modo inconfondibile, perché è esattamente la stessa per tutti—per il Buddha, per Gesù, per Shen-hui, per Al-Alawi, per voi e per me. E' inevitabile che sia così, visto che questo nulla non ha niente di per se stesso per poter essere diverso, niente per cui ci si possa sbagliare, niente di idiosincratico o puramente personale e privato. Quant'è diversa da tutte le altre esperienze che sono così ardue—se non impossibili—da condividere! Per quanto vividamente descriviate e cerchiate di dimostrarmi i vostri pensieri ed emozioni e sensazioni non potrete mai essere sicuri che io riceva il messaggio. Voi ed io siamo d'accordo sull'etichettare il colore rosso di una rosa, e così via, ma l'esperienza interiore alla quale è collegata l'etichettatura è essenzialmente privata, impossibile da trasmettere con una qualche certezza a qualsiasi altro. Quello che per voi è rosso potrebbe essere rosa per me o arancione, o persino blu. Ma invertite la direzione della vostra attenzione e questa incertezza svanisce. Qui e solo qui, dove tutti condividono una natura comune, c'è una comunicazione perfetta, un eterno essere d'accordo, nessuna possibilità d'incomprensione. Questa concordanza non può essere sopravvalutata, perché è la più profonda e univoca riguardante ciò che noi e tutti gli esseri, realmente, realmente siamo. E alla luce di questo assenso di base possiamo permetterci di differire in qualsiasi modo e estensione riguardo a ciò che noi e loro sembriamo essere, riguardo a come appariamo. Benché il relazionarsi del vedente con gli altri subisca trasformazioni identificandosi con loro, è probabile che la sua umanità assuma una univoca e imprevedibile forma. Tra i gruppi misti di persone che potrebbero esserci, quello dei vedenti in questo mondo è tra i più variegati.

Quinto ed ultimo, questo vedere nel nulla è sempre disponibile, a prescindere dal nostro stato d'animo, a prescindere da come stiamo, non importa se e quanto siamo calmi o agitati in quel momento. E' disponibile istantaneamente su richiesta, semplicemente guardando dentro. Questa accessibilità, quando viene sperimentata totalmente, può anche non modificare la nostra vita all'esterno, ma internamente tutto si rivoluziona.

Abbiamo esaminato cinque inestimabili virtù di questo semplice vedere-dentro, e abbiamo riscontrato che esso è facile, infallibile, più profondo del profondo, univocamente condivisibile, sempre a portata di mano. Ma c'è un altro aspetto di questo splendido quadro, una varietà di concordanze meno apprezzate o imprevisti, che ora dobbiamo visionare.

Alcuni di questi svantaggi nascono dai reali vantaggi di questa visione all'interno. Per esempio, proprio perché è così ovvia, così disponibile senza preavvisi e così naturale e ordinaria, è tragicamente facile sottovalutarla e sminuirla ed escluderla a priori considerandola irrilevante. In realtà, in pratica, la sua profondità e il suo potere spirituale sono quasi sempre trascurati, almeno all'inizio. Come potrebbe, ci si chiede, una realizzazione così da poco (in effetti è gratuita) valere così tanto. Facile da vincere, facile da perdere. Quale disciplina morale, quale lavoro spirituale abbiamo utilizzato, per poterci guadagnare un proficuo dono spirituale? E poi, queste realizzazioni così poco costose arrivano a noi senza il sostegno di credenziali mistiche, non sono trasmesse da nessuna esplosione cosmica, non c'è nessuna estasi. Il suono di campane nel cielo è stato soffocato, le campane del cielo sono visibilmente silenti. Qui, infatti, c'è una situazione di perenne basso piuttosto che alto, una vallata piuttosto che una di quelle famose esperienze da picco. "E' un evento prosaico e non-glorioso... Qui non c'è niente di dipinto a colori vivaci, tutto è grigio ed estremamente non invadente e non attraente." Questi sono i sobri commenti che nascono da un iniziale visione dentro quel nulla, e a ragione veduta. La nostra citazione è di D.T. Suzuki, la persona che portò lo Zen in Occidente. Egli sta descrivendo un *satori,* che è il termine giapponese del vedere dentro il nulla, ed egli sapeva per esperienza di cosa stava parlando. Per quanto riguarda il possedere questa visione, o in qualche modo l'andare nel posto dove è accaduta, è un'idea stupida e senza senso. E perché? Perché il *satori è semplicemente* smetterla di chiudere gli occhi su ciò che noi e tutti gli esseri eternamente sono, su ciò da cui stiamo in ogni caso vivendo, indipendentemente dal merito, e a prescindere da tutte le grazie mistiche—o dalla loro mancanza.

La verità è che tali difetti e difficoltà—in particolare la banalità della visione interiore—non sono altro che incomprensioni, prontamente chiarite non appena troviamo il coraggio di guardare di persona e prendiamo in seria considerazione ciò che troviamo. La reale difficoltà è totalmente diversa, e a prima vista appare molto seria. Essa consiste nel fatto che la grande maggioranza delle persone che sono persuase di guardare dentro e in breve di percepire la loro vera natura sono contente di lasciare che l'esperienza si limiti a questo. Per loro, apparentemente, si tratta poco più di un'avventura intrigante, un modo interessante di guardare le cose—o forse solo un bel divertimento, una specie di piacevole gioco per bambini—e di nessuna reale importanza nella vita. Non è da prolungare o ripetere o sperimentare, e certamente non da mettere in pratica. E così essa non ha virtualmente nessun qualsivoglia effetto, e i vedenti ne usufruiscono per breve tempo.

Bene, ciò che possiamo sicuramente dire riguardo a quest'ultima e realmente formidabile difficoltà è qualcosa di simile a ciò segue. Tutti i grandi sviluppi nella storia del genere umano hanno avuto degli inizi molto modesti e virtualmente invisibili. Un gruppo esiguo di persone colpite da una visione veramente rivoluzionaria sono a lungo andare molto più potenti rispetto al cambiamento di tutti i sostenitori di qualche causa o idea ben consolidata messi insieme. E di tutte le rivoluzioni, questa mette sotto sopra il fatto che ciò che è più vicino del vicino è di gran lunga più rivoluzionario. Io sospetto che, qualcosa come un milione di anni fa, non fu un capo proto umano che per primo capitolò di fronte al fatto, fino a quel momento impensabile, che là fuori nell'acqua e negli occhi degli altri uno aveva una faccia. Io immagino che una madre solitaria, fissando a lungo la sua immagine riflessa, fece la scoperta, e, data la grande fortuna, riuscì in qualche modo a condividerla con uno dei suoi figli. Sospetto, inoltre, che fu solamente dopo centinaia o migliaia di anni di dubbi che l'idea iniziò a diffondersi del tutto. E ora, naturalmente, questo tipo di auto-consapevolezza umana è la norma per non raggiungere ciò che non deve essere ancora completamente umano.

Non ditemi che la saga umana deve finire qui e che le nostre specie sono già arrivate a un punto morto. O che "la vera visione, la visione eterna" non ha alcuna speranza di divenire un giorno la nuova norma per gran parte della popolazione, o persino per la maggioranza.

Non che ci sia qualche possibilità di sviluppo dell'Utopia. Insieme a questa nuova norma, se mai troverà realizzazione, arriveranno nuovi problemi, alcuni dei quali si possono già prevedere. Ma per alla fine ciò dimostrerà che questa nostra assurda specie non è irrimediabilmente bloccata nel fango alla sua prima illusione, vale a dire che siamo qui ciò che *appariamo essere* laggiù. E che il titolo autoassegnato di sapienti non è, dopo tutto, un esempio da premio di umorismo nero.

3. Auto-indagine: La Risposta ad alcune Obiezioni

La nostra conoscenza del sé è la nostra bellezza, quando ignoriamo il sé siamo brutti. *Plotinus*

Tutte le religioni cristiane consistono totalmente in questo: imparare a conoscere se stessi, da dove veniamo e cosa siamo. *Boehme*

Chi è colui che ripete il nome del Buddha? Dovremmo cercare di scoprire da dove proviene questo Chi e a cosa assomiglia. *Hsu Yun*

Voi conoscete il valore di ogni cosa ad eccezione di voi stessi. *Rumi*

La dimenticanza del Sé è la fonte di tutte le miserie. *Ramana Maharshi*

Com'è che abbiamo bisogno di tutte queste sollecitazioni, di tutte queste raccomandazioni, di tutti questi inviti a possedere e promesse di infinite ricompense, per persuaderci a dare realmente un'occhiata da vicino a noi stessi? Perché tutte le persone intelligenti e serie hanno come scopo principale delle loro vita lo scoprire a chi appartiene questa vita?

Le persone riflessive, quando vengono messe alla prova in relazione a questo delicato compito, sono solite scusarsi sollevando un certo numero di obiezioni rispetto a questa ricerca interiore. Esse non sono del tutto sicure che sia una buona cosa. Naturalmente sono tutti d'accordo che noi abbiamo bisogno di una conoscenza pratica della nostra natura in modo da poter fare miglior uso di noi stessi e andare d'accordo con gli altri, ma (secondo loro) l'indagine potrebbe spingersi troppo in profondità o andare avanti troppo a lungo. "Conoscere te stesso" va bene fino a un certo punto ma non dovrebbe diventare un'ossessione,fine a se stessa, e non certamente l'occupazione della nostra vita. L'introspezione per periodi così lunghi rischia di fare più male che bene.

Oppure, più dettagliatamente:

1. E' un'egoistica deviazione delle nostre energie dall'essere al servizio degli altri al preoccuparsi di noi stessi.

2. E' una morbosa introversione che porta a un'eccessiva e penalizzante autocoscienza (nel senso peggiore del termine) se non a qualche malattia mentale.

3. E' una perdita di tempo e priva di senso pratico, che non è adatta a noi, al nostro lavoro e alla nostra famiglia.

4. E' deprimente e noiosa, e porta (per ammissione dei praticanti stessi) verso una morte e a un indebolimento mentale.

5. Uccide la spontaneità e tutto il naturale, socievole godimento.

6. E' una bellissima scusa per la pigrizia e il vivere a spese altrui.

7. E' freddamente indifferente all'arte e alla Natura, alla bellezza e alla meraviglia dell'universo e alla ricca varietà del panorama dell'umanità.

8. E' una droga stupefacente che uccide la creatività, riduce le parole a spazzatura, arresta i pensieri, intorpidisce la mente stessa, scambiando le nostre più evolute funzioni umane con la vacuità non-umana o sub-umana.

Esploriamo queste otto obiezioni riguardanti l'Auto-indagine.

Egoistica?

Ci riempiamo la bocca del detto che non siamo qui per trovare noi stessi ma per dimenticarci di noi stessi, concentrandoci sugli altri e scambiando la nostra naturale centratura con quella degli altri per amore.

Tutto questo va benissimo, ma come possiamo essere sicuri che con questo nostro così detto aiuto stiamo facendo veramente del bene agli altri finché non conosciamo noi stessi? Quanto il nostro così detto aiutare trae origine dai nostri sensi di colpa rispetto al mondo, o da un indulgere nella nostra sete di potere, o da un ripulirsi la coscienza da qualche altro motivo per sentirsi colpevoli, senza tener conto dei reali bisogni del mondo? Quanto spesso il nostro aiutare a breve termine finisce per diventare un ostacolo a lungo termine! E' notorio che ciò che diamo materialmente alle persone o anche l'aiuto psicologico per la risoluzione di uno dei loro problemi può essere in grado di crearne altri due. Solamente il tipo di aiuto che viene dato da qualcuno che conosce realmente se stesso è garantito essere totalmente benefico e privo di quegli sfortunati effetti collaterali che vanno avanti e ancora avanti in modo incalcolabile: e poi probabilmente si tratta di un dono segreto, non espresso e non esprimibile. La verità è che aiutare se stessi (che significa trovare se stessi) è aiutare gli altri, anche se l'influenza potrebbe essere nel complesso sotterranea. Non serve dire che dobbiamo essere realmente gentili per quanto più ci è possibile, ma finché non riusciamo a vedere chiaramente Chi è gentile stiamo lavorando più o meno al buio, con conseguenze aleatorie come ci si potrebbe aspettare.

Un altro problema riguardo a questo potrebbe essere che il dimenticarsi di sé per essere al servizio degli altri è ad ogni modo praticamente impossibile. La virtù deliberata raramente si dimentica di darsi un colpetto sulla spalla, La bontà alla quale si mira direttamente può a fatica evitare di congratularsi con sé stessa e poi inizia ad avere una fragranza meno dolce. Ma se dall'altro lato essa è una conseguenza che nasce naturalmente dalla vera conoscenza di se stessi e dal prendersi cura degli altri, perché alla radice uno è anche tutti gli altri, allora è indifferente rispetto a se stessa e a qualsiasi eventuale merito ottenuto, e continua a mantenere la sua fragranza. Purtroppo, cercare di diventare un santo, o anche un saggio, è un'impresa auto-lesionistica (o piuttosto lesionistica del Sé) che probabilmente finisce per portare all'estremo opposto—a un ego gonfiato.

Morbosa?

C'è una qualche verità nell'opinione che una radicale auto-indagine sia malata?

Che cos'è una malattia mentale, alla fin fine, se non un alienarsi dagli altri e pertanto da se stessi? E' la vergogna e l'infelicità della parte che cerca di diventare un intero (il che non può mai essere) invece del Tutto (che sempre è). Siamo tutti più o meno malati finché non troviamo tramite l'auto-indagine la nostra Unità con tutti gli altri.

Non pratica?

Si ritiene che l'auto-indagine sia anche, se non proprio malata, almeno squilibrata e anormale, non adatta a noi e alla nostra vita. Questa obiezione prende un po' di colore dal fatto (dolorosamente evidente a tutti coloro che sono coinvolti in movimenti religiosi) che le persone "spirituali" sono spesso instabili, disadattate, o inclini ad essere nevrotiche. In realtà questa non è una sorpresa. Le persone contente (non intendo dire soddisfatte di sé), del tutto "normali" e a buona metà strada per essere degli esseri umani, non sono portate a scoprire che cos'altro possono essere, la loro divinità. Sono coloro che hanno bisogno di scoprire Chi sono, quelli fortunatamente disperati, che hanno maggiore probabilità di appassionarsi alla scoperta del Sé. Un sano istinto dice loro dove sta la loro cura.

Così accade che inizialmente la persona può apparire al mondo di gran lunga migliore, e spesso lo è, rispetto a quella spiritualmente incline, e certamente il guardarsi dentro non trasforma la personalità da un giorno all'altro. Ciònonostante , al livello in cui questa azione suprema accade, essa "normalizza" un uomo, adattandolo infine alla vita e risanandone i disagi e le debolezze e le bruttezze. Ora che ha ritrovato il vero equilibrio, egli sa come essere in pace. Paradossalmente, è scoprendo di non essere per niente un uomo che egli diventa un uomo soddisfacente. Una volta che egli riesce a vedere la sua Natura interiore, i suoi bisogni e le sue richieste rispetto ad altri diminuiscono rapidamente, la sua capacità di concentrarsi su qualsiasi obiettivo scelto è notevole, il suo distacco fornisce la fredda obiettività necessaria per una pratica avvedutezza, per la prima volta egli vede le persone per quello che realmente valgono, accoglie ogni cosa dentro di lui tranne sé stesso. All'inizio l'Auto-indagine potrebbe non essere la migliore ricetta per farsi degli amici e influenzare le persone, ma alla fine è l'unica via al mondo che ci porta a casa. Nient'altro è così pratico. I saggi sono persone efficienti non un branco di sognatori incompetenti.

Noiosa?

Ah (dicono coloro che non sanno) ma la loro vita è così insulsa, così monotona. Com'è possibile—stando presenti per mesi e anni senza fine a ciò che è per ammissione senza forma, pura Chiarezza, senza una qualunque soddisfazione—evitare una terribile noia? Scoprire il nostro Polo Nord può andar bene, ma dobbiamo vivere là nelle terre desolate dei ghiacci dove non accade mai nulla?

Ora la straordinaria realtà è che, contrariamente a tutte le aspettative, questo nostro desolato e monotono Centro del nostro essere è in effetti estremamente affascinante: qui non c'è un attimo di noia. E' la nostra periferia, il mondo dove le cose accadono, che alla fine è noiosa e deprimente. Perché la Fonte incolore, immutabile, informe, vuota, senza nome, dovrebbe (nella reale pratica, non in teoria) mostrarsi sempre fresca e affascinante, mentre tutti i suoi prodotti, nonostante la sua inesauribile ricchezza, presto o tardi mostrano una grande debolezza? Bene, questo lieto evento, più il fatto fortunato che la nostra visione della fonte è sempre disponibile, devono essere semplicemente accettati—grazie a Dio. E' difficile potersi seriamente lamentare che tutte le cose ci deludono finché non vediamo Chi non ci delude mai.

Innaturale?

Ogni cosa ci riporta indietro alla sua Fonte dentro di noi. In effetti, l'intera questione riguardante la scoperta del Sé è il nostro compito normale, il nostro naturale sviluppo e crescita, se veniamo meno a questo rimaniamo sottosviluppati, se non perversi o anormali. Inoltre, questa è una scoperta sorprendente. Uno si sarebbe potuto aspettare che il guardare costantemente e in modo protratto all'interno avrebbe piuttosto reso un uomo meno naturale, conferendogli probabilmente uno sguardo assente, un modo di comportarsi bizzarro e tutto preso da sé e impenetrabile. In realtà è esattamente il contrario. L'uomo che vede Sé Stesso ha la grazia e il fascino di una persona libera. Trovare la fonte è aprirne il rubinetto.

Prendete il caso di uno che è consapevole di sé in modo morboso. Ci sono due cose che può fare al riguardo, una è un miglioramento (se così si può dire), l'altra è una cura vera e propria. Il falso rimedio per la sua ritrosia è perdere sé stesso muovendosi all'esterno verso il mondo, il vero rimedio è cercare se stesso spostandosi all'interno verso di sé, finché un giorno la sua consapevolezza di sé verrà sostituita dalla consapevolezza del Sé ed egli sarà a suo agio ovunque. E' vero, naturalmente, che nessuno può, con nessuna tecnica di auto-oblio, riguadagnare la semplice apertura del bambino piccolo e dell'animale. Tuttavia con la tecnica opposta del ricordo del Sé egli può riguadagnarsi qualcosa simile a quello stato di benedizione, a un livello molto più elevato. Allora saprà, non pensando e seguendo una specie di istinto istantaneo, che cosa fare e come farlo. E, forse ancora molto più spesso, cosa non fare. Se non riusciamo a raggiungere questo obiettivo, siamo tutti a un certo livello problematici e artificiali e mettiamo in atto una qualche messinscena.

Pigra?

E' questa la soluzione più facile, un modo semplice per uscire dall'Inferno di responsabilità e impegni e pericoli per entrare in un Paradiso sicuro e senza affanni? Non è così. Da un lato, bisogna ammettere, è la cosa più facile al mondo vedere ciò che nessun altro può vedere, e cioè quello dovremmo essere noi esattamente qui a nessuna distanza da noi: il Vuoto brillantemente ovvio, la Chiarezza assolutamente trasparente e inconfondibile. Ma dall'altro lato, ahimè, è la cosa più difficile al mondo vedere e continuare a vedere questo Punto da questo punto. Il problema è che questo misterioso Posto che uno occupa, dove si supponeva ci fosse qualche cosa di solido e in realtà è solamente il Vedente Stesso, è *troppo* vasto per essere ispezionato, *troppo* ovvio e *troppo* semplice per catturare la nostra attenzione. Tutte le frecce direzionali della nostra attenzione puntano verso l'esterno, ed è probabile siano fatte d'acciaio, per cui è apparentemente difficile piegarle e girarle in modo che indichino all'interno verso il centro, e ancora più difficile evitare che rimbalzino di nuovo all'indietro immediatamente. Di tutte le ambizioni questa è la più lontana da raggiungere, e nessun'altra avventura è così audace e "difficile"—finché non vediamo come la difficoltà non fosse altro che una cosa assurda creata da noi.

Che respinge il mondo?

Il gioco dell'Auto-indagine vale la candela? La risposta è sicuramente No se là non c'è niente di valore, niente che meriti la nostra devota attenzione e amore. Girare le spalle a un universo così pieno e così splendido, a tutti i tesori dell'arte e del pensiero, e soprattutto a tutti gli esseri umani, è sicuramente un'enorme perdita. Nonostante ciò il saggio—così si dice—non ha interesse in queste cose: il mondo è formato da cose che egli non ha desiderio di conoscere. Per lui (dicono) la conoscenza di cose particolari è ignoranza.

I fatti stanno esattamente al contrario. E' davvero strano, ma è l'uomo che prende parte solamente alla scena esterna, ignorando ciò che sta al Centro, che è più o meno cieco rispetto a quella scena. Perché il mondo è un curioso fenomeno che, come una debole stella, può essere chiaramente osservato solo quando non viene guardato direttamente. Il mondo ci nasconderà il suo vero volto finché non guarderemo nella direzione opposta, catturando la sua immagine nello specchio del Sé.

Per esempio, benché il mondo sia occasionalmente bello in alcuni posti quando viene visto direttamente come piuttosto reale e autosufficiente, esso è sempre bello quando viene visto indirettamente come qualcosa di traboccante del Sé. Quando vedete Chi c'è realmente qui, vedete anche ciò che è realmente là, come una specie di bonus.

Questo bonus è una continua sorpresa. L'universo si trasforma. I colori cantano, così brillanti e splendenti, le forme e le superfici e i materiali danno vita ad affascinanti composizioni, niente è ripugnante o brutto o fuori posto. Ogni casuale forma degli oggetti—le cime degli alberi e i banchi di nuvole, le foglie e i sassi sparsi sulla terra, le immagini riflesse nelle vetrine dei negozi, le macchie di colore e i brandelli che rimangono dei manifesti sui muri, immondizie di ogni tipo—ognuno di questi viene visto come inevitabile e perfetto nella sua propria unicità. E questo è realmente l'opposto dell'immaginazione umana. E' il realismo divino, la rimozione di quell'immaginativa e tediosa cortina di fumo che ci nasconde progressivamente il mondo man mano che cresciamo e che aumentiamo le nostre conoscenze.

Non creativa?

Il percorso dell'Auto-indagine è proprio senza via d'uscita. E' la via più breve per entrare nell'universo così com'è, la nostra piattaforma di immersione nel mondo. Tuttavia, si dice sia incompatibile con qualsiasi altra seria azione, artistica, intellettuale o pratica. Se così fosse, allora ci sentiremmo tirare notevolmente tirare all'indietro. E' vero che l'Auto-indagine non potrà avere successo finché non ci metteremo tutto il nostro cuore nell'attuarla, e di conseguenza l'artista o il filosofo o lo scienziato che si dedicano a questo sembrerebbero candidati poco promettenti per quanto riguarda la saggezza. Se è così, questo non è perché si dedicano troppo alla loro chiamata ma perché non se ne dedicano sufficientemente, non l'hanno ancora veramente presa seriamente. Hanno bisogno di andare più in profondità e di amplificarne il raggio di azione finché esso non includa sia loro che il mondo intero. Perché l'unico vero genio, il solo artista-filosofo-scienziato completo è il saggio che è totalmente conscio di essere il Pittore del quadro del mondo, il Pensatore di tutti i pensieri, l'inventore dell'Universo, il Sapere stesso. Questo non significa, naturalmente, che egli conosce tutti i dettagli sulla punta delle dita, ma vede a che cosa essi ammontano nella loro essenza più profonda e nella loro somma esteriore. Il che vuol dire, il suo vero Sé. E quando sorge una domanda riguardante il dettaglio, la sua risposta sarà quella giusta. La sua assenza di pensieri è la base indispensabile di una mente sana. La sua conoscenza del Sé contiene tutte le informazioni di cui necessita momento per momento. In breve, il saggio è *saggio*, non intelligente o erudito e con una testa piena di concetti ma veramente semplice e con una mente chiara. Precisamente così.

Persino nella vita ordinaria troviamo indizi di questa connessione vitale tra la consapevolezza del Sé e la creatività. Non è forse vero che i nostri momenti migliori includono sempre una coscienza più elevata di noi stessi, così che in realtà non siamo persi nel nostro momento di ispirazione o fervore creativo o amore, ma ci siamo da poco ritrovati? Per andare sul sottile, non è forse vero che l'oggetto opaco laggiù punta indietro verso il Soggetto trasparente qui? Può persino accadere che la trasparenza arrivi per prima: siamo presenti, le nostre stupide chiacchiere si placano, non diventiamo nient'altro che questo Vuoto in allarme, in aspettativa—e in quel momento la melodia o l'immagine richiesta, la nozione chiave, la vera risposta, nasce già pronta nel Vuoto, da quel Vuoto.

Il risultato dell'osservare è che solo l'universo è ansia. Solamente osservando l'Osservatore dell'universo metteremo uno stop alle preoccupazioni e alle ansie e alle macchinazioni dell'uomo. Quando il suo interesse si rivolge all'interno egli naturalmente molla la presa—la stretta mortale—sul mondo esterno. Avendo prelevato il suo capitale e avendolo versato presso la sua propria Banca Centrale (dove rimane piacevolmente all'infinito) egli non ha nulla da perdere là fuori e nessuna ragione per interferire. Egli sa come lasciare che le cose accadano e ritagliarsi il proprio tempo. Non ha nessuna fretta. Conoscendo il Sé, difficilmente può non aver fiducia nei suoi prodotti. Qualsiasi cosa accada è fondamentalmente piacevole per lui. In termini Cristiani, non c'è altro volere se non quello di Dio: ciò che egli vuole è ciò che accade e ciò che accade è ciò che vuole. Paradossalmente la sua obbedienza alla natura delle cose è il suo governare su di loro. La sua debolezza è a lungo andare onnipotente. E il segreto del suo potere sulle cose è che egli va alla Fonte. "Trova prima il Regno di Dio, e tutte queste cose ti saranno aggiunte." Trova prima queste cose, e persino esse ti saranno portate via."

Questa perfetta obbedienza non è solo un allinearsi con la volontà di Dio, o imitarlo, o diventare parte di esso. Essa è la volontà stessa in piena azione. Se desideriamo trovare ciò che crea realmente il mondo, dobbiamo solamente non desiderare nulla e fare attenzione. Ma la totale accettazione è molto difficile. E' esattamente l'opposto della pigra indifferenza che lascia scivolare le cose. Nasce da una forza interiore e non da una debolezza, dalla concentrazione, non dalla svogliatezza. Perché questo mondo è così problematico, così spaventoso? E' così per sua stessa natura, o perché noi scegliamo la via più facile che è quella di combatterlo invece della via più difficile che è quella di adattarci ad esso? Dobbiamo scoprire da soli la verità di ciò che ci illustra praticamente il saggio e cioè che persino nelle cose più piccole la via della non-interferenza, dell'abbandonare tutti i propri desideri, di "sparire", è pratica in modo stupefacente, è la via che funziona. Non solo a lungo termine, ma momento per momento, manifestandosi consapevolmente in quella Luce, lasciando il posto a qualsiasi cosa accada e che si presenta in quella Luce, è sorprendentemente creativa. Noi facciamo troppo e perciò siamo inefficaci, parliamo veramente troppo e così facendo non diciamo nulla, pensiamo troppo, veramente troppo e quindi impediamo ai fatti di parlare da soli—così dicono coloro che conoscono il valore della vacuità. Sta a noi sperimentarlo, non—ripeto, non—con il metodo diretto di cercare di stare tranquilli e privi di pensieri (questo non funziona proprio) ma con il metodo indiretto che consiste nel vedere Chi, sembra, stia cercando di essere così. Nessun uomo diventa simile a Dio se non vede che egli non è comunque un uomo.

La sua esperienza di deificazione non ha nessun contenuto, nessun dettaglio. Non soltanto è indescrivibile ma anche non mentale e non psicologica e nel senso più vero non umana. Il fatto di pensarla o di parlarne la uccide andando a complicare ciò che è la Semplicità e l'Evidenza stessa. E' un po' come gustare lo zucchero o vedere il colore verde: più ci riflettete su più vi allontanate dalla realtà. Ma là la somiglianza finisce. Vedere il colore verde è un'esperienza indescrivibile perché è pre-umana o infra-umana; vedere Chi vede il colore verde è un'esperienza indescrivibile perché è post-umana o sovrumana. Il rifiuto del saggio di una mente cavalcata dai concetti, annebbiata dalle parole non è una retrocessione ma il passo evolutivo successivo al di là dell'uomo, o piuttosto l'intero percorso che parte da lui fino all'ottenimento dell'Auto-realizzazione. E benché quel traguardo sia al di là del pensiero, pura limpidezza, vuoto persino di vacuità, alla fine non è altro che l'Onesta Verità. Perché solamente il Sé può essere conosciuto: qualsiasi altra cosa è parzialmente una supposizione, parzialmente falsa, non del tutto là presente. Solo la consapevolezza del Sé è ampiamente sveglia e completamente attenta: qualsiasi altra consapevolezza è una specie di vagabondare della mente. La totale consapevolezza è il Sé.

E così, in conclusione, ogni difetto che avremmo potuto trovare nell'Auto-indagine si è rivelato essere un merito, leggermente nascosto. Certamente ci sono tipi di introspezione che sono dannosi, ma sono legati all'ego o al sé empirico e sono esattamente l'opposto della vera indagine che è sana e equilibrata, creativa, naturale, migliora la vita, pratica e altruista. Benché alcuni di noi possano iniziare questa indagine terribilmente tardi, essa è ciò per cui noi siamo qui. Trascurarla è in tutti i sensi una vergogna.

Sarebbe anche una vergognosa trascuratezza e scappatoia, indegna della nostra energia ed intelligenza, anche se la nostra Auto-indagine non portasse a nessun risultato. In ogni caso i suoi benefici, benché immensi, non sono il punto. Il solo modo per averli non è cercare di ottenerli ma cercare la pura Verità riguardo ad essi, non importa quanto poco edificante possa rivelarsi. Se tutto quello che vogliamo è vedere Chi siamo realmente, realmente noi, niente può fermarci dal farlo in questo preciso momento. Ma se il nostro piano è di usare questa visione benedetta per acquistare cestini pieni di belle sensazioni o qualsiasi altro tipo di caramelle, potremmo anche abbandonare l'idea vera di Auto-indagine.

4. Le Varietà dell'Esperienza Mistica

L'Auto-realizzazione, secondo Ramana Maharshi, "è veramente come dare un'occhiata dentro uno spazio vuoto", dentro una vacuità nella quale "persino il pensiero 'Io sono Brahman' deve svanire."

Questo solleva l'intera questione della natura riguardante la realizzazione del Sé, di come viene vissuta la vera vita spirituale, di che cos'è nel complesso l'esperienza mistica. Se quell'esperienza è così insignificante come dicono le suddette citazioni di un esperto, allora che valore diamo alle affermazioni dei grandi mistici, da Oriente a Occidente, antichi e moderni, che non descrivono un vuoto ma una pienezza gloriosa, il godimento di tutti i tipi di ricchezze spirituali, visioni, rivelazioni?

Che cos'è il misticismo? Di tutti i paroloni che utilizziamo e usiamo a sproposito questa è uno dei più ambigui, e anche fra quelli per cui non possiamo permetterci di essere vaghi. Che cosa *intendiamo* per esperienza mistica? Quali sono le caratteristiche del vero mistico?

Qualsiasi persona piuttosto ingenua che cerchi di dare una risposta a queste domande andando in libreria e tuffandosi sui libri presenti negli scaffali del "misticismo" darebbe adito a una totale confusione. Che connessione potrebbe trovare tra la chiaroveggenza e la Testa di Dio di Meister Ecklahart, tra i racconti coloriti di miracoli e il Vuoto che è vuoto persino del vuoto stesso, tra la radioestesia e le stigmate di Padre Pio, tra i viaggi astrali e le esperienze fuori dal corpo e l'affermazione di alcuni mistici di non essere comunque mai stati nel corpo? Come potrebbe qualsiasi persona di buon senso mettere insieme quei mistici che descrivono la consapevolezza essenziale come godimento di questo o quello stato o qualità o idea—come amore, gioia, libertà, vitalità—con quei mistici che insistono che la consapevolezza essenziale non ha nessun contenuto, è libera da tutti i pensieri e da tutte le sensazioni?

Cerchiamo di chiarire questa grande confusione distinguendo tre tipi ben distinti di esperienza che, benché raggruppate sotto la dicitura *mistica,* sono in effetti totalmente differenti.

1. Il primo tipo non richiede molto tempo. Qui mistica assume il significato di misteriosa, bizzarra inspiegabile, occulta, strana, aldilà di ogni credo, non compatibile con la scienza. Molti anni fa ricordo di aver comprato, basandomi sul titolo, un libro intitolato *The Mystical Life (La Vita Mistica).* Esso si è rivelato essere il racconto dei viaggi dell'autore in uno stato di trance, attraverso regioni astronomiche sconosciute alla scienza, e la forte implicazione era che qui avevamo la manifestazione vera dell'esperienza mistica e che nessun altro tipo meritava di essere preso seriamente in considerazione. In effetti, questa varietà di misticismo copre un campo molto vasto, dai dischi volanti alla numerologia fino alle strane parole di Emmanuel Swedenborg e Rudolph Steiner e William Butler Yeats. Questo non per negare tutto il valore e il significato di questo tipo di esperienza (c'è sempre *qualcosa* in essa—guarda le più belle poesie di Yeats) ma per far notare quanto differisca dal secondo tipo di esperienza mistica.

2. Piuttosto che cercare di descrivere questa varietà, facciamo un esempio. Nel suo ben noto e pionieristico trattato, significativamente intitolato *Cosmic Consciousness: A study in the Evolution of the Uman Mind (Coscienza Cosmica: Uno studio sull'Evoluzione della Mente Umana)*, il Dr. R.M. Bucke scrisse:

> Mi sono ritrovato in uno stato di esaltazione, di immensa gioia, accompagnata o immediatamente seguita da un'illuminazione intellettuale piuttosto impossibile da descrivere. Tra le altre cose, non fu una semplice convinzione, vidi che l'universo non è composto da materia inerme ma è, al contrario, una Presenza vivente; divenni consapevole dentro di me della vita eterna. Non si trattava di una convinzione che avrei avuto una vita eterna, ma di una consapevolezza di possedere poi una vita eterna; vidi che tutti gli uomini sono immortali; che l'ordine cosmico è tale che al di là di ogni dubbio tutte le cose funzionano insieme per il bene ti ognuna di esse e di tutte; che l'intero principio di base del mondo, di tutti i mondi, è ciò che chiamiamo amore, e che la felicità di ognuno e di tutti è certa. La visione durò alcuni secondi e poi scomparve. Ma il ricordo di essa è rimasto per un quarto di secolo da allora trascorso. Sapevo che ciò che la visione mi aveva mostrato era vero.

Questa seconda varietà di esperienza mistica alla fine ha a che fare sia con la verità di ciò che è stato sperimentato sia con le conseguenti trepidazioni e gioie. Essa afferma di giungere a Fatti di immensa importanza di per sé evidenti, finora rimasti nascosti. Si manifesta come una conoscenza di ordine superiore e di maggiore gioia, e d'altro canto come la scoperta di Realtà nascoste. E' una rivelazione o una serie di rivelazioni. Un esempio è il forte senso di condivisione in uno stato di pace e amore e gioia e altre bellissime cose che si devono trovare nella nostra Fonte, esattamente nel cuore di tutti gli esseri. Ecco un diamante con innumerevoli faccette, multi colore, brillante come il fuoco, che illumina il mondo.

L'esperienza che stiamo esaminando, benché così varia secondo una definizione che crea perplessità, si compone di quattro punti distinti. *Primo,* non si può ottenere a piacimento, a comando. Potete fare poco o niente perché accada. Una grazia straordinaria raramente risponde a un invito urgente. *Secondo,* non si può liberare dal suo contenuto di pensieri e sensazioni. L'amore non è la stessa cosa della gioia o della pace o della compassione o del coraggio. E, naturalmente, le esperienze specifiche come queste, non importa quanto esaltanti, sono necessariamente limitate e parziali. *Terzo,* è sotto certi aspetti vaga e non si può bloccare per ispezionarla. Trabocca. Non c'è da meravigliarsi se questo tipo di esperienza mistica si può ricordare solo come un pallido fantasma di se stessa. In ogni caso è una questione di grado. Le esperienze mistiche variano di intensità momento per momento e, si può dire sicuramente, da mistico a mistico. Alcuni sono molto dotati, altri meno. C'è una gerarchia di realizzazione spirituale. *Quarto* ed ultimo, è temporale. Si manifesta nel tempo e ha una certa durata nel tempo. Accade all'improvviso, fiorisce (come dice Bucke) in breve, e se ne va, forse per non tornare mai più. E certamente per non tornare mai precisamente in quella forma. E' il più raro e mobile degli uccelli che nessuno ha mai visto stare fermi e covare.

3. Ora queste quattro caratteristiche, imprevedibilità, incompletezza o parzialità, vaghezza e brevità—che sono i segni della nostra seconda varietà di esperienza mistica, non si applicano per niente al nostro terzo tipo. Sotto molti aspetti, in effetti, esso è l'opposto del tipo di cosa che abbiamo verificato finora. Se chiamiamo, per convenienza, la nostra prima varietà Misticismo Popolare e la nostra seconda esperienza Misticismo di Picco, e questa terza varietà Misticismo Liberato, allora si tratta proprio di un misticismo che si è liberato dai difetti del misticismo—e, a dir del vero, dal misticismo stesso. Per cui:

In primo luogo, questa esperienza è accessibile, a richiesta, qualsiasi sia il mio umore o stato di salute o meriti o demeriti. Tutto ciò di cui ho bisogno di fare per vedere dentro la mia Natura Essenziale è girare la freccia direzionale della mia attenzione al momento presente e vedere che sto guardando questo programma di videoscrittura assolutamente fuori dal nulla, e certamente non fuori da una cosa piccola, opaca, colorata complicata. Il punto che occupo proprio ora è consapevole del fatto che esso non è, in base all'evidenza del momento presente, occupato da me ma da un programma di videoscrittura. Io sono Spazio Consapevole per quella macchina che si manifesta in esso. E se dovessi dubitare di questo devo solo indicare la mia 'faccia' e notare che cosa c'è dal mio lato indicato da quel dito.

In secondo luogo, questa esperienza è qualcosa che ferma la mente. Ciò che trovo qui non contiene nessuna percezione, nessuna sensazione, nessun pensiero. Mi piace chiamarla un tipo di idiozia vigile, libera da qualsiasi tipo di idee ed emozioni, e certamente da quelle di tipo mistico. Questo non significa che io sia in qualche specie di trance, o che ci sia qualcosa di strano o innaturale riguardo a questo stato. Piuttosto il contrario: c'è un cessare di pretendere di essere quello che non sono, una cosa nel mondo, una cosa mentale. Non è che rinnego o rifiuto i contenuti della mia consapevolezza ma è che mi risveglio al fatto che dove io sono c'è una Chiarezza senza macchia, libera da tutte le qualità o contenuti o funzioni. La mente non può penetrare in questa profondità, fino alla vera Esperienza di Vallata.

In terzo luogo, questa visione della Profondità più profonda non è per niente vaga. E' la precisione stessa. Non può essere messa in dubbio. E' assolutamente evidente, Chiara, semplice, tutto-o-niente, e non ci si può sbagliare. Non ci sono visioni inferiori di Chi realmente siamo. Potete andare avanti all'infinito ad avere sensazioni sempre più belle, pensieri più brillanti, comprensioni più profonde, ma quando arrivate a casa alla loro Origine esiste solo un modo per essere là. Quello che vedete è visto perfettamente, così com'è, in eterno.

In quarto luogo, questa esperienza è fuori dal tempo. Accade solamente ora. Questa è la ragione per cui non si può mai ricordare o anticipare, ma solo godere nel momento presente. E quando si gode di essa in questo modo non le si può attribuire nessuna data o ora. "Ho visto Chi sono dalle 15.00 alle 16.35 non ha nessun senso. Non si tratta di discutere ma di sperimentare. Esaminate ora l'Assenza che giace al centro del Vostro universo e noterete che il vostro esame non ha né un inizio né una fine. L'esperienza in realtà si rivela essere atemporale.

Praticamente, sotto ogni punto di vista, allora, il nostro terzo tipo di esperienza mistica è in notevole contrasto rispetto alle altre, ed è impossibile confonderla con esse. Liberarci da questa confusione significa liberarci di uno dei problemi basilari della vita spirituale.

Lasciatemi citare un esempio di questa soluzione del problema. Alcuni amici che realmente girano la loro attenzione e percepiscono la loro Fonte sono soliti lamentarsi che, per quanto riguarda loro, non cambia niente, che essi rimangono del tutto umani, meschini, lunatici, una mistura come prima. O sono profondamente seccati nello scoprire che questa visione interiore non è per niente un'esperienza mistica di quell'espressione, e certamente non si può contare su di essa per produrre alti livelli di pensiero e sensazioni. L'errore che tali amici stanno facendo, naturalmente, è di confondere la Varietà (2) con la Varietà (3), esperienza di picco con esperienza di vallata che è veramente liberatoria. Il mio suggerimento è che essi hanno maggiore probabilità di condividere tutta la gamma di esperienze di picco non cercandole direttamente (percorso infruttifero) ma rimanendo nella loro Fonte. E poi ho l'impressione che la Fonte, nonostante la sua assoluta assenza (in tutti i significati del termine), crescerà così tanto rispetto a loro che essi perderanno interesse nelle esperienze di picco e nella mente stessa con i suoi continui cambiamenti di umore, di modo che quello che affascinerà alla fine è lo Spazio dove tutto accade.

Per riassumere, allora, il nostro primo tipo di mistico è affascinato dalle cose *strane* che vanno e vengono in quello Spazio, il nostro secondo tipo dalle cose *migliori* (le cose più vere, buone e belle) che vanno e vengono in quello Spazio, il nostro terzo tipo dallo Spazio stesso, Lo Spazio Consapevole che include e trascende tutti i concetti—incluso quello di Spazio Consapevole!

Non che io sia bravo ad etichettare questa terza varietà di *misticismo,* per niente. In effetti potreste chiamarlo anti-misticismo e certamente *anti-mistificazione,* o essere semplicemente attenti e naturali ed essere ciò che uno è così ovviamente per se stesso: non più a pranzo fuori ma dentro, godendo di un buon appetito.

5. L'Ultima Upanishad

Conducimi dal sogno al risveglio.

Conducimi dall'opacità alla chiarezza.

Conducimi dal complicato al semplice. Conducimi dall'oscuro all'ovvio.

Conducimi dall'intenzione all'attenzione.

Conducimi da ciò che mi viene detto che io sono , a ciò che vedo essere

me stesso. Conducimi dal confronto alla vasta apertura.

Conducimi nel posto che non ho mai lasciato,

Dove c'è pace, e pace, e pace.

Le Upanishads

Poiché la sua precedente creazione si era conclusa nel caos, il Signore dell'Universo ne stava prendendo in considerazione una successiva. Così Egli chiamò gli dei che lo consigliassero riguardo alla nuova avventura. Essi si mostrarono deliziati perché videro in questo un'opportunità di rimediare a un difetto di cui l'ultimo universo soffriva e cioè che Egli era rimasto in alto in uno stato di profonda meditazione, lontano dalle Sue creature. Essi Gli ricordarono che le conseguenze di questa lontananza erano state disastrose.

"Questa volta", insistettero umilmente, "Ti preghiamo di essere più accessibile. Perché persino le idee e le sensazioni migliori *riguardo a Te* non sono in nessun modo un sostituto dato che *Tu* sei a un milione di leghe lontano dalla Tua maestosa Presenza.

"Comprendo il problema perfettamente", ammise Lui in modo cortese. "Questa volta entrerò direttamente nel Mio mondo. Inoltre

45

lascerò cadere tutte le mie false identità e renderò Me Stesso perfettamente ovvio. In tutti i luoghi dove la gente si riunirà io sarò là, in mezzo a loro, più chiaro del chiaro. Prometto che ci sarà un modo sicuro e facile—veramente sorprendente—di riconoscerMi."

"E quale sarà?" chiesero, con entusiasmo.

"Mi trasformerò in un Ciclope, in una Cosa Strana—potreste dire un Mostro—con un occhio solo. Tutta questa gente intorno a Me che sbircia e scruta da un paio di piccoli spioncini, e Io che osservo costantemente da un occhio luminoso, immenso, completamente aperto, molto più grande del corpo sul quale è montato! Perché Io emergerò in modo così prominente che sarà quasi imbarazzante!"

Il Signore dell'Universo mantenne la Sua promessa. Prendendo questa forma impressionante e unica, si presentò nel Suo nuovo universo. Il Signore dell'Universo dallo sguardo veramente aperto divenne membro di ogni gruppo. E nessuno Lo notò! Incredibile, le persone continuavano a non notare la Divina Stranezza in mezzo a loro.

I Suoi consiglieri, scioccati e disorientati, non ci potevano proprio credere. Essi Gli dissero, "Guarda quanto perverse, cieche, pazze sono queste perone! Dovrai rimodellarle Tu Stesso, anche più drasticamente, se vuoi avere la possibilità di svegliarle e attirare la loro attenzione."

Il Signore rimase così scioccato, così oltraggiato che sguainò la Sua grande spada e in un sol colpo tagliò di netto la Sua testa, cancellò l'unico occhio e tutto il resto.

"Con questo tronco decapitato ma (prendete nota) ancora veramente molto vivo" Egli esclamò, "come potrei non emergere tra tutte queste creature provviste di una testa? Inoltre, come unico Uno Che vede dove non ci sono occhi, e sente dove non ci sono orecchie, e annusa dove non c'è nessun naso, e assapora dove non c'è nessuna lingua, perché dovrei essere la Meraviglia dei secoli, di tutti i secoli! E inoltre, poiché l'Uno Senza Testa è totalmente aperto ad accogliere tutte le teste del mondo—come l'Uno Che, non avendo nessun motivo per tenerle fuori, scompare in loro favore, Io proclamo alla terra e al cielo la fine della maledizione del Confronto, della malattia mortale che ha li ha afflitti sin dall'inizio."

Gli Dei erano pieni di ammirazione e gratitudine per questa rivelazione che metteva fine a tutte le rivelazioni.

Ma no! E' difficile da credere, le uniche persone che notarono ed ebbero il coraggio di segnalare la presenza del loro Signore decapitato furono alcuni bambini che venivano sia ridicolizzati che ripresi, e un piccolo numero di adulti ritenuti senza valore o eliminati.

Gli dei erano allibiti e disperati. Tutto quello che potevano fare era consigliare al Signore di trasformare magicamente Se Stesso ancora Più drasticamente, se ciò era possibile, nella vana speranza di attirare l'attenzione.

Nuovamente, benché ferito e stupito, Egli acconsentì. Dopo averci pensato accuratamente Egli decise di attuare le seguenti misure di emergenza, ammassando una sopra l'altra prove su prove della sua divina Presenza.

"Per iniziare, capovolgerò me stesso. Notate come le persone indossano le loro teste in cima, i loro corpi più in basso, i loro piedi in fondo all'immagine. Bene, Io indosserò il Mio corpo in modo opposto. I Miei piedi andranno in cima, seguiti dalle Mie gambe, dalle Mie cosce, dal Mio bacino e dal Mio torace. Come potranno essere ancora ciechi di fronte a un tale contrasto?

"Non per il Mio bene ma per il loro, insisterò sul trattamento V.I.P. sempre e ovunque. Eccone quattro esempi. Quando starò in piedi sulla riva del mare il tappeto di luce dorata si srotolerà tra il sorgere o il tramontare del sole a Me solo: non condurrà mai a una delle Mie creature. Tutte le linee verticali, come gli angoli della stanza nei quali mi capiterà di manifestarmi, omaggeranno la Mia Presenza inchinandosi visibilmente verso di Me. Il Mio corpo sarà sempre più grande dei corpi delle persone intorno a me, un po' come il Re nei vecchi dipinti appariva molto più grande dei semplici cortigiani e servitori. Soprattutto, Mi posizionerò fermamente e invariabilmente al centro dell'universo e non lascerò che nessuno mi spinga a lato.

"Solo, in tutta la scena che cambia, rimarrò fermo e immobile come una roccia." Non importa quanto siano attive queste gambe, Io sarò l'Immobilità in cui essi e tutte le cose si muovono. Mentre gli altri scendono lungo un passaggio o un viale o un corridoio, esso scenderà in Me. Quando monto sulla mia carrozza sarà per far sfrecciare gli alberi sul ciglio della strada e le case e le siepi, per guidare il Mio mondo. Non mi preoccuperò mai di andare da qualche parte, invece rimarrò seduto e immobile e farò arrivare i posti e le cose da Me, e per rimandarle via quando avrò finito con loro.

"A prescindere da tutto questo divino lato artistico, da tutti i Miei disperati tentativi di raggiungere queste teste di legno, io rimarrò nel posto in cui nessun tempo, nessun cambiamento, nemmeno l'odore della morte può entrare, nell'unica e sola regione senza tempo. Mentre qualsiasi altro posto ha i suoi calendari e orologi, niente sopravviverà nel posto che io occupo. Io farò in modo che, magicamente, qualsiasi orologio da polso o orologio in generale che si avvicini diventi più grande e appaia all'improvviso per poi sparire senza lasciare traccia. Prometto solennemente che in qualsiasi stanza accadrà che le persone si incontrano, ci sarà un punto sul soffitto che arresta e distrugge visibilmente tutti gli orologi. Trovarlo significa trovare Me, l'Immortale, l'Eterno. "

"Basta, oh Signore! gridarono i Suoi consiglieri. "La rivelazione del tuo Sé è andata oltre ciò che avevamo immaginato o sperato. Le tue creature potrebbero difficilmente tollerare più di questo. Quasi troppo numerose, troppo abbaglianti, troppo inevitabili sono le evidenze promesse della Vostra sacra Presenza in mezzo a loro."

"Proprio così, rispose il loro Signore. "Ma per essere sicuro lasciatemi sfoggiare al Massimo i Miei divini poteri, e spietatamente mostrare le debolezze delle persone intorno a Me. Esse non potranno evitare di vedermi trasformare, e distruggere, e ricreare il mondo secondo il mio volere e in qualsiasi momento. Né potranno non vedere che—che guardino in alto o in basso o in giro o chiudano o aprano i loro piccoli occhi—niente accade al mondo. Esso, naturalmente, le ignora. E' il Mio mondo ed io mostrerò loro Chi lo controlla.

"Bene, miei stimati consiglieri," concluse Lui, "potrà bastare?"

"Una tale Meraviglia Divina in mezzo a loro, essi risposero, "un tale Compendio di Meraviglie, come potresti passare inosservato anche per un solo istante?"

Ma non fu così! Sorprendentemente, quasi nessuno Lo notò. Nonostante una tale sovrabbondanza di prove, Egli rimase in incognito, perso nella folla. Quale ironia! Lui, l'Origine del mondo ritrovò Se Stesso tagliato fuori e bandito e mandato a quel paese dal Suo stesso mondo, vittima o segno di un'elaborata cospirazione per liberarsi di lui sistematicamente o sminuendo ogni traccia della Sua esistenza man mano che veniva fuori. L'affronto finale, così si potrebbe chiamare, o Teocidio con migliaia di tagli.

Venne convocato un incontro degli dei per affrontare la crisi.

Dopo lunga considerazione, essi si rivolsero al loro Signore:

"Questa gente è deliberatamente cieca rispetto all'ovvio e al loro stesso benessere. Sembra proprio che più i tuoi segni sono impressionanti meno loro li registrano. Per cui noi Ti suggeriamo umilmente di provare una strategia totalmente diversa. Invece di un approccio dimostrativo—o piuttosto in aggiunta ad esso—oltre a cercare di impressionarli con il potere e la gloria della Tua Presenza in mezzo a loro, perché non tentare un'intimità? Ciò che ostinatamente si rifiutano di vedere potrebbe alla fin fine essere ricondotto al sentire. Avvicinati il più possibile a loro. Fai appello ai loro cuori.

Come sempre, Egli accondiscese.

"Benissimo. D'ora in avanti non rimarrò distante da nessuno. Mentre tutte quelle creature intorno a Me mantengono le distanze uno rispetto all'altro—ognuno trattando gli altri con distacco—io non rimarrò distante da nessuno. Anche con il righello più lungo posizionato tra Me e loro, io mi ridurrò a nulla, a un punto. Così, potrò attirare tutti a Me, irresistibilmente, in un'eterna relazione d'amore.

"E di più ancora, molto più di questo, darò veramente la Mia vita per loro. LasciateMi spiegare. Tutto intorno vedo questi esseri muniti di testa impegnati in ciò che chiamano relazioni personali, ognuno visibilmente a confronto e in opposizione al suo numero opposto. Faccia a faccia in collisione di testa. Come cosa particolare ognuna esclude l'altra cosa particolare. Per essere e rimanere se stesso ognuno di loro insiste sulla sua identità unica e separata rispetto al resto. Cioè il loro atteggiamento, la loro postura, mentre prendono forma in base a un conflitto. Ma io mi manifesterò in una forma totalmente diversa, completamente un'altra postura."

"E quale sarà?" chiesero i Suoi consiglieri."

"In effetti", Egli rispose, è già fatto. Sono già ampio, totalmente aperto, creato in base ad armonia, pace e amore. E' chiaro che per Me e solo per Me, per questo Uno Troncato, non ci possono essere collisioni di testa, nessun confronto, in un certo senso nessuna relazione di alcun tipo, ma solo una perfetta perfetta unione con tutto ciò che arriva. Faccia là a non-faccia qui, faccio posto per loro, sparisco di modo che essi possano apparire. Muoio continuamente come Me Stesso di modo che essi possano vivere in Me. Così, dando continuamente la Mia vita per il mondo cercherò di conquistare tutti i cuori."

Gli dei erano profondamente commossi.

"Questa volta sarà proprio difficile ignorarTi, Signore. Pensate solo all'accumulata ricchezza di prove riguardanti la Tua Presenza, l'abbondanza dei Tuoi segni di distinzione. Chi potrebbe non accorgersi dell'Uno con un occhio solo, troncato, capovolto Che fa e disfa il Suo mondo secondo il Suo volere, Che distrugge tempo e orologi e piega lo spazio come un ombrello—e ora l'Uno Che, nonostante questo imparagonabile splendore, umilmente preferisce far posto alla più umile delle sue creature?

E queste misure davvero straordinarie funzionarono? No! Non nella nostra vita! Ancora il Signore dell'Universo in mezzo a noi passa inosservato, tranne che per molto pochi.

Gli dei erano molto contrariati. "E l'ironia maggiore di tutte" protestarono vivacemente con il loro Signore, è che quel grande numero di persone continuano ad adorarTi con preghiere e inni che Ti descrivono accuratamente, e si spingono addirittura così oltre da dire dove Ti si può trovare, che è proprio tra loro, più vicino del vicino. Che razza di devoti sono mai questi che non si curano di cercarTi nell'unico posto dove Ti troverebbero certamente, in mostra in tutta la tua lucentezza? Come può accadere che non Ti vedano o non abbiano il coraggio di guardarTi, Tu Che sei più ovvio dell'Ovvio? "Bene", Egli chiese, "questa è la conclusione? Si tratta di ritornare al punto cosmico di partenza, sostituendo un nuovo e coraggioso mondo a questo pazzo e codardo?

Consultandosi tra di loro, gli dei decisero che nessun ulteriore indicatore della presenza del loro Signore avrebbe fatto alcuna differenza. Essi realizzarono che, dato che anche una sola di queste prove (dal Suo unico occhio al Suo incessante donare Se Stesso) era sufficiente per localizzarLo molto facilmente—se questo è ciò che uno vuole fare—tutte quelle prove messe insieme non erano sufficienti per localizzarLo—se uno è determinato a non farlo. Tale cocciuta cecità rispetto a Lui non avrebbe mai potuto essere curata moltiplicando e mettendo in evidenza le Sue caratteristiche distintive. Con molta riluttanza essi conclusero che solamente un bisogno disperato poteva rappresentare una possibilità per queste persone di aprire gli occhi rispetto alla Presenza in mezzo a loro del solo Uno Che poteva soddisfare quel bisogno. Solo se la scelta diventava inevitabile— VEDERLO O PERIRE!—perché allora alla fine Egli avrebbe forse potuto mostrarsi in tutta la Sua ovvietà e maestà e potere. Così i Suoi consiglieri Gli dissero, "Siamo tutti d'accordo che questo Tuo ultimo progetto del mondo è andato a finire male e che si sta avvicinando il momento in cui Tu dovresti dimenticare gli errori fatti e iniziare tutto da capo. Tuttavia rimane solo un'ultima speranza per queste creature. Fino ad ora essi stanno condividendo tutte le conseguenze della loro caparbia cecità. E' venuto il momento di rivelare l'orrore di quelle conseguenze. Permetti loro di scoprire il significato di auto-distruzione, di genocidio, e vedi se la paura—se non il semplice buonsenso—riuscirà a fare ciò che tutto il resto non è riuscito a fare. C'è solo una possibilità e cioè che il loro probabile destino alla fine faccia loro riprendere i sensi (ripeto i loro sensi) rispetto all'Uno che non possono fare a meno di vedere ma che si rifiutano di vedere. Rispetto all'uno Che non sta mai a confronto con nessuno, rispetto all'Uno che è il solo rimedio per il confronto e il suicidio di massa al quale può condurre." "E che possibilità ci sono", interruppe il Signore," per loro di riconoscerMi in tempo per prevenire la catastrofe? Il tono della sua voce era scettico.

"Se fossero tutti", essi risposero, "allora possiamo garantire che le speranze sono zero. Tuttavia, una minoranza piuttosto piccola ma influente—non tanto agitatori di potere come gli opinion leaders— risvegliati alla Tua Presenza, potrebbero forse mettere in atto una tendenza, di modo che il godere di Te, oh Signore, diventerebbe la norma, l'accettata normalità della maturità... raggiunta da pochi, riconosciuta (anche se vagamente) da molti. Piuttosto come il bel ideale di santità usato per essere riconosciuti e riveriti dalle masse, che non hanno proprio nessuna intenzione di raggiungere assolutamente nulla. Così alle 23 e 59 minuti il genocidio potrebbe essere evitato."

"Beh potrebbe essere," rispose il Signore, non impegnandosi." "Ma che cosa volete esattamente che faccia?"

Dopo un lungo dibattito i Suoi consiglieri giunsero a proporre le seguenti raccomandazioni.

"*Primo,* confermiamo che Tu dovresti proprio lasciare che questa gente sviluppi la sua scienza—pura, applicata e gravemente applicata scorrettamente—in modo da estendere la sua scienza pura degli oggetti ed includere anche Te Che sei la Purezza stessa e il Soggetto fino a un punto tale che questa gente sia in pericolo di eliminare se stessa.. Ma, *secondo,* garantirle il buon senso di tutti gli oggetti. In altre parole, lasciare che essa applichi allo studio di Te, oh Signore, lo stesso rigore e disciplina, la stessa umiltà di fronte all'evidenza che ha applicato con così tanto successo (e in modo così disastroso) alla Tua creazione; e lasciarla andare avanti ad investigare in dettaglio le molte prove della Tua Presenza in mezzo a lei, e i molti modi in cui Tu differisci in dimensione (e fotograficamente) e in modo così evidente da lei. *Terzo*, lascia che sviluppi mezzi di comunicazione capaci di disseminare quest'ultima e divina scienza su una scala tale e così velocemente che la sua auto-distruzione, a causa della mancata conoscenza di Te, possa forse all'ultimo momento essere evitata. Garantisci misericordiosamente questi regali, o Signore, e lasciaci vedere che cosa ne farà."

"Sto già procedendo per garantirli tutti e tre," Egli rispose. "E mentre aspettiamo il risultato, solo una parola di incoraggiamento a ognuno di voi che, nonostante Mi vediate chiaramente, siete scoraggiati da, sembra, l'impossibile compito di fare in modo che anche il mondo inizi a farlo. Qui i numeri offuscano il problema e le regole dell'aritmetica qui non trovano applicazione. Quando una delle Mie creature Mi trova, chi esattamente Mi trova? E' quel lui o lei come sé privato e solitario, o anche come tutti gli altri sé, o come il Sé che sono Io Stesso?

"Guardate e vedrete."

6. Il Lato Vicino: La Scienza della Liberazione & La Liberazione della Scienza

La scienza va in profondità nelle cose. Ma non sufficientemente in profondità—almeno non ancora. Molto al di sotto della mente e a ciò che rimane della materia c'è una profondità che, anche se centrale e perfettamente accessibile, non viene osservata e rimane inesplorata. Lo scopo di questo articolo è che noi—voi ed io insieme nella prossima mezz'ora—accendiamo il proiettore della scienza sulle fondamenta più profonde che fino ad ora sono rimaste nascoste a tutti tranne che ai grandi mistici. Anime rare e dotate che, ciò nonostante, mancando di metodo e mezzi e linguaggio scientifico, non sono stati in grado di presentare le loro scoperte come i fatti letteralmente verificabili quali sono. Il risultato è che questo livello fondamentale della nostra Natura è in balia di paure basate sulla superstizione e per lo più su affermazioni tremendamente false. Non il tipo di base sulla quale costruire una bella vita!

La necessità di sane fondamenta è ovvia. I difetti presenti in esse diventano presto anche troppo evidenti nella superstruttura. Noi viviamo sopra la terra nella luce, naturalmente, ma la qualità e la sicurezza della vita che viviamo stanno su ciò che sta sotto terra al buio. La gigantesca superstruttura della nostra vita sta andando a pezzi perché la più parte di essa è costruita su sabbie mobili—su sabbie mobili per giunta non esplorate. Detto in parole semplici, sono le supposizioni di base che voi ed io facciamo riguardo a noi stessi e il nostro stato nel mondo—e quindi riguardo al mondo stesso—ad essere il problema.

Esse si riducono a un'unica supposizione universale ma molto ben nascosta: *Io sono ciò che appaio*. Queste cinque piccole parole sono sufficientemente grandi per coprire l'intera ragione della nostra promessa. Esse la esprimono totalmente. Oppure, per elaborarla un po': *Io sono qui, per me stesso, quello che appaio essere laggiù, per voi*— come se la nostra distanza non faccia nessuna differenza! Su questa palude voi ed io cerchiamo di costruire le nostre vite. Per forza che stanno scoppiando. Per renderle sicure e sane dobbiamo ristabilire da dove sto guardando verso l'esterno. Su questo io sono l'unica e irrevocabile autorità. Dentro di me ho delle informazioni che sono negate da tutti coloro che stanno fuori.

La questione che ci interessa non è quello che voi ed io sentiamo o comprendiamo riguardo a noi stessi—ma quello che vediamo chiaramente una volta che abbiamo il coraggio di guardare. Le nostre sensazioni e pensieri sono le nebbie in continuo mutamento che vorticano sopra la roccia di ciò che realmente siamo. Edificare su di loro è peggio che costruire sulla sabbia. E' costruire castelli in aria, i quali, benché impressionanti, sono inabitabili.

Vi invito a dubitare di ciò che il mondo vi dice riguardo alla vostra identità, e di guardare nuovamente voi stessi dal vostro punto di vista. Proprio come io sono, alla fin fine la sola autorità per quanto riguarda quello che io sono per me al centro, così voi siete, alla fin fine, la sola autorità su quello che voi siete per voi stessi al centro, quando lasciate cadere qualsiasi presupposto e siete reali con voi stessi.

Il che vuol dire, quando vi approcciate al nostro soggetto—che è il Soggetto, voi stessi come Prima Persona—in modo totalmente scientifico.

Il metodo scientifico ha sei principali ingredienti, le cui proporzioni variano caso per caso.

Un' ipotesi, una teoria o intuizione, che può anche non riguardare praticamente nulla, finché non si può indicare chiaramente, sperimentare, raffinare e sviluppare. E ciò include la vecchia affermazione di cui ora andrete a verificare la veridicità— l'affermazione mozzafiato che voi siete veramente l'opposto di quella piccola effimera cosa che non riposa mai che sembra siate voi quando siete visti da là fuori.

Una sfida riguardante le supposizioni predominanti—detto meno gentilmente, superstizioni. Abbiate il coraggio di mettere in dubbio e di sconfiggere l'Autorità e persino divertirvi a sue spese.

Apparecchiatura o strumentazione per affinare i nostri sensi e rendere il processo di verifica più rigoroso.

Osservazione o guardare per vedere. Il che vuol dire: attenersi a ciò che percepite invece che a ciò che concepite, alla sperimentazione attiva e all'errore invece che a inutili congetture verbali. Fedele a ciò è presente ora per voi, invece che a ciò che appartiene ad altre persone, posti e tempi. Che prende in considerazione ciò che potete contare e quantificare, incluso 0 e ∞, lo zero e l'infinito, come pure tutto ciò che sta in mezzo.

Previsione delle conseguenze che dovrebbero scaturire dalla vostra teoria. Per esempio, il ritorno della Cometa di Halley nel 2060, o che cosa potreste aspettarvi di trovare quando, invertendo la vostra attenzione, osservate l'osservatore della cometa di Halley.

Una formulazione e condivisione delle vostre scoperte, in modo che altri possano verificarle. Ecco la ragione di questo articolo. Da qui il vostro invitare i vostri amici selezionati a ripetere gli esperimenti e comparare le loro scoperte con le vostre.

Non vi sto solo chiedendo di fare i nostri test o esperimenti seguendo queste sei linee guida, ma anche di predisporre le apparecchiature necessarie—di modo che non ci sia nessuna scusa per posporli. Fatta eccezione, naturalmente, per la nostra immensa resistenza rispetto a ciò che è Dato, all'Ovvio, al Semplice, non appena essi sfidano le affermazioni di base noi viviamo di conseguenza. Semplicemente leggere questi esperimenti (dicendo a voi stessi che sapete quello che vedreste) significa perdere il punto e schierarsi con le forze della superstizione. E se all'inizio possono sembrare strani, per non dire stupidi, non c'è da sorprendersi. Questo nuovo campo di ricerca scientifica necessita di nuovi strumenti per la sua coltivazione. Per anni, naturalmente, scrupolosi veggenti hanno guardato dentro a ciò che deve ESSERE AL CENTRO, ma questa è la prima volta che viene applicato il metodo scientifico, costituito dai sei stadi, al più fondamentale dei progetti di ricerca. E' la prima volta che la scienza dell'oggetto ha incluso lo scienziato stesso come Soggetto, desideroso fin dall'inizio invece che riluttante, quando viene forzato dai fatti ad iniziare a tener conto di sé. *Già il risultato di questa estensione della scienza è che la chiara visione della nostra Natura essenziale (vederla nella sua totalità è vederla così com'è) si può ottenere quando si desidera e la si può condividere con chiunque sia interessato.* Per esempio, con voi, in breve nei prossimi istanti.

Test 1. Contare gli Occhi

Non è che il mondo vi dice che voi state dandogli un'occhiata attraverso due piccoli spioncini presenti nella parte superiore di una specie di palla di carne. Non è necessario. Nessuno lo mette in dubbio. Di tutte le cose ovvie questa è la più ovvia! O no?

Per questo esperimento avete bisogno di uno strumento scientifico chiamato sistema di apertura dell'occhio, che creerete voi stessi con due delle vostre dita, in questo modo —

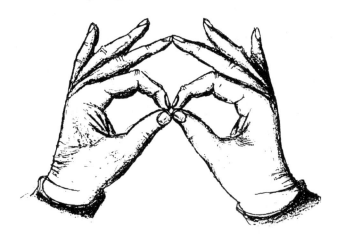

Là fuori ci sono due immagini incorniciate, due finestre, ognuna di circa 4 cm. Ma il vostro vedere accade più vicino a casa. Pertanto, molto lentamente e con grande attenzione indossate il vostro sistema di apertura degli occhi, come un paio di frivoli occhiali, guardando ciò che accade alle due finestre mentre lo fate. Poi abbassate le mani...

...Che cosa è successo? Si sono unite insieme—sono ancora unite—in un'immagine da un'unica finestra? Se è così, essa è chiusa, o socchiusa, o completamente spalancata? Quanto grande è, quanti centimetri misura? Ha degli infissi, qualche limitazione? In base all'evidenza del momento presente, non siete forse quest'Unico Occhio (ma dai, sapete contare), questa vasta, infinita e immacolata apertura sul mondo? C'è per caso qualcosa di simile a quel paio di spioncini gelatinosi dai quali guardate furtivamente quel mondo?

Test 2. Inquadratura Prima Parte

Il nostro strumento per questo esperimento è chiamato mesoscopio. A differenza di un telescopio, che è uno strumento unilaterale per osservare oggetti distanti come le stelle, e un microscopio che è uno strumento unilaterale per osservare gli oggetti vicini come le cellule, esso è uno strumento bilaterale per osservare simultaneamente oggetti a una distanza media come le persone, *insieme al loro osservatore*. Avrete anche bisogno di uno specchio e, se possibile, di un amico a portata di mano.

Incorniciate la vostra faccia con le vostre mani, in questo modo -

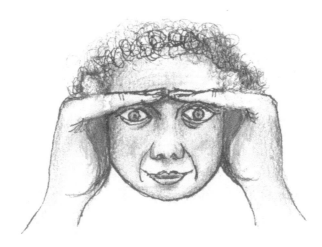

I palmi dovrebbero essere posizionati verticalmente. Le vostre dita dovrebbero essere orizzontali e appoggiate sulla vostra fronte.

Quello che *state guardando*—cioè il mio disegno—non è totalmente diverso da quello *da cui voi state guardando fuori*? Non è forse vero che per voi, e in base all'evidenza del momento presente , le vostre mani non stanno per niente incorniciando un volto? Che esse stanno incorniciando dello spazio, solo spazio vuoto che è accuratamente consapevole di se stesso come capacità per la scena lì di fronte?

Ora posizionate il vostro mesoscopio in questo modo. Con le mani nella stessa posizione, andate dritti verso lo specchio appeso al muro e osservate quello che sta lì dentro le cui mani incorniciano una faccia—la faccia che siete soliti chiamare vostra.

C'è una qualche somiglianza tra le due 'facce' in mostra nel Vostro mesoscopio—quella dal lato più lontano così opaca e quella dal lato più vicino così trasparente? Tra quella che state guardando e quella dalla quale state guardando? Non è forse quella vicina ciò che siete voi al centro, la vostra Realtà, mentre quella lontana è ciò che apparite là fuori—in effetti solo uno dei vostri innumerevoli aspetti periferici?

Prendetevi un po' di tempo per notare ulteriori differenze tra queste due immagini incorniciate...

...Bene, quante delle seguenti cose avete notato?

1. Una è opaca, colorata, ruvida e complessa. L'altra è trasparente, incolore, semplice uniforme.

2. Una , avendo il mondo come sfondo, non può stare di fronte al mondo. L'altra deve farlo.

3. Una si distingue e vi separa da tutto il resto. L'altra, non avendo nessun segno distintivo, abbraccia tutto, vi unisce al tutto.

4. Una è visibilmente fatta per resistere alle invasioni e mostrare solo se stessa. L'altra è visibilmente spalancata per accogliere qualsiasi cosa possa essere in mostra.

5. Una ha un'età X. L'altra un'età 0.

6. Quella che non ha occhi è l'osservatore. L'altra, con gli occhi, è l'osservato.

7. Una sbatte le palpebre, distruggendo e ricreando in questo modo la scena a piacere. L'altra, incapace di sbattere le palpebre, non ha un tale potere.

Ora chiedete al Vostro amico di leggervi, molto lentamente, queste sette doppie affermazioni, mentre voi state nuovamente di fronte allo specchio, cornice vuota a cornice piena. Assicuratevi di quante di queste sette affermazioni si adattano perfettamente a voi, a voi che siete i soli nella posizione di stabilire se sono vere o false. Perché non credere a ciò che, senza bisogno di parole, è chiaramente in mostra ora, invece che ai messaggi verbali e confusi che dicono il contrario e che provengono da chi sta fuori dalla vostra vita—estranei che mancano delle necessarie informazioni interiori? Perché non prendere seriamente in considerazione i dati in base al loro valore nominale—il loro valore nominale laggiù dal lato lontano del Vostro mesoscopio e il valore enormemente differente di questa 'faccia ' proprio qui dove voi siete dal lato vicino?

Parte Seconda

In questo esperimento il Vostro amico sostituisce quello nel Vostro specchio. Incorniciando la sua faccia con le sue mani proprio come state facendo voi, egli si mette a confronto con voi: di modo che, visto da fuori del mesoscopio, voi apparite in questo modo:

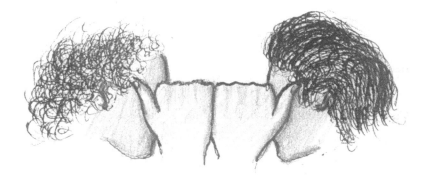

Guardando da dentro, tuttavia, come apparite, quando lasciate cadere tutti i preconcetti? In base all'evidenza presente, quante facce ci sono? Se ce n'è una, dov'è? Non pretendete di poter collocare le cose che non potete contare! Là dentro siete faccia a faccia, o faccia a spazio? Abbiate il coraggio di essere la vostra stessa autorità: solo voi siete nella posizione di poter risolvere la questione. Potete immaginare come sarebbe realmente stare a confronto faccia-a-faccia con qualcuno, simmetricamente, con un mucchio di cose per poterlo tenere fuori? Se ce la fate, com'è là dentro, è piuttosto buio, congestionato, appiccicoso? Abbiate un po' di buon senso! Vi è mai capitato, anche per una frazione di secondo, di rendere solido quello dal quale state guardando fuori? Non vi sto chiedendo che cosa sentite o capite, ma cosa vedete?

Ahimé, noi non vediamo chi vediamo, ma ciò che il Grande Fratello ci dice di vedere. Fortunatamente, tuttavia, è piuttosto lento nella comprensione. Non ha ancora esteso il suo dominio fino ad includere il nostro mesoscopio, per cui siamo liberi di andare dentro e vedere che cosa c'è. Veloci, allora, prima che vi raggiunga con la sua apparecchiatura di decondizionamento veramente speciale!

Ma, naturalmente, uno sguardo alla chiarezza che è incorniciata nel lato vicino—a ciò che appare essere Casa—non sarà sufficiente per esorcizzare per sempre la Cosa che ha invaso e infestato la vostra Casa durante tutta la vostra vita adulta. Benché svanisca quando si fa un'ispezione ravvicinata, essa ritorna quando siete distratti. E' il vostro spettro, il Vostro alter-ego, e se non continuate a buttarlo fuori vi butterà fuori lui e questa sarà la vostra morte. Tutte le cose periscono.

Parte Terza

Per confermare la vostra immortalità e la Non-cosa che non può essere cacciata via al centro, invitate un Vostro amico a VENIRE A VEDERE. Idealmente dovrebbe essere una specie di superuomo, che si dà da fare con le sue strumentazioni ottiche ed elettroniche per guardarvi a tutte le distanze da quelle di anni luce ai nanometri. Ma in ogni caso dovrebbe essere in grado di avvicinarsi così tanto da perdere praticamente tutte le vostre tracce. Il passo finale deve lasciarlo a voi che siete i soli a poter riprendere la via di casa fino al posto che non avete mai lasciato, dove l'osservato e voi coincidono con voi, dove non rimane nulla che possa perire, dove voi non siete più eccentrici. E poi dove l'unica Non-cosa che voi siete circonda nettamente le molte cose (partendo da una galassia, al sistema solare, al pianeta, all'umanità, alle cellule alle molecole, agli atomi e persino al quasi nulla più vacuo) che apparite essere.

E così, siete voi stessi a stabilire una scienza ospitale aperta mentalmente che non lascia più lo scienziato come Prima Persona fuori al freddo, ma sin dall'inizio fa accomodare il Soggetto in modo confortevole come l'oggetto.

Test 3. Localizzazione del Movimento

Il mondo non vi dice che esso rimane obbligatoriamente immobile mentre voi ci andate in giro. Che sulla strada siete voi che state viaggiando a nord sulla corsia veloce dell'autostrada, e non che sono quelle montagne, colline, alberi, casette e pali telegrafici che stanno viaggiando verso sud, nella corsia mediana e quella veloce del mondo. Non c'è bisogno che ve lo dica. Chi può metterlo in dubbio? E' ovvio! O no?

Beh, vediamo. La vostra apparecchiatura questa volta è un rivelatore di movimento. Potete ottenerlo in questo modo:

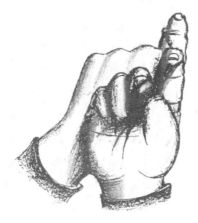

Tenetelo a una distanza di 20 cm. all'altezza delle spalle. Con un dito che indica dentro verso ciò che guarda e l'altro fuori verso ciò che viene visto. Ora girate sul posto in senso orario, chiedendovi *quale dito sta indicando ciò che in effetti sta ruotando*. Siete voi o la stanza—soffitto, porta, finestre, quadri sul muro—che stanno sfrecciando intorno in senso anti-orario, sulla base dell'evidenza del presente?

L'evidenza è mai diversa? Potete fare qualcosa per scambiare ruoli e fare in modo che chi vede si muova invece di chi è visto? In caso negativo, questa vostra scoperta scientifica non è enormemente diversa da ciò che il mondo vi dice riguardo a voi stessi e alle cose che incontrate? Svegliatevi, fatevi giustizia! Stabilite la vostra vita su una posizione stabile.

Ecco come vengono esposti da maestri Indù, Buddisti, Greci, Ebrei, Cristiani e Musulmani, e da un noto fisico, vari aspetti dell'ipotesi che stiamo verificando e che consiste nel fatto (lasciate che ve lo ricordi) che voi ed io siamo esattamente l'opposto di ciò che il Buon Senso, il Capo del Lavaggio del Cervello del Grande Fratello insiste che siamo:

Katha Upanishad: Dio ha fatto girare i sensi all'esterno, pertanto un uomo guarda verso l'esterno, non dentro se stesso. Ma di tanto in tanto un'anima coraggiosa, desiderosa di immortalità, si è guardata indietro e ha trovato se stessa.

Hui-hai: Gli occhi e le orecchie hanno percezioni? No. E' la vostra stessa Buddità, essendo essenzialmente pura e assolutamente immobile, ad essere in grado di percepire.

Aristotle: Dio è l'immobile motore del mondo.

Zohar: Benedetta sia la persona la cui anima si arrende totalmente in nome di Dio dimorando e posizionando là dentro il suo trono di Gloria.

San Basilio il Grande: L'uomo è una creatura che ha ricevuto l'ordine di essere Dio.

Ibn Arabi: Solo Dio ha occhi e orecchie.

Erwin Schrödinger: La consapevolezza è di genere singolare il cui plurale è sconosciuto.

Prendiamo questi termini difficili come Sé e Buddità e Consapevolezza e Dio come appellativi dell'Uno che percepisce Se Stesso come la Non-cosa che trascende l'individualità, priva di cambiamenti, senza età, infinita e immobile che è il vedente e il motore e il contenitore di tutte le cose che sono esposte; l'Uno Affidabile, l'Interamente Prevedibile. (Per contrasto, il folletto dell'incertezza infetta ogni cosa dal lato distante: ci sono una dozzina di ragioni per cui la Cometa di Halley potrebbe non ripresentarsi.) Tenuto conto di questa affermazione, vi chiedo: la nostra ipotesi è provata? Potete ragionevolmente cancellare la perdurabile tradizione che sostiene che voi—sì voi—come vi rivelate a voi stessi dal lato vicino di ogni strumento e situazione—non siete nient'altro che quell'Unico Venerabile, chiamatelo Esso o Lei o Lui o con qualsiasi nome di fantasia?

E così questa ardita incursione della scienza nel campo della religione non solo permettere loro di essere buoni amici, ma li unisce anche in un sacro matrimonio che, come potete vedere da soli, per voi è già di per sé fruttuoso. Ma se dopo tutto questo ancora sospettate di essere solamente umani, perché non provate alcuni dei nostri ulteriori test? Essi sono una ventina in totale, fino ad ora, e fanno ricorso agli altri nostri sensi, oltre che alla vista. Troverete tutte le istruzioni riguardo a come fare la maggior parte di essi nel mio libro.

Come gli esperimenti scientifici, naturalmente, i nostri test rimangono freddi e disinteressati e proprio per niente santi. Essi sono concepiti su basi solide, sulle nostre basi rappresentate da fatti saldi e persistenti che sono sempre facili da verificare. Non con le conseguenze personali o sociali o le implicazioni filosofiche, le quali appartengono tutte alla superstruttura calda e avvolta dalla nebbia del nostro mondo, dove "i fatti" sono malleabili e niente è ben definito o esatto, e voi siete autorizzati ad avere le vostre opinioni, come lo sono io, per un'opinione forse contraria. Ma questo è dove viviamo, e naturalmente guardiamo il significato e le conseguenze delle nostre basilari scoperte. Le sensazioni che emergono, l'entusiasmo, la ripresa, il risultato sempre diverso. Per esempio, avendo scoperto, grazie al nostro mesoscopio, che sono fatto in modo da essere *aperto* per voi, potrei benissimo andare avanti dichiarando—cantando e gridando!— che sono fatto *per amarvi,* che lo spazio che sono non è nulla senza di voi—voi, semplicemente così come siete—a riempirlo, e che il nostro confronto è la menzogna che non gestirà e non rovinerà più le nostre vite. E ancora, per strada, risvegliandomi al fatto palesemente ovvio che è la campagna e mai io a comportarsi freneticamente, mi ritrovo a godere di una nuova e piacevole tranquillità. Inoltre, nuovi poteri: *Chi* è che, invece di guidare la sua Land-rover, si ritrova a guidare la sua Terra? O ancora, cessando di ignorare l'Occhio Luminoso con il quale ho sempre visto il mondo, sono totalmente pronto a riscoprire la luminosità mattutina del mondo, i colori brillanti, i suoni, i profumi e i gusti dei quali giovo quando ero bambino. E ancora (e soprattutto) più guardo stabilmente l'Uno che è il più vicino e il più luminoso, più appare essere il più caro, il più me di me stesso, la Risorsa che non mi delude *realmente* mai. Il vasto Uno Risvegliato che—benché familiare e ovvio e trasparente nel profondo—mi riempie di gloria e meraviglia al mistero della sua auto-origine, priva di ragione, spontanea, inarrestabile, proveniente da un Nulla Qualsiasi. E così via. Chi metterà dei limiti alle luminose benedizioni che possono nascere dalla nostra crescente volontà di credere a ciò che vediamo, invece che a ciò che ci dicono di vedere?

Sì, naturalmente la favolosa superstruttura del nostro mondo è importantissima. Da qui la nostra angoscia rispetto alla sua distruzione—non a causa di una mancanza di solide fondamenta ma dovuta al nostro non riconoscerle e non costruire su di esse.

Quattrocento anni fa Galileo Galilei ed altri pochi intellettuali europei, così pochi da contarli sulle dita della mano, soccombettero ad un attacco di infantilismo, di ispirata idiozia. Misero da parte i loro ingegni e rinsavirono. Per scoprire cosa stava succedendo essi ebbero il coraggio di *guardare* invece di prendere in considerazione la Bibbia o Aristotele o i Padri della Chiesa, o di *pensarlo* con i loro studi. Veramente guardare e vedere, per esempio, se i sassi più pesanti cadono *davvero* più velocemente di quelli leggeri. Quell'unica parola, GUARDARE! fu sufficiente a dare inizio alla rivoluzione scientifica che ha trasformato radicalmente le nostre vite—nel bene e nel male. E ora, quattro secoli dopo, abbiamo disperatamente bisogno di invocare la stessa parola magica, di pronunciare lo stesso termine, ma ampliandolo in GUARDARSI INTORNO! L'abitudine, mossa da buone intenzioni ma sopravvalutata, di analizzare a fondo ciò che è in mostra dal lato lontano del nostro strumento, per trovare ogni minima traccia riguardante ciò che potrebbe esserci qui dal lato vicino, non sostituisce affatto il guardare qui, l'azione piuttosto facile di guardarci in giro senza girarci. E' arrivata l'ora di attenersi a ciò che è *simultaneamente* in mostra da *entrambi* i lati del nostro tele micromesoscopio, per una visione panoramica invece che una visione col paraocchi. Grazie a Galileo e ai suoi successori, la superstizione è in fuga per quanto riguarda il lato distale, ma scavate di più dentro il lato prossimale, che viene bloccato da una cosa fittizia—come se qualsiasi cosa potesse osservare qualsiasi cosa, o accogliere all'interno e rispondere a qualsiasi apparenza senza scomparire in suo favore, o avere l'immagine senza esserne lo schermo.

E così questa profonda e vasta regione colpita dalla superstizione si apre a una scienza che finora ha insistito, e per delle buone ragioni, sul fatto che la soggettività è il nemico dell'oggettività. Quale opportunità per la scienza per dare infine libero sfogo al suo spirito splendidamente disinibito che è di un'umiltà imparziale e oggettiva rispetto a *tutte* le prove, che provengono da *qualsiasi* direzione, fornite a una distanza zero dall'osservatore! Dopo tutto, è come se la promessa di precisione e la prevedibilità e praticità, più lo "wow!" di una continua scoperta, si potessero scoprire solamente dal lato *distale* del nostro strumento nell'oggetto e mai nel Soggetto. E la ragione per cui noi possiamo essere fiduciosamente oggettivi riguardo al Soggetto è che, al livello più profondo di noi, troviamo che essi si uniscono nella Prima Persona Singolare che, come scienziato per eccellenza, considera se stessa come il campione più penetrabile e rivelatore.

Sicuramente ci si può solo aspettare che uno sguardo unidirezionale, che include non più di metà della scena al massimo, possa trovare in essa ogni tipo di oscurità e dettagli e contraddizioni che l'altra metà potrebbe evidenziare e integrare e persino chiarire. Un buon esempio è l'enigma dello stato cosmico dello scienziato stesso, di cui ci siamo interessati in questo articolo. Nel libro *The Science of the First Person* ne ho portati altri: in realtà trentasette esempi di come una visione a 360° può dare senso all'assurdità che è la piaga della visione a 180°, per non menzionare angolazioni inferiori.

E non solo dà un senso ma fa storia. L'attenzione sistematica nelle due direzioni potrebbe provocare una rivoluzione ancora più radicale di quella causata da Galilei e dai suoi contemporanei, e certamente una rivoluzione più rispettosa dell'ambiente, delle specie e della persona. Si verificherà? Ci sono buone speranze. Coloro che stanno promuovendo la rivoluzione scientifica bilaterale sono già numerosi ed esperti almeno tanto quanto quelli che avevano promosso la rivoluzione scientifica dal 16° secolo in poi. Alle vecchie motivazioni, curiosità e utilità pratica, si è aggiunta la nuova motivazione di estrema necessità, della lotta dell'Umanità per sopravvivere alle tendenze suicide. Ogni giorno diventa più evidente che "dobbiamo amarci a vicenda o morire".

Questa è la sfida che dobbiamo affrontare. Daremo o non daremo una possibilità all'amore, smettendo di negare che alla base siamo fatti per amare? Le nostre vere basi sono meravigliosamente solide. Voi ed io, potremo edificare saldamente su di esse, o continueremo a costruire il nostro standard abitativo su menzonieri sabbie mobili? In particolare, sulla menzogna che *Io non sono ciò che sono, che come vedo è spazio aperto per voi, ma ciò che appaio, che in realtà non è vero?*

Quella mostruosa ma raramente sfidata bugia è quella alla quale il Grande Fratello pensa, ardentemente, che sia meglio che io creda, altrimenti...Sì, anche lui ha la sua apparecchiatura, i suoi strumenti di persuasione. Si è opposto a Galileo con la tortura e gli schiaccia pollici, costringendolo a ritrattare. Oggigiorno le sue tecniche—che si collegano alla nostra ben fondata paura di scomparire se guardiamo dentro, e alla nostra infondata paura che questo significhi annientarsi—sono più sottili ed efficienti. Tuttavia lo spirito intrepido della scienza brucia luminoso e chiaro in chiunque veda che sparire come una cosa particolare significa riapparire istantaneamente come la Non-cosa che è l'indistruttibile Casa di tutto ciò che perisce, e che morire ora è non morire mai.

Dal lato prossimale, in definitiva, la scienza della liberazione e la liberazione della scienza sono inseparabili.

7. Facciamo un'esperienza fuori dal corpo

Vi ho promesso un'esperienza fuori dal corpo prima di arrivare alla fine di questo capitolo. Ma prima che voi usciate dal Vostro corpo abbiamo bisogno di dare un'occhiata a ciò che significa esserci dentro. O semplicemente essere il corpo. Iniziamo con l'ultima di queste tre alternative, e lavoriamo a ritroso.

1. Essere il corpo

Per scoprire che cosa accade dobbiamo solo ascoltare come parliamo. "Mi ha toccato." "Sono piuttosto basso." "Peso circa sessantotto chili." "Vengo da Londra-" "Sono nato nel 1940, il che significa che sono una persona di mezza età." "Quando morirò voglio essere cremato." E così via.

In tutte queste affermazioni (e quale grande parte del nostro parlare costituiscono!) mi sto senza alcun dubbio identificando con il mio corpo. Ciò che succede a lui succede a me. Quello che fa, lo sto facendo io. Le sue realizzazioni e i suoi difetti, il suo inizio e la sua fine, sono i miei. E la legge stessa, seguendo ciò che dice il buon senso, è d'accordo. Essa mi accusa di fare ciò che le mie mani fanno—rubare, ferire, uccidere, qualunque cosa—e mi punisce di conseguenza. Sarebbe di poca utilità protestare che io non sono il mio corpo, e quello che ha avuto modo di fare questa mano non mi riguarda affatto. Al meglio, mi ritroverei in un ospedale criminale psichiatrico invece che in prigione.

2. Essere nel corpo

Forse posso andare avanti a spiegare che questa identificazione con il corpo, dettata dal buon senso, non è nient'altro che un'utile finzione sociale—forse indispensabile—e che la verità è che io non sono il mio corpo e non lo sono mai stato. Invece, sono nel mio corpo. Nondimeno, che cosa significhi tutto questo non mi è molto chiaro. Quello che voglio dire è che, presumibilmente, sono una specie di fantasma o di spiritello o di spia che è temporaneamente intrappolata o sepolta da qualche parte dentro questi 68 chili di carne e sangue. Oppure sono ovunque dentro questa cosa, tranne che in poche parti insignificanti come le unghie e i capelli? In tal caso sono prigioniero e io stesso la prigione di me stesso, e un caso scioccante di sovraffollamento. Sono uno spirito veramente misterioso che anima questo più che misterioso corpo in un modo davvero misterioso, e racconta a se stesso la seguente storia:

"Sin dalla nascita sono stato incarnato, confinato in questa 'casa di argilla'. Ma ben presto essa si romperà e 'lascerà andare il fantasma', e io potrò andarmene in libertà. Allora mi potrà accadere una di queste cinque cose. Potrei rompermi anche io contemporaneamente. Potrei girovagare per un po', abitando nella casa dove ho vissuto o nella tomba dove il mio corpo è stato sepolto, prima di arrivare finalmente alla fine. Potrei ascendere nella mia casa dolce casa in Paradiso. Potrei scendere in un posto meno confortevole. O, per finire, potrei guardarmi in giro e cercare un'altra 'casa d'argilla'—forse, un nuovo neonato—dove abitare. Quale di queste cinque alternative si verificherà è tutto da indovinare. Una situazione incerta e non molto soddisfacente, penso che sarete d'accordo. Per cui ora passiamo alla nostra terza alternativa.

3. Essere fuori dal corpo

Secondo questa terza visione non sono nè il corpo nè sono *dentro* di esso. Al contrario, esso—insieme al resto del mio mondo—è *dentro di me.* Non c'è niente da indovinare questa volta, niente da confrontare con le finzioni sociali: io vedo chiaramente che non sono questa cosa detta corpo né sono colui che la abita. Io sono una non-cosa, qualunque essa sia. Queste sensazioni di caldo e pressione e dolore e piacere, questi gusti, odori, sensazioni tattili e suoni, queste forme colorate in movimento che io chiamo le mie mani e i miei piedi, questa curiosa creatura che guarda fisso verso di me là fuori nello specchio, e tutto il resto—che altro sono se non un temporaneo spettacolo che accade nello Spazio che tutto abbraccia e che sono io? Sono come stormi di uccelli che volano nel mio Cielo e non lasciano nessuna traccia, come banchi di pesci che nuotano nel mio Oceano senza produrre nemmeno un'increspatura, come un succedersi di attori e attrici che appaiono sul mio teleschermo e scompaiono di nuovo non lasciando mai nessun segno su di esso.

"Bravo, complimenti!." posso sentirvi dire, "ma ci avevi promesso un'esperienza fuori dal corpo."

Eccola, preceduta da un avvertimento. Non vi avevo promesso un'esperienza di picco, o niente fuori dall'ordinario.

Guardate la vostra mano che ora sta tenendo il libro aperto a questa pagina, e rispondete, in base all'evidenza del momento presente il più onestamente possibile, alle seguenti domande:

Sono in quel pollice ma fuori dalla pagina che esso sta premendo? Se è così com'è là dentro? Buio, bagnato, appiccicoso?

Ho qualche qualunque informazione interna riguardante la struttura o i componenti di quel pollice, o è un dato di fatto che non sono nella posizione per dirlo?

Se io sono fuori da quel pollice e da quella mano e da quel braccio e dal resto del corpo, quanto grande sono?

Non sono forse espanso e senza confine?

Mi sembra di sentirvi dire: "Va bene. Finora siamo d'accordo con te. In ogni caso, sono più dentro il mio corpo che il tuo." E io vi rispondo, "Non siatene così sicuri finché non avete effettuato il seguente esperimento."

Intrecciate le vostre cinque dite con quelle di un amico, in questo modo;

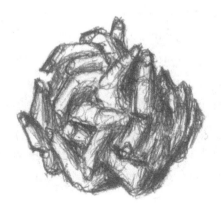

Esaminate accuratamente il risultato, e rispondete a queste domande, in base all'esperienza del momento presente:

Sono maggiormente presente in qualcuna di quelle dita rispetto ad altre?

O esse sono tutte in me in egual modo?

Incluse quelle che fanno male se vengono punte e quelle che invece no?

Essendo nel campo della spiritualità, di tanto in tanto qualcuno mi chiede delle mie esperienze fuori dal corpo. Io posso solo rispondere che ne sto avendo una proprio ora, e che non ne ho mai avute altre di altri tipi.

Cosa si può dire di più, trovo difficile immaginare come sarebbe un'esperienza NEL corpo. Sto ancora cercando qualcuno che me lo dica. E voi?

Non prendiamoci in giro. Questo capitolo non descrive tre modi in cui potremmo relazionarci con il corpo—essere quel complesso armamentario, o essere in esso, o contenerlo. Esiste un solo modo. Non abbiamo nessuna opzione. Solo l'ultimo dei tre trova applicazione, o ha totalmente senso.

Gli altri "modi" sono voci, dogmi, in effetti vere e proprie bugie riguardo a noi che siamo troppo pigri o timidi per contestare. Non è mai pratico o salutare vivere da una menzogna di qualsiasi tipo essa sia, ma quando quella menzogna riguarda la nostra Natura essenziale...fate attenzione! O piuttosto, guardate dentro! Siate presenti, come se fosse la prima volta, all'unico Punto al mondo che solo voi potete ispezionare, all'unico Punto di cui solo voi avete informazioni interne, e di cui potete testimoniare l'immediata esplosione a una dimensione vasta come il mondo. Guardate voi stessi. Non fermatevi alle mie parole. In questo momento, siete rinchiusi in una prigione priva d'aria, solida dall'inizio alla fine, da parete a parete? O siete espansi e liberi, così spalancati e luminosi che i venti di Dio passano attraverso di voi? E' talmente meraviglioso che non avreste potuto immaginarlo in altro modo!

In ogni caso, a questo punto, potete anche sollevare quella che sembra un'obiezione molto seria: "Escludere, se non addirittura eliminare, il corpo in favore della mente e dello spirito (come hanno fatto molti, e come sembra che stiate facendo voi in questo capitolo) deve essere nocivo per il corpo—e forse anche per gli altri due. Sensibile alle critiche avverse, il corpo odia sentirsi snobbato, ed è probabile che reagisca con disturbi e invecchiamento prematuro."

In risposta, lasciatemi fare un commento personale. Durante la scorsa metà del secolo ho riscontrato che il coltivare l'abitudine di vedere che siamo liberi dal corpo, lo rispetta, lo rinfresca e lo rinvigorisce, e il mio osservare gli altri va a complementare questa visione. Così—paradossalmente, se volete—c'è *maggiore* fisicità, siamo più vivi e attenti, e il processo di invecchiamento viene rallentato. Perché accade questo? La risposta è piuttosto semplice. Perché è la modalità della Natura, perché essa va di pari passo con l'evidenza. E attenersi ai fatti reali piuttosto che ai preconcetti è sempre una politica adeguata.

La ragione per cui eravate più agili e sicuri a cinque anni rispetto a quello che sarete (o siete) a cinquantacinque è che non avevate ancora imparato ad infestare il Vostro corpo e monitorare i suoi movimenti. Invece di interferire con il suo sapere, gli permettevate di andare Avanti con il suo lavoro. Perché la vostra gatta si muove in modo così aggraziato, non mettendo mai una zampa fuori posto? Perché, dal suo punto di vista, lei non è per niente una gatta, non è impacchettata dentro un contenitore a forma di gatto. Perché essa è espansa, non riempita da sé ma riempita da topi e uccelli e altri gatti, e dal latte che regolarmente appare nella sua ciotola. In breve, perché la sua vita è una grande esperienza fuori-dal-corpo.

Anche per noi, un'occasionale esperienza fuori-dal-corpo non è per niente sufficiente. Per essere totalmente operativa essa necessita di avvicinarsi a quella del gatto, che è costante e inconsapevole. Nello stesso tempo è proprio da mettere in pratica. E' piuttosto curioso che la possiate sperimentare avventurandovi ripetutamente dentro il vostro corpo (come siete invitati a fare nel Capitolo 17), per poi scoprire là la vostra chiarezza infinita e l'evidente assenza di tutta quella anatomia. Per noi umani, l'incarnazione è un togliere la pelle, l'uscita dal corpo è un'entrata. Ciò che c'era di sbagliato rispetto alle alterative (1) *Essere il corpo* e (2) *Essere nel corpo* era l'idea che, dentro e per se stesso, uno è una cosa limitata, strapiena di cose ancor più limitate. Correggete la falsa idea che voi siete un esempio di tassidermia, e troverete che tutte e tre le alternative arrivano alla stessa cosa. Cosa che non è per niente una cosa, ma capacità consapevole, immensa e luminosa per ogni cosa al di sotto e al di sopra del sole.

Un ultimo quesito che potrebbe nascere in voi: "Se questa credenza che io sono, o dentro la quale sono posizionato, questa "carne veramente solida", è una bugia così dannosa, com'è che noi— quei milioni che sono così sicuri di questa verità—continuiamo a cavarcela? Siete sicuri che ci faccia proprio così tanto male? Ci sarà pure qualcosa da dire a favore di una finzione così universale e utile da non essere praticamente messa in discussione. *Vox populi, vox Dei.*"

Al che io rispondo: *Vox popul*i—alias il buon senso—è il megafono che diffonde a pieno volume tutte le illusioni che sono la piaga delle nostre specie, e l'uno che stiamo esaminando è basilare. Per quanto riguarda la *vox Dei*, ascoltate Coloro che hanno visto Dio, che sono i Suoi portavoce, come Ramana Maharshi:

- Voi siete dentro il mondo, o il mondo è in voi?
- L'uomo considera se stesso limitato e nasce il problema. Il concetto è errato. Egli lo può vedere da solo.
- 'Io sono il corpo' è la causa di tutti i danni. Questa illusione se ne deve andare. Quella è la Realizzazione.
- Il dolore esiste solo finché uno considera se stesso come una forma definita.
- L'identificazione del Sé con il corpo è la vera schiavitù.
- Verificate se siete materia.
- La persona imbevuta dall'idea Io-sono-il-corpo commette il peccato più grande ed è un suicida.

Quanto detto non è fatto per essere creduto. Tutto questo va verificato. Guardate voi stessi!

8. La Natura del Mondo Materiale

La scienza—o piuttosto la scienza mal interpretata e degenerata, è venuta fuori, a suo tempo, con un sacco di assurdità non scientifiche. E l'assurdità pseudo-scientifica più diffusa, la più stupida, è il dogma che la coscienza è un prodotto della materia—una specie di effluvio casuale e accidentale o una sottile radiazione che la materia emana quando raggiunge una complessità funzionale, come nel cervello umano. Una cosa è concatenata all'altra, come se nel cervello crescesse una protuberanza della coscienza che si aggiunge alle altre protuberanze! Come se la protuberanza presente sulla sommità del capo nelle immagini del Buddha fosse la protuberanza corrispondente a quella super-coscienza che egli chiamò illuminazione! In principio c'erano tante cose, ma nel corso tempo essa arrivò a notare se stessa. Che intelligente! Meraviglia delle meraviglie, l'oggetto dà vita al soggetto. Rimaniamo stupiti da un Concepimento e da una Natività così immacolati? No, per niente. Gestiamo questa cosa senza problemi. Il prevalere della materia sullo spirito è dato per scontato. E' il meno contestato dei miti che viviamo.

Quelle cose dovrebbero produrre consapevolezza delle cose—e guarda caso questo accade quando pensate siano piuttosto strane. E' come supporre che il proiettore sia comandato da uno degli attori presenti sullo schermo. Ugualmente strana è l'idea che il soggetto può essere esaminato da fuori, come se fosse una specie di oggetto. Come si può scoprire il soggetto se non da dentro, dalla soggettività stessa? In ogni caso non c'è nessuna minima prova di cose materiali che abbiano sollevato la coscienza. Nessuno l'ha mai vista prodursi, o ha spiegato che cosa cercare. In effetti, l'idea stessa è insensata.

Che cos'è un oggetto materiale per la scienza stessa? E' un insieme di fenomeni (dal Greco *phainein,* mostrare) una serie di apparenze settoriali/immagini/scritti che lo scienziato raccoglie e mette insieme mentre gira intorno alla "cosa" che sta esaminando da varie angolazioni, a varie distanze, con il supporto di vari strumenti. Di che cosa queste apparenze sono apparenze, che germoglio nascosto ci sia nel loro centro, non gli è dato a sapere. Per quanto si avvicini a quella così detta cosa, egli rimane troppo distante per dire che cosa realmente sia, intrinsecamente, a nessuna distanza da essa. Lo scienziato, come tale, è un estraneo.

Ma possiede due indizi di che cosa c'è dentro.

1. Il suo primo indizio è che più si avvicina alla cosa più essa appare meno una cosa e più un vuoto. Progressivamente, spogliandola delle sue qualità, egli raggiunge zone dove tutto ciò che rimane di quel apparente solido oggetto è spazio abitato da intrecci di energia, per così dire. Bellezza e bruttezza, vitalità, vita, colore, opacità, forma, anche precise collocazione—vengono tutti lasciati alle spalle all'avvicinarsi dell'osservatore. Non c'è una qualità o funzione che possa reggere a un'ispezione ravvicinata. E' la distanza che produce queste magie. Raggiungete qualsiasi cosa e la perderete.

Ma, aspettate un attimo! Chi raggiunge quella cosa e chi la perde! Chi registra lo smantellamento dell'oggetto e la sua riduzione a vuoto virtuale? Ma sì, lo scienziato stesso, naturalmente, come consapevolezza. Egli lascia tutto alle spalle ad eccezione della consapevolezza. Potete dire che se la porta con sé da qualsiasi parte vada, perché essa è ciò che lui è. E' impossibile per lui esplorare il mondo materiale delle cellule, delle molecole, degli atomi e delle particelle è lasciare che rimanga semplicemente materiale: la sua attiva presenza là lo infetta man mano e ad ogni livello con lo spirito. Per quanto riguarda lo spazio che sta alla base di tutto, come potrebbe la sua consapevolezza dello stesso essere separata da quello spazio? Proprio come non c'è nessun modo per entrare dentro una casa *vuota,* così non c'è neppure nessun modo per contemplare lo spazio della non mente. Nessuna sorpresa se la fisica subatomica è costretta dai fatti a portare l'osservatore dentro l'immagine. Infatti, mentre l'immagine si sfuma a seguito di qualsiasi ispezione ravvicinata, la consapevolezza che la illumina brilla in modo sempre più splendente. La materia si dissolve a favore dello spirito.

Lasciate che ve lo dica in un altro modo—forse migliore. Le cose si possono spostare e portare in giro. Non è così per la coscienza delle cose. Non è una torcia che lo scienziato porta con sé per illuminare le cose, o un deodorante che spruzza su di loro, o un raggio laser che dirige su di esse. Da qualsiasi parte egli vada essa è sempre lì, inseparabile dalla vera natura di quelle cose. Se al posto della parola coscienza o *spirito* io leggo *Dio* (e ci sono molti nomi peggiori per indicarla) allora posso unirmi al Salmista e dire:

Dove potrei andarmene da te spirito, o dove dovrei fuggire dalla tua presenza?

Se salgo nell'alto dei cieli, tu sei là: se scendo negli inferi, guarda, tu sei là. Se mi metto sulle ali del mattino, e dimoro all'estremità più lontana del mare.

Anche là la tua mano mi conduce, e la tua mano destra mi sostiene.

In breve, lo spirito, o coscienza, sta alla base di tutto, e non c'è nessuna cosa semplicemente materiale. Un fenomeno o un'apparenza zonale di per se stessa, senza una realtà centrale della quale ne è l'aspetto—che assurdità è mai questa, santo cielo?

2. Esistono due tipi distinti di cose (così dette) che sono disponibili ad essere ispezionate dallo scienziato—le cose osservate e le cose osservanti. Vale a dire, gli altri corpi, e il suo stesso corpo. Abbiamo appena visto a quali conclusioni porta il suo esame di altri corpi. Ora andiamo a scoprire se esse sono confermate dall'esaminazione del suo stesso corpo, l'esemplare che si porta in giro per tutto il tempo.

Ecco qui, più vicino di ciò che è vicino, il secondo indizio rispetto a ciò che sono realmente le cose, distinto da ciò che esse appaiono a una certa distanza. Ecco il suo stesso grumo di materia, sempre a portata di mano, che non richiede nessun laboratorio o strumentazioni per essere esaminato, per la maggior parte, che fa costante riferimento alla sua vera e intrinseca natura, trasparente fino in fondo alla sua diretta ispezione. Se (ed è un se molto grande) egli prende seriamente questo unico e prezioso campione—quando egli osa guardare ciò dal quale sta guardando all'esterno , ispezionando dall'interno quell'unica cosa sulla quale egli è l'autorità finale –ecco che allora egli la trova essere così vuota e in effetti per niente una cosa. Un nulla intensamente consapevole di se stesso così com'è. Tale è la visione di se stesso a distanza zero da sé, ammesso che egli sia sufficientemente onesto e attento. Vale a dire, realmente scientifico.

Notate quanto questi due concetti si confermano perfettamente a vicenda. Che siano guardati da fuori o da dentro, i corpi si dissolvono, la materia svanisce, lo spirito rimane—quando intendiamo entrare nella materia. "Lo Spirito è il corpo vivente visto da dentro, e il corpo è la manifestazione esterna dello spirito vivente." Estendete questa affermazione di Carl Jung a tutti i corpi, dagli elettroni alle galassie, e otterrete la fisica assoluta.

Comprendere la supremazia dello spirito va bene. Realizzarlo, vederlo, avere un'esperienza di esso non verbale, essere lui senza pensarci—questo è di gran lunga migliore. E incomparabilmente più facile: in effetti, il comprendere deve sempre *riguardare* il suo oggetto, andando in giro e non ricevendo mai dai esso nessuna ammissione. Ecco perché il resto di questo capitolo è un invitare dal cuore il lettore a fare uno o due piccoli esperimenti che porteranno sicuramente a questa percezione diretta di ciò che altrimenti rimarrebbe una semplice serie di concetti privi di vita.

Osservate questa cosa che state tenendo in mano ora. Che cos'è in realtà questo oggetto chiamato libro? Voglio dire questo vero e proprio mucchio di carta stampata. Eccolo là. Un mucchio piuttosto solido di cose, largo e lungo alcuni centimetri e spesso meno di tre centimetri, che pesa meno di un chilo, ricoperto da segni neri su una superficie bianca che hanno (credo) un significato. Ora dove sono queste immagini piene di significato che state attualmente accogliendo dentro di voi? Sono laggiù, a circa trenta centimetri di distanza, o sono dove siete voi?

Bene, facciamo in modo di testare la questione. Andate nella parte in alto della pagina e guardate. Mettete il vostro occhio su questa scritta, come se steste mettendovi una lente a contatto. Sì, per cortesia, fino in fondo. Se vi sentite un po' ridicoli, ricordate che cosa c'è in gioco. Vale a dire la Realtà stessa, e il vostro stato all'interno di essa. Andate avanti...

Che cosa avete visto? Mi azzardo a dire che ciò che avete trovato là non erano frasi significative, nè singole parole, né una serie di lettere, nemmeno segni neri sfocati su uno sfondo bianco, ma una macchia illeggibile. E, al contatto, niente del tutto. Avete perso ogni cosa, ma non avete perso la consapevolezza. E' il libro che è sparito, non voi. Il nulla che avete trovato non era un semplice e totale nulla—qualsiasi mostro potesse essere—non era Niente Altro che Consapevolezza. "C'è una Luce attraverso la quale vengono viste le cose," dice Ramana Maharshi. "Se la spogliate delle cose rimane solo la Luce."

E ancora, da dove vengono queste parole stampate. Dove vanno? Chi le sta leggendo ora, in base all'evidenza del momento presente? Chi le sta ricevendo? Secondo la vostra personale esperienza di prima mano, si tratta di una cosa solida, rotonda, capelluta munita di due spioncini? Solo voi—voi che siete il vostro stesso personale e più vicino controllore—siete nella posizione per dirlo. Ancora una volta, non è forse vero che proprio ciò verso cui andate lo perdete? Certamente andate fino in fondo verso di voi. Per cui non c'è da meravigliarsi se svanite, proprio come hanno fatto le pagine, lasciando solo consapevolezza. Intrinsecamente, allora, il Lettore è pari a Ciò Che Viene Letto, e nient'altro che Spirito che è indivisibile. Per metterla in modo pittoresco, questa pagina stampata è una lettera dello Spirito allo Spirito, una vostra lettera d'amore rivolta a voi stessi. E naturalmente ciò che è vero per questa pagina è vero anche per le altre pagine di questo libro quando giungete a loro, e per le mani che lo stanno tenendo, per i mobili della stanza, e per tutto ciò che sta accadendo fuori. Sono visioni di voi, messaggi da parte vostra, che si mostrano a voi. Alla radice, tutto ciò che percepite siete voi, pesantemente travestiti da qualcun altro, per Vostro divertimento e ricreazione.

Sarebbe difficile enfatizzare l'importanza pratica di questa scoperta, le conseguenze nella vita di tutti i giorni. Tutte le alienazioni, tutte le separazioni, le molteplici minacce delle cose, delle persone e delle situazioni ostili—tutti questi non sono più che brutti sogni. Voi siete tutto. Come potreste temere voi stessi? Come potete provare disprezzo, risentimento, noia per voi stessi? Come potete non amarvi?

Tutto questo e molto più di questo. Tutto ciò che vedete e sentite e con cui avete a che fare è qualcosa che volete dire a voi stessi, qualcosa che vale la pena di dire, qualcosa di significativo—anche se riguarda semplicemente un autobus in arrivo. Non ci sono messaggi spaventosi o confusi o insignificanti da parte vostra per voi. Le notizie che vi riguardano, lette da voi sono buone notizie, per quanto brutte possano sembrare all'ascoltatore che è sordo rispetto alla sua Fonte e al suo Destino dentro di sé come Spirito. A costui Ramana dice: "L'imperfezione appare a te. Dio è perfezione. Anche il Suo lavoro è perfetto. Ma tu lo vedi come imperfezione a causa della tua errata identificazione...Verifica se sei un corpo fisico. "In conclusione, allora, lo spirito che è uno e lo stesso per tutti gli esseri è la vera natura di ciò che pretende di essere il mondo materiale. Le cose di per se stesse non hanno nè sostanza nè realtà e assolutamente nessun potere. Potreste chiamarle immagini di Dio nelle mani di Dio per essere esaminate da lui personalmente, e di per se stesse meno di un sottile foglio di carta. Tutto ciò che dovete fare per vivere da questa realizzazione è continuare a *vedere* chi lo sta facendo. E intendo dire vedere, non comprendere.

9. Come essere felici

Samsara (il mondo degli oggetti) è triste.

Gli uomini vogliono una felicità assoluta e permanente. Questa non risiede negli oggetti ma nell'Assoluto. E' Pace, libera dal dolore e dal piacere. E' uno stato di neutralità.

La realizzazione del Sé è Benedizione.

La Benedizione non è qualcosa da ottenere. Voi siete sempre Benedizione...liberatevi dalla vostra ignoranza che vi fa pensare che siete qualcosa di diverso dalla Benedizione.

La felicità è interna e non dovuta a cause esterne. Uno deve riconoscere Se Stesso allo scopo di aprire il magazzino della felicità assoluta.

Dai *Discorsi* di Ramana Maharshi

Uno dei diritti inalienabili dell'uomo, di ciò siamo sicuri, è la ricerca della felicità. Sì, proprio così! Ma è un diritto che viene esercitato più a parole che nei fatti—nei fatti concreti. In effetti, siamo seri riguardo a questa ricerca? Naturalmente tutti noi diciamo che vogliamo essere felici. Vogliamo proprio dire ciò che diciamo? La verità è che il nostro comportamento, il fatto che faremmo di tutto per la felicità, sarà quasi una certezza che se ne andrà. Manchiamo talmente di praticità in questa ricerca—siamo così riluttanti a trarre profitto dal consiglio di esperti come Ramana e dai fallimenti spesso ripetuti, nostri e di altri—che appare come se stessimo perseguendo sofferenza invece che felicità. Ciò che è quasi certo è che cogliamo *quel* bersaglio!

E rimane pur vero che noi vogliamo essere felici e non infelici. Altrimenti quelle due parole—le nostre vere vite—non avrebbero assolutamente nessun senso.

In breve, siamo totalmente confusi riguardo al problema. La nostra proposta in questo capitolo, con l'aiuto di Maharshi e di altri saggi, è di rimuovere questa confusione; essere molto chiari riguardo al come essere felici—talmente chiari che non abbiamo più nessuna scusa per non essere più infelici.

Tutte le molte ricette per la felicità si riducono a tre. Possiamo chiamarle

(1) La Ricetta del Buon Senso,

(2) La Ricetta della Saggezza Fuori dal Comune, e

(3) La Ricetta della Saggezza, che sembra un'assurdità finché non la provate.

La Ricetta del Buon Senso per la Felicità è ottenere ciò che vuoi

Per esempio, a 'livello inferiore' o più popolare, felicità significa avere possedimenti, soldi, abilità, reputazione, potere, e così via—e

94

ottenerne ogni volta sempre di più. In una frase, continuo successo personale.

A 'livello medio', felicità sta a significare il battersi con successo per il benessere della propria famiglia, setta, partito politico, nazione, razza, specie—che culmina, si spera, in una situazione di maggiore felicità, se non in una Nuova Gerusalemme o Utopia, qui sulla terra.

A 'livello superiore', felicità significa agire per la salvezza del mondo intero, la liberazione di tutti gli esseri—e ottenere dei risultati.

Benché così 'ignobile' ai suoi livelli inferiore e più popolare, e così 'nobile' ai suoi livelli superiore e poco popolare, questa ricetta porta in ogni caso alla medesima cosa—cioè al successo, *ottenendo ciò che voi volete*.

Come ricetta sembra piuttosto ponderata, ma le ricette capita siano immangiabili. Il riscontro della ricetta è il pudding, e il riscontro del pudding è mangiarlo. Abbiamo, in pratica, abbastanza pudding da questo lato per soddisfare la nostra fame? Sufficienti possedimenti, sicurezza, affetti, influenza, sia per i nostri sé personali che per quei sé più grandi chiamati famiglia, o nazione, o setta, o specie? E' noto che questo bisogno di ottenere è una dipendenza, di modo che più accumuliamo e più chiediamo, e la cosa che ci renderebbe 'realmente felici' si dissolve con una velocità almeno pari al nostro avanzare verso di essa. Niente fallisce come il successo. Il tasso relativo ai suicidi è in crescita piuttosto che in diminuzione nelle società ricche, e nei gruppi di maggiore 'successo' all'interno di quelle società. Ma, naturalmente. Ognuno sa che i grandi possedimenti e il potere portano poca soddisfazione. E non c'è da meravigliarsi: il mantenerli diventa sempre più difficile man mano che crescono, la prospettiva di perderli sempre più temibile, la loro reale perdita sempre più dolorosa. L'effimero piacere che danno sta più nell'ottenerli che nell'averli.

L'uomo ordinario punta meno in alto. Che sia per necessità, o paura o mancanza di forza, o di innata furbizia, egli gioca per poste più basse. Al meglio, egli evita il dolore e il piacere estremi; al peggio, diventa un vegetale. Perché è la vera natura di ciò che *abbiamo*—che sia poco o tanto—ad essere insufficiente. Ed è nella vera natura di ciò che *facciamo*—che sia insignificante o eroico o illuminato—il lasciarci insoddisfatti. Per quanto siano necessari, né l'avere né il fare cureranno la nostra tristezza.

L'altruismo qui non aiuta. Chiaramente le ansie e le delusioni del cittadino che ha un senso civico—di colui che cerca il benessere della sua città, della sua nazione, della sua stessa razza—non sono meno gravi di quelle del cittadino mediamente egocentrico. Né sono, per essere precisi, meno 'egocentriche'. Dopo tutto, nel Nazismo i sé personali furono sommersi da un sé super-personale.

Ma per quanto riguarda il livello 'più elevato'—che agisce per la salvezza o l'illuminazione del mondo? E' questa la via per essere felici? Gesù aveva pianto, e sappiamo come morì l'Uomo dei Dolori. Tutti coloro che si prendono a carico un simile compito si stanno molto probabilmente mettendo nei guai, come la storia dimostra. La ragione fondamentale è che la loro felicità non consiste realmente nell'ottenere ciò che vogliono, anche nel caso lo ottengano.

In breve, anche se, quando la guardiamo, la nostra prima ricetta per la felicità può sembrare buona poi si rivela essere tutt'altro. Per cui proviamo la seconda.

La Ricetta della Saggezza Fuori del comune per la ricerca della Felicità è volere ciò che avete

Uno dei più grandi fautori di questa ricetta (che, prendete nota, è precisamente l'opposto della nostra prima ricetta) è Jeanne-Pierre De Caussade, che scrisse: "Se le persone conoscessero il valore che ogni singolo momento del giorno offre loro...e cioè che la vera pietra filosofale è la sottomissione al disegno di Dio, che trasforma in oro zecchino tutte le loro occupazioni, le loro preoccupazioni e le loro sofferenze, quanto felici sarebbero."

In un modo o nell'altro, tutte le grandi tradizioni spirituali sono d'accordo riguardo al bisogno di "abbandonarsi alla Provvidenza divina". La stessa parola *Islam* significa sottomissione al volere di Allah. Che non è, per il Sufi esperto, rassegnazione o pura obbedienza, ma totale identificazione con il volere divino, di modo che egli sceglie attivamente ciò che quel volere ordina. Come potrebbe essere scontento, in quel caso? E ancora, secondo il Buddha, è il desiderio o il bramare ardentemente che causano la sofferenza, e l'estinzione del desiderio è la fine della sofferenza. E Ramana Maharshi: "L'assenza di desiderio è Dio."

Quando siete personalmente privi di desideri, quando scegliete ciò che c'è invece di ciò che non c'è, quando volete quello che avete non importa che aspetto abbia, quando il volere di Dio espresso nelle circostanze che vi riguardano diventa precisamente il vostro volere, allora è perché voi siete Lui! E' così semplice.

Semplice per me scriverlo e per voi leggerlo e comprenderlo. Ma difficile da metterlo in pratica, da applicarlo nella vita. Dai, siamo pratici! *Come* possiamo lasciar andare i nostri desideri personali al punto da volere veramente quelle brute cose che siamo soliti ottenere? Desiderando davvero seriamente l'assenza di desideri in modo da imparare a raggiungerla? Desiderando e facendo di tutto per un certo tipo di santità? Ci potrebbe essere niente di più pazzo? Che senso ha accettare ogni cosa tranne la vostra umanità, con tutti i suoi desideri? In ogni caso, come diavolo possiamo costringerci a smetterla di volere ciò che vogliamo? Supponete che la vostra casa vada a fuoco, che vostro figlio sia morto bruciato, che abbiate fatto bancarotta, che la vostra salute stia cadendo a pezzi (tutte queste cose succedono alla gente continuamente), e ditemi (e anche loro) come potete andare avanti ad accettare questi eventi.

E così, per la seconda volta, abbiamo un problema apparentemente insolubile nelle nostre mani: in effetti, il problema delle nostre vite. Noi che non siamo santi dobbiamo ancora trovare una ricetta per la felicità che sia possibile usare veramente proprio ora, così come siamo. Beh, vediamo se la nostra terza e ultima ricetta funziona.

La Ricetta della Saggezza per la Felicità è vedere che cosa avete già

Che cosa succederebbe se foste già felici—se foste la felicità stessa—e non ve ne foste mai accorti? Che cosa succederebbe se questa frenetica ricerca della felicità da qualche altra parte vi rendesse ciechi riguardo alla Vera Natura del ricercatore che è benedizione stessa?

Sri Nisargadatta è sicuro della risposta, e certamente ci va giù deciso. "Niente può rendervi più felici di ciò che siete. Tutta la ricerca della felicità è triste e porta ulteriore tristezza. L'unica felicità che meriti di essere definita tale è la naturale felicità dell'essere consapevole." Questa e le citazioni di Ramana Maharshi che precedono questo capitolo, insieme all'insegnamento della lunga fila di vedenti e saggi che hanno indissolubilmente collegato *ananda* (Benedizione) con *sat* (Essere) e *chit* (Consapevolezza), e certamente l'esperienza di questo scrittore, tutti insistono sul fatto che la vera ricetta per la felicità è vedere Chi siete realmente voi, e godere della vostra vera Natura come purissima Benedizione.

Come fare, allora, per vedere Chi realmente siete? In effetti, è più facile vedere di qualsiasi altra cosa! Guardate semplicemente da che cosa state guadando in questo momento verso l'esterno, guardate quello che sta dalla vostra parte rispetto a queste parole stampate, e non vedrete Niente—nessun modello o forma, nessuna complessità, nessun colore, nessun materiale, nessuna opacità, nessun limite, nessun movimento—nient'altro che Consapevolezza.

Ma questo vedere dentro la natura del nostro Sé (ed è qualcosa che non potete fare in modo sbagliato) significa che voi volete che le cose accadano così come accadono? Beh, chi ne è il responsabile? E' chi veramente, veramente siete che crea il mondo, e presumibilmente non prova rimpianto per nessuna.

Coloro che l'hanno veramente sperimentata hanno scoperto che quest'ultima ricetta per la felicità è quella che funziona. E vi dirò di più, fa funzionare le atre due. Se guardate costantemente Chi siete realmente, vorrete ciò che avete e otterrete ciò che volete. Inoltre, non dovete credere a questo ma dovete sperimentarlo.

Nella sua *Etica* il grande filosofo greco Aristotele concluse che la felicità è una forma di *teoria* che significa guardare qualcosa, una visione, una contemplazione. Il che vuol dire, non uno stato soggettivo da raggiungere un giorno ma una realtà oggettiva di cui godere proprio ora. Una realtà della quale non possiamo disfarci in qualsiasi modo cercassimo di farlo.

10. I Tre Desideri

C'era una volta un povero boscaiolo che viveva con la moglie nella foresta. Un giorno, mentre stava tagliando dei tronchi vicino a un fiume, rimase colpito nel sentire qualcuno che gridava, e ancora più colpito nello scoprire che si trattava di un folletto seduto sulla riva del fiume che si lamentava del fatto che non riusciva ad andare dall'altra parte. Sollevandolo sulle sue spalle, il boscaiolo guadò il fiume e lo fece scendere gentilmente sull'altra sponda. "Come ricompensa per la tua gentilezza," disse il folletto" ti concedo tre desideri." Quella sera, durante il loro umile pasto, il boscaiolo raccontò alla moglie del folletto e dei tre desideri, e discussero a lungo quali favori chiedere. "Intanto che ci decidiamo" disse il boscaiolo" mi piacerebbe sicuramente una salsiccia assieme a questo pane secco." E immediatamente una bella salsiccia atterrò sul tavolo. Sua moglie, furiosa con lui per aver perso un desiderio per qualcosa di così banale, invece che per un sacco d'oro, non poté fare a meno di urlare, "Stupido vecchio! Meriteresti che questa miserabile salsiccia crescesse sulla punta del tuo miserabile naso! "E immediatamente eccola là, penzolante dal naso del pover uomo. Bene, dopo ulteriori discussioni e reciproca recriminazione, essi si misero d'accordo che il loro terzo desiderio doveva essere liberarsi della salsiccia e riportare la situazione alla normalità. E così accadde. I tre desideri furono davvero accordati come il buon folletto aveva promesso, benché alla fine tutto fosse rimasto come prima. L'uomo e sua moglie ottennero ciò che in fondo avevano deciso, il che lasciò immutata la normale routine delle loro semplici vite. Ma con questa differenza: *era stata una loro scelta.*

Che opportunità persa! O no? Era tutto perduto per quella pazza coppia? O avrebbe potuto esserci qualcosa di più riguardo a quel terzo desiderio della semplice riparazione di una situazione disperata? Non era, dopo tutto, e nonostante la loro stoltezza, il più saggio e il più appagante desiderio che potevano esprimere, il vero sacco d'oro? Quello che tutti noi abbiamo bisogno di esprimere, e anche quello che è assicurato a tutti noi?

Si possono trarre varie lezioni da questa conosciuta fiaba popolare. Quella offerta qui è la seguente. Abbiamo realmente l'opportunità di esprimere tre desideri. Il primo e il più palese è che ciò che otteniamo è ciò che vogliamo consapevolmente. Il secondo più nascosto desiderio è che, insieme a quel qualcosa, otteniamo il lato ombra di esso che è un vero e proprio fantasma—il suo lato negativo o antitesi—che non vogliamo consapevolmente. Ben lungi da ciò! Il terzo e ancora più nascosto desiderio è ottenere tutto dalle cose—sia il "buono" che il "cattivo"—come in effetti otteniamo, qualsiasi cosa ci succeda, che, per la maggior parte, la nostra mente superficiale vagamente sopporta e in parte odia e teme. Evidentemente questo terzo e ultimo desiderio è l'unico ad essere sempre garantito. E in modo per niente evidente è—che siamo in grado o meno di ammetterlo—il nostro più profondo desiderio. La verità è che abbiamo già scelto che il nostro mondo sarà esattamente così com'è in questo momento, ma non siamo consapevoli di aver fatto questa scelta importante. La reprimiamo, e i sintomi di questa repressione ci affliggono. Neghiamo qualsiasi nostra responsabilità e ci laviamo le mani rispetto all'intera tragicomica questione—pagando un alto prezzo. Ne consegue, quindi, che il vero compito della nostra vita e la nostra guarigione è mettere fine a quella repressione, diventando consapevoli della nostra accettazione dal cuore del mondo proprio così come incide su di noi. Questa è, in breve, la nostra interpretazione della storia del boscaiolo e dei suoi tre desideri.

I maestri spirituali sono d'accordo. "Dio ti sta dicendo" dice Jean-Pierre de Caussade, "che se lasci andare ogni restrizione, *espandi i tuoi desideri a dei limiti maggiori,* apri il tuo cuore senza avere confini, non ci sarà un solo momento in cui non troverai tutto ciò che potresti desiderare. Il momento presente possiede infinite ricchezze, ben oltre tutti i tuoi più sfrenati sogni."

In apparenza, questo può sembrare un discorso bizzarro, un'assurda realizzazione dei desideri, troppo bella per essere vera. Un tale sfrenato ottimismo, apparentemente così contrario al buon senso e alla nostra esperienza della vita stessa, certamente non deve essere preso per buono credendoci ciecamente. Esso richiede di essere rigorosamente sperimentato e provato, se si vuole accreditarlo totalmente. E la maggior di noi, trovandosi in difficoltà—se non è già annegato– in un mare in tempesta di disappunti e frustrazioni, non mancherà di farsi convincere e non poco.

Nel resto di questo capitolo voglio esporvi alcune ragioni per concludere che, sorprendentemente, de Caussade aveva completamente ragione nell'affermare che, quando ci lasciamo andare (ripeto, quando ci lasciamo andare) e spingiamo i nostri desideri ancora oltre la nostra superficiale consapevolezza fino ai limiti dell'inconscio, all'improvviso li troveremo perfettamente soddisfatti. Scopriremo che, in effetti, la ragione per cui non otteniamo ciò che vogliamo è che non vogliamo abbastanza, che le nostre richieste, come quelle del boscaiolo e di sua moglie, sono infinitamente troppo modeste.

Scoprite semplicemente la vostra vera Identità, e il resto verrà da sé. Qualunque sia il vostro problema, la sola vera risposta rispetto ad esso è vedere di chi è il problema. La risposta al problema del vostro desiderio—ciò che volete e come ottenerlo—non fa eccezione. Chi è colui che chiede questo e rifiuta quello? Chi è costui realmente e veramente? Risolvete questo indovinello e avrete risolto l'indovinello di ciò che voi desiderate *realmente,* e del come potete essere *realmente* sicuri di ottenerlo.

Mettetela in questo modo: avete due identità, una apparente e provvisoria e l'altra reale e per sempre. In apparenza, così come vi vedono le altre persone (mentre vi guardano da una certa distanza) voi siete certamente un qualcosa—qualcosa che ha una forma, un limite con confini distinti, perfettamente opaca, multicolore, localizzata e non sparsa qua e là, molto complessa, che se ne va in giro, a cui piace questo ed evita quello, ed inoltre semplicemente una delle tante creature similari, limitate e molto esigenti. Ma, *in realtà,* così come mentre vedete voi stessi (guardandovi da una distanza zero) voi siete...? Bene, perché semplicemente non guardate e vedete, proprio ora? Non è forse un fatto—un fatto stupefacente e determinante—che secondo la vostra personale esperienza del momento presente voi siete proprio l'opposto di come apparite agli altri, e di come apparivate a voi stessi prima di andare in giro a cercarvi? Che invece di essere una cosa tra le cose siete Spazio per le cose—incluse, proprio ora, queste parole stampate, questa pagina, le mani che tengono il libro, e il loro sfocato sfondo? Solamente voi siete nella posizione di rispondere alla domanda più importante riguardante che cosa c'è dal vostro lato della scena, riguardo a quello che sta vi accadendo, di qualunque cosa si tratti. Se, in tutta onestà, percepite voi stessi come qualcosa qui che si contrappone a un sacco di cose là, naturalmente dovreste attenervi a ciò che vedete: voi siete la sola autorità riguardo a come sperimentate voi stessi. Solo che, in questo caso, vi suggerirei di smettere di leggere per un po' e impiegare quel breve intervallo per riesaminare il posto che occupate, doveste per caso scoprire che, dopo tutto, esso è occupato da altri e niente affatto da voi! Ma se scoprite che là dove voi siete, siete proprio una Non-cosa, se siete d'accordo che voi siete Spazio, Sistemazione per qualsiasi cosa possa occuparvi, allora il problema dei vostri desideri—di ottenerli a modo vostro—è risolto. In realtà voi non avete nessun desiderio, visto che lo Spazio non ha bisogno e non fa nessuna richiesta. Come Spazio siete autosufficienti, mentre nessun corpo, nessuno dei frammenti e nessuna delle parti del vostro stesso corpo, nessuno degli oggetti limitati che vanno e vengono nel Vostro Spazio sono autosufficienti. I loro bisogni sono insaziabili, essi devono continuamente cercare ciò che li fa sopravvivere e resistere a ciò che li vuole distruggere. Tutto questo comportamento mirato caratterizza naturalmente anche voi come l'oggetto limitato che apparite essere quando venite osservati dall'esterno, ma mai voi come il Soggetto illimitato che siete realmente quando venite osservati dall'interno. Come Capacità per oggetti dai quali voi il Soggetto siete completamente liberi, perennemente gli stessi, immacolati, invulnerabili. Ovviamente questa Vacuità consapevole di sé che ora voi percepite essere non preferisce alcuni dei suoi contenuti piuttosto di altri. Non ha assolutamente beniamini, preferenze, opinioni, trame o piani o commenti da fare. Come uno specchio accetta le cose sporche come quelle pulite, le cose brutte come quelle belle senza nessuna critica, le cose tragiche come quelle gioiose senza turbamenti, e di nessuna di queste rimane traccia. Come vostro vero Sé non avete né preferenze né antipatie, il che in pratica è solo un altro modo per dire che alla fin fine tutto accade a vostro piacimento. Inevitabilmente, visto che Chi voi siete è responsabile di ciò che è. Qui c'è un paradosso, naturalmente: uno lo aveva notato Angelus Silesius quando scrisse, "Preghiamo che *Sia fatta la tua volontà*. Ma Lui non ha nessuna volontà. Egli è unicamente Immobilità." Nell'essere Lui, avete tutte due le possibilità. Ottenete ciò che volete perché volete ciò che ottenete. In realtà non c'è nessun altro volere al di fuori del vostro– voi Che non avete nessun volere!

A voi potrebbe anche sembrare che ora ci siamo lasciati alle spalle la terra ferma dell'esperienza diretta e incontestabile e che ci siamo alzati in volo nel nebuloso reame dell'ipocrita speculazione. In ciò che segue spero di dimostrare che, al contrario, tutto questo ha un senso.

Analizziamo più accuratamente la questione di quanti voleri ci sono realmente. Considerate il corpo umano. Esso è fatto di miliardi di creature chiamate cellule, ognuna delle quali è nata, fiorisce e muore indipendentemente dalla vita del corpo come intero. Ognuna di esse è in competizione con le altre per il nutrimento disponibile, ognuna segue costantemente il suo modello caratteristico di comportamento, ognuna lotta per la sua propria sopravvivenza senza tener conto delle altre. E il risultato finale di tutto questo sfrenato individualismo? Meraviglia delle meraviglie, loro malgrado questa miriade di vite separate si uniscono a formare un'unica vita di ordine superiore—quella dell'uomo come unità. Quando egli cammina e parla e si occupa di sé, è grazie alla sua schiera di subordinati (cellule che formano le sue corde vocali, la lingua, le labbra, i muscoli delle gambe, eccetera) ognuna delle quali si occupa del suo proprio compito, che non ha niente a che vedere con il suo. Né questo magico processo di trasmutazione della volontà inizia e finisce qui, naturalmente. L'integrazione delle parti divergenti in insiemi di ordine superiore va avanti ad ogni livello—particelle in atomi, atomi in molecole, molecole in cellule, cellule in piante e animali e esseri umani, e così via verso l'alto finché alla fine l'intera gerarchia delle parti e degli interi non culmina nel Tutto. Nel Tutto che è il solo ad essere perfettamente *tutto* e autosufficiente e non dipendente da qualcosa di esterno. L'Universo stesso costituisce un Super-organismo unico, il solo veramente Individuale, ricomposto e riconciliato e unificato rispetto alle pulsioni e intenzioni e attività dei suoi componenti ad ogni livello, incluso quello umano. De Caussade lo esprime meravigliosamente:" L'azione divina purifica l'universo, espandendosi e fluendo in tutte le creature. "

Come si inserisce l'uomo in questo grande disegno cosmico? Vedendolo da dentro come Soggetto, lo abbiamo già scoperto essere la Non-cosa che include Ogni-cosa—in una parola, il Tutto. Ed ora, vedendolo da fuori come un oggetto, come la cosa chiamata provvisoriamente un essere umano, troviamo che quella cosa non è se stessa senza il supporto del resto delle cose che appartengono a tutti i livelli. Che cos'è un uomo, in effetti, senza il mondo di cellule, molecole, atomi e particelle che lo formano da dentro e da sotto e senza il mondo degli altri organismi, senza la Terra e il Sole e le Stelle che lo sostengono da fuori e da sopra? Egli non è se stesso senza di loro. L'uomo come *intero* è il Tutto. Niente che sia meno è fattibile, questo è quanto. In qualsiasi modo tu lo guardi, allora, che sia da dentro o da fuori, alla fin fine egli è un Essere globale che organizza i voleri divergenti di tutti gli esseri in un solo volere. Esso è detto volere di Dio, e non è altro che il vostro volere quando vedete Chi veramente siete e sapete che cosa realmente volete, quando siete totalmente presenti e qui e ora e totalmente Voi Stessi. Quando voi stessi e gli altri vi sentite di essere una parte dell'Universo, voi intendete quella precisa parte; mentre essere tutto di esso, intendete tutto. Per essere più precisi, il volere è indivisibile, e siete tutti voi. Il vostro volere in contrapposizione al mio, il nostro in contrapposizione al loro—tutto questo è giocare al gioco della chiusura mentale, pura testardaggine. Voi, in quanto l'Uno che realmente siete, realmente volete, e ottenete ciò che realmente volete. Per ritornare nuovamente a terra, voi ed io vogliamo vincere.

Almeno quelli di noi che sono totalmente vivi e vegeti, e sufficientemente onesti con se stessi, devono ammettere che è il successo che bramiamo—sia che quel successo sia materiale o psicologico o spirituale. Ma l'onestà ci obbliga anche ad aggiungere che questa non è per niente tutta la verità. C'è qualcosa in noi che non vuole più possedimenti, potere, reputazione, creatività, santità, o qualsiasi altra cosa, senza limite. Infatti (da creature assurdamente contraddittorie quali noi siamo) scopriamo presto o tardi che bramiamo anche l'opposto di tutto questo—meno e sempre meno invece di più e sempre più. Segretamente desideriamo ardentemente di liberarci da tutte queste cose in aumento e dalle responsabilità e ansie che ne derivano. Le nostre conquiste e acquisizioni diventano catene che restringono sempre più il nostro movimento, fardelli che incombono sempre più su di noi, ma noi non ci facciamo molto per fuggire. Dipendenti, masochisti, siamo tutti troppo abituati ad andare avanti ad afferrare sempre più cose e sempre più. E sempre di più ci laceriamo dentro. Sta accadendo una Guerra civile, con nessuna prospettiva di pace in vista.

La pace non arriverà moderando il conflitto o dichiarando una qualche specie di armistizio, ma solamente guardando il conflitto finché realmente finisce—con una totale vittoria da *entrambe* le parti! Il nostro desiderio di crescere non verrà mai soddisfatto finché non diventiamo Tutto, e il nostro desiderio di decrescere non sarà mai soddisfatto finché non diventiamo Nulla. Poi—bel risultato!— viene fuori che questi obiettivi opposti improvvisamente si fondono in un solo obiettivo che, tra l'altro, è già stato raggiunto. Qui gli

estremi si incontrano e si fondono e la loro Natura sempre presente
è Niente—Tutto. Il nostro problema non era la contraddizione
crescita-decrescita, ma la nostra impossibilità di vederlo dall'inizio
fino al limite in cui si risolve improvvisamente e completamente. Qui
finalmente scopriamo che la nostra stessa vera gioia ci sta aspettando
pazientemente, perché qui abbiamo ciò che realmente volevamo sin
dall'inizio. Volevamo Tutto e volevamo Niente, e ciò è precisamente
quello che abbiamo, Che benedizione quando ci lasciamo andare!

Con un'unica voce i santi, i saggi e i vedenti di tutto il mondo
confermano questa preziosa verità. "La sua volontade è nostra pace,"
dice Dante. Al contrario, il nostro volere—la nostra testardaggine
come singoli uomini è ciò che reduce in frantumi la nostra pace. E'
precisamente questo, secondo William Law, che ci separa da Dio.
Ecco di nuovo De Caussade, "E' perché siamo uniti al volere di Dio
che possiamo godere di Lui e possederlo, ed è un illusione cercare
questo possedimento divino con qualsiasi altro mezzo." Un discepolo
scettico di Nisargadatta fece notare che, se lui, il discepolo, fosse Chi
il saggio diceva che lui fosse, perché allora non riusciva ad ottenere
nulla di ciò che desiderava. Rispetto a questo Nisargadatta si mostrò
letteralmente d'accordo: "Accadrà tutto ciò che vuoi, *ammesso che tu
realmente lo voglia.*" Ma non va bene solamente prendere per buone
le parole di qualcun altro.

La vostra esperienza più volte ripetuta di cosa vi riserva la vita
ne è la prova concreta. Pensate a uno dei vostri importanti successi.
Sì, naturalmente, avete provato della gioia quella volta, ma quanto
è durata? Il risultato a lungo termine è stato conforme alle vostre

aspettative? E' libero dalla sofferenza? Alessandro il Grande non si godette a lungo la sua conquista del mondo conosciuto: egli pianse, perché non c'erano più paesi da conquistare. I cinici che assicurano che niente fallisce come il successo hanno ragione—fino a un certo punto. Quel punto è rappresentato dal totale successo che è l'unico ad essere reale e completamente soddisfacente. Quando finalmente abbiamo la benevolenza e il buon senso di dire SI' a tutte quelle mescolanze di successo e fallimento che ci sono appartenuti, la volontà di essere d'accordo con qualsiasi cosa la vita ci offra, allora una felicità davvero eccezionale, una pace come senza paragoni si impadronirà di noi. Ogni qualvolta desideriamo ciò che stiamo ottenendo, il nostro cuore dice che il nostro desiderio è buono e che abbiamo fatto la scelta giusta. Questo è ciò che realmente, realmente vogliamo. Lo abbiamo portato a livello cosciente. Solamente questo è il vero successo.

Il prezzo nel dire di *No* a ciò che stiamo ottenendo può essere molto alto. Depressione, ansie esagerate e paure irrazionali, unite alle loro controparti corporee, sono segnali di pericolo che indicano che è richiesta un'espansione della consapevolezza. Questi sintomi nevrotici nascono da un occulto conflitto interiore, derivante da desideri non riconosciuti e inespressi che sono incompatibili con le nostre intenzioni in superficie. Noi reprimiamo questi desideri inconsci che comunque appartengono alla nostra totalità, che sono pronti a compensare la unilateralità della mente conscia. Perché l'inconscio non è il mostro che uno pensa che sia. "Una tale visione" dice Carl Jung,"nasce dalla paura della natura e della vita come veramente è…L'inconscio è pericoloso solo quando il nostro comportamento cosciente verso di esso diventa irrimediabilmente falso. E questo pericolo cresce nella misura in cui noi pratichiamo la repressione. Ma non appena il paziente inizia ad assimilare i contenuti che erano precedentemente inconsci, il pericolo proveniente dall'inconscio diminuisce. Man mano che il processo di assimilazione va avanti, esso mette fine alla dissociazione della personalità e all'ansia che contribuisce alla separazione delle due sfere della psiche e la favorisce."

Questi principi ben conosciuti e largamente accettati si applicano a ciò che chiamiamo terza dimensione al di là della psiche, nella sfera del desiderio di terzo livello per il quale ogni cosa sarà così com'è. Proprio come i nostri sintomi acuti nascono dalla repressione dei nostri desideri di secondo livello, ancora umani, così i nostri sintomi "esistenziali" cronici nascono dalla repressione di questo desiderio di base veramente divino. Questi sintomi "esistenziali" sono una totale tristezza, un risentimento rivolto a nulla in particolare, una profonda insoddisfazione rispetto alla vita così com'è, un volere senza sapere ciò che si vuole. La nostra cura è far brillare la luce della consapevolezza al livello più profondo di tutti, al Centro stesso, la nostra Fonte e Vera Natura. Non c'è nessun altro sollievo contro questa profonda sofferenza. Stiamo bene quando sappiamo ciò che vogliamo. E sappiamo ciò che vogliamo perché sappiamo Chi siamo—cioè l'Uno che non vuole nulla e ha tutto.

E allora ci siamo completamente ripuliti dall'Inferno e siamo in Paradiso. "Perché non c'è nessun Inferno ma solo il punto in cui il volere della creatura è diverso da quello di Dio, né nessun Paradiso ma solo il punto in cui la creatura agisce insieme a Dio." Dice ancora William Law.

Quanto detto in precedenza è piuttosto astratto e generalizzato, per cui diamogli sostanza terminando questo capitolo così come è iniziato, con una storia.

Elsie aveva una bella voce e l'ambizione di diventare una cantante famosa. Cercò più volte uno studio dove poter fare un'audizione e finalmente—con sua grande gioia—ci riuscì. Poi tutto andò per il verso sbagliato. Ebbe grosse difficoltà a trovare lo studio e arrivò in ritardo. Venne fissata un'altra data, ma questa volta all'ultimo minuto ebbe un attacco di laringite che rovinò la sua performance. Alla terza e ultima occasione c'era una serie di canzoni che doveva cantare: l'accompagnatore portò la musica sbagliata. Questo era veramente troppo! Ebbe una forte depressione ed esaurimento nervoso e il suo comportamento divenne instabile. Fece, ragionevolmente, un consulto da una psichiatra. Con il suo aiuto scoprì che il suo desiderio più profondo e inconscio era piuttosto diverso da quello superficiale e conscio. Lei non voleva per niente avere una carriera artistica ma sposarsi e dedicarsi a prendersi cura della sua famiglia. Reprimendo il suo reale desiderio, stava avendo tutti i classici sintomi che nascono dalla repressione. Lei stessa, senza esserne consapevole, aveva abilmente sistemato le cose in modo che l'audizione presso lo studio non accadesse mai. E mentre si verificava questo, anche questo secondo e più profondo desiderio non si realizzava. I possibili mariti di cui si infatuava non si innamoravano di lei, e lei non amava o bisticciava con gli uomini che la corteggiavano. E di nuovo, inconsciamente, era sicura del fallimento. E di nuovo, frustrazione che confina con la disperazione, e una nuova serie di sintomi psicosomatici, inclusa emicrania e ulcere. Questa volta, tuttavia, invece di ritornare dal suo psichiatra, si rivolse a un maestro che l'aiutò a investigare ancora più in profondità. Egli la invitò a guardare Chi era lei realmente, e che cosa quel Chi voleva realmente. Si accorse del fatto che il suo terzo ed estremo desiderio non era quello di essere un giorno una cantante famosa, o una moglie e madre felice, o qualsiasi altra cosa diversa da ciò che lei già era. Il suo più profondo desiderio era già realizzato. Lei sapeva che alla radice era identica a tutte le prime donne del mondo, ed era sempre meraviglioso prendersi cura di quella parte di se stessa. E che tutti i bambini del mondo—e anche tutte le persone grandi—erano suoi figli. E così venne fuori che esaudendo il suo terzo e ultimo desiderio—che tutto dovrebbe essere così com'è—anche gli altri suoi desideri venivano soddisfatti.

Con alcune piccole modifiche nei dettagli, la storia di Elsie è la nostra propria storia, ci prendiamo direttamente cura di farla nostra e di scoprire che il Suo volere è proprio la nostra pace.

Quanto sopra è una versione riveduta di un articolo che avevo scritto circa undici anni fa. La sua revisione mi ha tenuto occupato per più di un settimana, una delle settimane fisicamente più dolorose della mia vita, durante la quale, devo confessarlo—ho miserabilmente fallito nel mio intento di mettere in pratica ciò che predico. Se ho dato l'impressione che un forte dolore al corpo può essere facilmente accettato e che nasce solo se uniamo il nostro volere a quello di Dio, allora voglio enfaticamente cancellare e ritirare quell'impressione. Con troppo entusiasmo ho preso a carico l'affermazione di De Caussade "La santità del cuore è semplicemente *piatta,* un semplice conformarsi del desiderio alla volontà di Dio. "Che cosa ci potrebbe essere di più semplice?" "Che cosa ci potrebbe essere di più difficile?" sarebbe, alla luce della mia recente esperienza, molto più corretto.

E comunque De Caussade ha perfettamente ragione in questo senso. Dico di SI' alla mia *incapacità* di dire di sì al forte dolore fisico! Dopo tutto, è la volontà di Dio, vale a dire il mio volere più profondo, che vuole che io non sia Stoico.

11. Come arrendersi

Essendo uniti al volere di Dio godete di Lui e possedeteLo.

Il Suo scopo, nascosto nella nuvola di tutto ciò che vi accade nel momento presente, è che voi abbiate fiducia. Scoprirete che potete andare sempre oltre le vostre aspettative.

Le persone che si abbandonano a Dio conducono sempre vite misteriose e ricevono da Lui doni eccezionali e miracolosi attraverso le esperienze più ordinarie, naturali e fortunate nelle quali non appare esserci nulla di innaturale.

Jean-Pierre de Caussade

Parole ispiratrici, che provengono da uno dei più grandi esperti dell'auto-arrendersi e abbandonarsi al volere di Dio. Ma, naturalmente, devono essere sperimentate, giorno dopo giorno, alle quali non si deve solo credere e non devono essere prese per buone sulla fiducia. Ed è quando iniziamo a metterle in pratica che ci scontriamo con ciò che ci sembrano delle difficoltà insuperabili, alcune delle quali saranno trattate in questo capitolo. Si tratta di pratica non di teoria. Qui non ci interessa la teologia o la filosofia dell'arrendersi alla Provvidenza Divina, ma ci interessa precisamente come arrendersi e lasciare che sia così e lasciar andare, precisamente come sia possibile per voi e per me raggiungere questo stato meraviglioso e mantenerlo.

Non è così facile descrivere che cos'è l'arrendersi, ma tutti noi sappiamo che cosa si prova—l'improvvisa cessazione della lotta, la fine (per il momento) di ogni nostra resistenza, quello speciale tipo di quiete che segue la tempesta, di ciò che è diventato uno sforzo futile, il rilassamento che percepiamo quando "qualcosa cede" finalmente dopo un lungo periodo di tensione e ansia crescenti e tutto il lottare esce da noi.

Una bella rappresentazione di questo improvviso cambio di umore—o piuttosto ribaltamento di umore—si può riscontrare nell'ouverture di Berlioz *Les Francs Juges*. Questo pezzo celebre di musica descrittiva mette in scena la storia di un prigioniero che compare di fronte a una segreta corte medioevale per un reato che prevede la pena capitale. Mentre cerca, preso da disperazione e terrore sempre maggiori, di difendere se stesso, la musica diventa sempre più selvaggia, alta e frenetica. Poi all'improvviso, rendendosi conto che il suo destino era ormai deciso, abbandona ogni speranza e accoglie con perfetta calma la sentenza di morte; e la musica che rappresentava il lottare fa posto ad una delle più tranquille melodie del mondo, fluida e persino carica di benedizione. (Berlioz prese la melodia da una canzone folk russa. In effetti, si tratta di una caratteristica comune, di un tema perenne che si manifesta in posti inaspettati, per esempio nella canzone un tempo famosa *Now the Carnival is Over,* che riguarda anch'essa la rassegnazione di un amante, se non il suo abbandonarsi).

Forse possiamo prendere come tipico esempio quello del prigioniero processato—tipico della dipendenza dell'arrendersi rispetto al suo opposto, senza il quale non può esistere. L'*arrendersi* è inseparabile dal *lottare* come il *sopra* è inseparabile dal *sotto* e la *sinistra* lo è dalla *destra*. Non potete lasciar andare qualcosa al quale non eravate attaccati.

Ne consegue che lo stato emozionale dell'arrendersi non può essere permanente: per essere ciò che è si deve alternare con il suo opposto, con lo stato emozionale del resistere. Non è nella sua propria natura essere stabile. Questa è certamente un'esperienza comune. Andiamo avanti a combattere contro il volere di Dio incarnati nelle nostre circostanze, poi in qualche modo scopriamo la grazia di sottometterci ad esso—per un po'—e poi il misero processo inizia di nuovo. L'arrendersi può accadere, ma purtroppo ciò che viene va. In comune con tutti i pensieri e tutte le sensazioni (non importa quanto profondi o illuminati o persino divini possano essere) esso è impermanente. Dal momento che si tratta di qualcosa di specifico con caratteristiche limitate, non solo implica e necessita il suo opposto, ma tende sempre a fondersi con esso.

Questi fatti ovvi ma ignorati pongono dei limiti al *coltivare* in qualsiasi modo l'arrendersi—sia tramite la lettura che il pensiero, cercando in qualche modo di elaborare la sensazione, con diversi tipi di discipline e pratiche religiose, con ogni mezzo qualunque esso sia. Il problema rispetto a questa esperienza altamente desiderabile è che essa fluttua sempre, che sfugge alla nostra presa, ed è incline ad essere meno disponibile quando è più necessaria. Chi, infatti, percepisce cosa ordinare, qualsiasi cosa essa sia? E a questo proposito c'è qualcosa di particolarmente controproducente, e certamente ridicolo, riguardo al coltivare ciò che deve prodursi se mai naturalmente: rincorrere l'immobilità, cercare di non cercare, trattenere il lasciar andare, sforzarsi di rilassarsi. Prima ci arrendiamo rispetto a questi assurdi tentativi e meglio è.

Ma allora non c'è niente che possiamo fare a questo proposito? Dobbiamo continuare a lasciare che questa lotta alternata contro la natura delle cose, e la totale (o parziale) accettazione dal cuore persino della peggiore di esse, continui a strutturare le nostre vite? O, con maggiore probabilità, a distruggerle?

No. Il metodo *diretto* di cercare di esercitare un controllo sulle emozioni si rivela controproducente, ma c'è un metodo *indiretto* che è più promettente. Il problema può essere risolto—anche se non al suo stesso livello o in base ai suoi termini—e risolto in modo assoluto.

La soluzione è l'ATTENZIONE, attenzione invece di intenzione. Attenzione rispetto a Quello che c'è, invece di perseguire ciò che dovrebbe essere. Attenzione a come le cose già sono, senza tentare in nessun modo di migliorarle. Il *fatto* è che la totale attenzione è arrendersi, e l'arrendersi totale è attenzione.

Attentione a cosa precisamente? A quello che è presente proprio dove vi trovate ora in questo momento, senza tener conto di altri posti o tempi. Semplicemente leggere cose su questa attenzione non va per niente bene. Per arrivare al punto, caro Lettore, guarda proprio ora chi sta accogliendo questa linea stampata, l'Osservatore, il suo Lettore—se ce n'è qualcuno. Non è forse un dato di fatto che là dove tu sei non c'è nessuna cosa, nulla solo spazio per la scena (per un paio di mani che tengono un libro aperto, circondate da vaghe forme colorate) che accade dentro di esso? Non c'è niente là dove voi siete ora se non questa Consapevolezza o Capacità immacolata, che non ha di per se stessa nessun odore, suono, colore, opacità, movimento, e pertanto è perfettamente adatta ad accogliere dentro di sé tutte queste cose, e anche altre? Che posto meraviglioso siete!

Questa visione all'interno, questa attenzione a Quello che siamo sempre, questa scoperta di Ciò che è al di là di qualsiasi miglioramento o deteriorazione (perché qui non c'è niente che cambi o da modificare)—*solo questo è l'arrendersi totale*. E' il lasciar andare qualsiasi attributo e funzione che uno abbia sostenuto, la fine di tutte le pretese di essere qualcosa, qualsiasi essa sia. Nemmeno un atomo di materia, nessuna sensazione dolorosa, nemmeno l'ombra di un pensiero può sopravvivere nell'atmosfera rarefatta del Centro. Qui rimane solo la Consapevolezza, semplice Consapevolezza, pura Coscienza della coscienza senza contenuto o qualificazione, e Questa non può mai andare e venire. Qui c'è l'Abbandono stesso, che include l'abbandono di qualsiasi tempo e cambiameno. Questo abbandono non è qualcosa da raggiungere. Noi siamo quello in eterno.

In ogni caso, questa visione interiore esistenziale non mette fine alla serie di sensazioni e pensieri e ai loro cambiamenti e alternanze, alle loro insite contraddizioni. Nè si deve fare affidamento sulla loro "rettifica". Forse a qualche livello si risolveranno da soli, e forse la sensazione dell'arrendersi crescerà a ritmo sostenuto, ora che tutte le sensazioni vengono consciamente sperimentate alla loro Fonte o Contenitore, proprio qui, dove non ci sono problemi. Nondimeno essi rimangono nella loro propria sfera essenzialmente "problematica": è la loro natura essere incompleti, in parte falsi, in contrasto uno con l'altro. La reale differenza che fa questo vedere Quello-che-uno-è, non è il *miglioramento* di quella scena (del nostro pensare, sentire e comportarci) ma il suo *posizionamento*. Tutti appartengono al là fuori, al mondo e sono nel mondo. Scopro che quello che io di solito chiamo i *miei* pensieri e le *mie* sensazioni sono pensieri e sensazioni che riguardano le cose presenti là, non riguardano Me qui. L'universo è sia pieno di tristezza che di gioia, di bellezza e bruttezza, di lottta e resa, di tutti gli altri opposti, così come è ricco di colore, forma e movimento. Tutto questo è portato alla luce dalla Luce qui, la Luce che è essa stessa ripulita da qualsiasi cosa sulla quale lei risplende. Voi siete quella Luce.

Ma voi potreste obiettare che questo Vedere-Chi-e-Cosa-siete-realmente non dura, che va e viene proprio come la sensazione dell'arrendersi va e viene, e forse è ugualmente difficile da raggiungere e mantenere.

Bene, provateci, e scoprirete che, esattamente al contrario delle sensazioni, il vedere è sempre disponibile. Potete vedere perfettamente Che Cosa e Chi siete realmente, indipendentemente da cosa state facendo, dalle circostanze o dallo stato d'animo. Non c'è niente di più facile o di più naturale.

Nè, per essere precisi, è qualcosa di intermittente. Accade fuori dal tempo, anche perché è vedere nel Posto in cui assolutamente niente sopravvive—nemmeno il luogo e il tempo. Questa non è una teoria alla quale pensare, ma un fatto da sperimentare. Guardate di nuovo e vedrete la Vacuità che voi siete, scoprirete che non potete dire che essa abbia un inizio a una tale o talaltra ora dell'orologio, o che finisca qualche secondo o minuto o ora dopo. Io penso che scoprirete che non può essere separata da un intervallo da, per così dire, altre "occasioni di vedere". Come osserva uno dei maestri Zen, "Vedere dentro il nulla—questo è il vero vedere, il vedere eterno."

Dove non c'è tempo non c'è nessun volere o intenzione o scelta; tutti e tre sono prodotti del tempo. Paradossalmente, il vero arrendersi al Volere Divino non consiste solo nel lasciar andare il proprio volere personale ma tutti i desideri, e riposare nella perfezione di ciò che c'è. Il solo modo per arrivare nel posto dove non c'è nessun desiderio è essere presente ad esso e vedere che non siamo mai stati da nessun'altra parte. Proprio qui a zero centimetri da noi stessi, nel vero punto centrale del nostro universo, c'è Dio che è il punto fermo al centro della tempesta.

Siamo soliti pregare: "Sia fatta la tua volontà

mio Signore e Dio."

E guarda! Egli non ha nessun volere

Egli è pura immobilità.

Così scrisse Angelus Selenius il Cherubino Vagabondo.

Ma in questo caso che cosa ne facciamo del grido accorato di Dante: "La Sua volontà è la nostra pace."?

La risposta sta nel riesaminare ancora il Punto che uno occupa e vedere quanto sia totalmente svuotato da qualsiasi suo personale contenuto, ed in particolare da qualsiasi volere o intenzione. E nel vedere, inoltre, quanto sia riempito dalla scena, dal mondo come è dato ora, incluse tutte le sensazioni e i pensieri che ora lo stanno colorando e animando. Non è un dato di fatto, secondo la vostra personale esperienza del momento presente come la Sorgente priva di desideri, che il vostro volere è perfettamente incorporato in ciò che ora sta fluendo da quella Sorgente, di modo che esso è totalemente e perfettamente accettabile così com'è? E' possibile vedere Chi siete senza accettare le cose come sono? C'è qualche altra via che conduca al vero abbandonarsi se non quella di lasciarsi cadere nelle braccia dell'Uno che è infinitamente più voi di quanto non lo siate voi stessi? L'Uno che in Se Stesso non ha alcun desiderio, ma che è responsabile di tutte le cose del mondo? Vedere che voi non siete nel mondo, ma che invece è il mondo ad essere dentro di voi, significa essere più che riconciliati con ogni sua manifestazione.

Prima vedete Cosa e Chi realmente, realmente, realmente siete, stabilite qual'è la vostra vera identità, e poi vedete se avete qualcosa, qualsiasi essa sia, di cui lamentarvi.

12. Sei Bozzetti per un Ritratto

Il Tathagata divide il suo proprio corpo in innumerevoli corpi, e integra anche innumerevoli corpi in un solo corpo. Ora diventa città, villaggi, case...Ora ha un grande corpo, ora un piccolo corpo.

Mahaparinirvana Sutra

Così accade che siete, per il momento, qualcosa o qualcos'altro, qualcuno o qualcun altro. E in più così succede che siete in grado, se solo lo desiderate, di trovare quello e chi è questo qualcosa o qualcuno. Se siete interessati, lo potete fare ora, facilmente. Se sembra difficile, è perché non volete conoscere voi stessi. Non ancora.

Perdere una tale opportunità—potete essere sicuri che si ripresenterà?—sarebbe un peccato. I Saggi potrebbero avere ragione quando promettono infiniti benefici a chiunque diventi veramente consapevole di se stesso. Una volta preso il coraggio di guardare voi stessi, dicono, le ricompense iniziano ad arrivare. Persino il buon senso suggerisce che per sapere come vivere potrebbe essere una buona idea sapere chi sta vivendo. E la pura curiosità o voglia di sapere aggiunge che forse fareste meglio a dare un'occhiata veloce a voi stessi finché siete in tempo, nell'eventualità che possiate perdere qualcosa di interessante. Supponiamo che finora siate stati ingannati e che, invece di essere chi pensavate di essere, eravate qualcosa di totalmente diverso—in effetti esattamente l'opposto di tutto quello di cui eravate sicuri! Ora sarebbe proprio una scoperta! Bene, questa è precisamente la scoperta che vi invito a fare nella prossima mezz'ora.

E vi sto anche invitando ad andare avanti e a realizzare che la vostra stessa ignoranza, questa stupefacente cecità rispetto a ciò che c'è proprio qui dove vi trovate, questo caso di falsa identità, è la radice di tutti i nostri problemi e preoccupazioni. L'unico modo per essere in pace con voi stessi è essere a casa, la vostra casa.

Non vi sto chiedendo di credere nemmeno a una parola di tutto questo, ma di sperimentarlo, per il vostro bene, man mano che andiamo avanti.

Ci sono molte risposte al problema della vostra identità, ma si riducono a queste sei:

1. Siete quello che pensate di essere.

2. Siete quello che gli atri dicono che siete.

3. Siete quello che gli altri vedono che siete.

4. Siete quello che sentite di essere.

5. Siete quello che vedete che siete.

6. Siete quello che i Saggi dicono che siete.

Esaminiamo queste sei affermazioni una alla volta.

1. Siete quello che pensate di essere.

Voi pensate di essere un essere umano chiamato tal e tal altro, maschio o femmina, di una certa età e di una certa altezza, che pesa un tot di chili, che segue tale o tal altra vocazione, che vive a tale e tal altro indirizzo, un cittadino di questo o quel paese. Voi pensate che la descrizione di voi nel vostro passaporto, con la sua fotografia di una faccia che non ha nessun altro o ha avuto o avrà, sia una profonda rappresentazione di voi. Voi pensate di essere realmente così.

Di fatto, vi identificate con ciò che vi distingue da tutti gli altri, con ciò che vi separa da loro. Non considerate quello che vi unisce a loro, le caratteristiche che condividete con loro. Loro non sono voi. Finora, non essendo questa visione di voi stessi bilanciata dalle altre visioni, voi siete tristi, alienati e sulla buona strada per l'inferno.

Ora, da dove avete preso questa idea di voi stessi? Dalle altre persone, per sentito dire. L'avete presa da loro nel corso degli anni.

E non è sorprendente. Tutti coloro che vi circondano lo confermano continuamente. Quasi ogni cosa nella società umana lo conferma implicitamente.

2. Siete quello che gli altri dicono che siete.

Il vostro passaporto è per loro informazione, non per la vostra. Chiaramente essi accettano la sua storia come la verità riguardo a voi, e si aspettano che voi facciate altrettanto. Se vi accadesse di perdere la memoria e vi dimenticaste completamente chi siete, essi sarebbero veramente molto molto lieti di dirvelo. In effetti, i vostri genitori, fratelli e sorelle, insegnanti, presidi, amici e nemici—tutti loro si sono assunti il compito di mettervi e mantenervi al vostro posto ed evitare che vi montiate la testa. Prestando poca attenzione alla vostra convinzione che voi siete qualcosa di unico e particolarmente importante, vi hanno costantemente ricordato le vostre limitazioni umane e personali. Il compito della società è di mettere in evidenza—anche con la forza se necessario—che voi siete solamente degli esseri umani tra milioni di esseri umani, e che vi dovete comportare di conseguenza. E così siete venuti a conoscenza del che cosa la gente pensa di voi. Ora, vi considerate secondo quella che è la loro stima.

Non che ci sia niente di sbagliato in questo. Si tratta di uno stadio del vostro sviluppo che non si può evitare. Inoltre, esso è alla base della nostra vita comune. La società, con tutti i suoi splendidi doni, è costruita su questo. C'è tutto da dire a suo favore—anche se è un'assurdità. Una conveniente e necessaria assurdità, in ogni caso un'assurdità. Va bene anche questo—ammesso che, finché ne avete la possibilità, la guardiate per quello che è. Il che significa, l'estatto opposto di quella che è la verità rispetto a voi. E' meglio non essere la vittima di questa enorme truffa per tutta la vita.

3. Siete quello che gli altri vedono che siete.

Di fatto, se insisti risolutamente con queste altre persone, anche loro (o almeno le più oneste e attente) dovranno ammettere che si sbagliavano riguardo a voi. Se chiedeste loro, non quello che pensano di voi ma che cosa realmente vedono che siete, vi racconterebbero una storia differente, più reale e scientifica.

Come siete visti? Come l'uomo o la donna nella foto del vostro passaporto? Ci sono tre motivi per cui non è così? Primo, ciò non è quello che siete là dove vi trovate, ma quello che nell'insieme apparite ad alcuni metri di distanza, in un altro posto. Secondo, ciò è quello che apparite da una particolare angolazione e in condizioni particolari come ad esempio alla luce. Inoltre ci sono innumerevoli condizioni e angolazioni disponibili. Terzo, ciò è quello che apparite a una certa distanza con l'aiuto di particolari strumenti. E gli strumenti possono essere molti e le distanze innumerevoli. Se siete ad ogni modo ciò che apparite, allora siete ciò che apparite a tutti i possibili osservatori, qualsiasi sia la loro strumentazione ottica o elettronica.

In pratica, la scienza rifiuta fermamente la visione di voi come uomo, a una distanza di pochi metri. Essa preferisce la visione da più vicino. Essa insiste nell'andare più in profondità nelle cose e spingere le sue ricerche verso casa. Nell'avvicinarsi a voi, l'osservatore scopre che l'uomo è in realtà un'assemblaggio di organi e membra, e che ognuno di questi sono in realtà un assemblaggio di piccole creature chiamate cellule, e che ogni cellula è in realtà un assemblaggio di cose non viventi chiamate molecole, e che ognuna di queste molecole è un assemblaggio di cose virtualmente vuote chiamate atomi, e così via passando alle particelle e ai quarks fino al punto di contatto in cui voi sparite totalemte. Ne viene fuori che voi, al Centro e alla Fonte di tutte le vostre apparenze regionali rispetto agli altri, siete un' Assenza, assolutamente Nessuna cosa. Questa Non-cosa è ciò che siete là dove siete. Tutti le altre visioni di voi erano semplicemente quello che apparivate da qualche altra parte.

La Scienza è portata a osservare ancora più da vicino, con l'idea di ottenere la verità fondamentale rispetto a voi. Ma è anche portata sempre più ad andare nella direzione opposta, per avere una visione più distante di voi, con l'idea di ottenere un'immagine completa di voi. In altre parole, riconosce che voi, come uomo siete un insignificante frammento, e non tutto lì e piuttosto inspiegabile finché il vostro mondo—finché il mondo—non viene preso in considerazione. In un certo senso voi siete tutto quello dal quale dipendete: voi siete quello che fa di voi ciò che siete. Per essere voi stessi dovete essere molto più di voi stessi. La vostra fisicità e chimica, la vostra anatomia e fisiologia, il vostro comportamento e la vostra mente—tutte queste cose non hanno senso se prese di per se stesse. Esse iniziano ad avere un senso solo quando il resto di voi—la vostra famiglia e la vostra casa, il vostro sobborgo, la vostra città, il vostro paese, la Terra vivente, il Sistema Solare, la vostra Galassia, l'Universo stesso vengono presi in considerazione. Tagliati fuori da tutto questo, dall'insieme del vostro Corpo, voi non siete nè umani, nè vivi, nè esistenti. Solamente l'insieme di voi è voi, e l'insieme di voi è il Tutto.

A conferma di tutto questo dobbiamo solo vedere come apparite da distanze crescenti. Mantenendo fermamente in vista il Punto che sembrate occupare, troviamo che voi come essere umano fate posto alla casa, al sobborgo, alla città, al paese, al pianeta, al sistema solare, alla galassia, all'Universo delle galassie. Tutto come prima.

Questo è l'altro polo del vostro essere. Quando ci avviciniamo a voi, alla fine scopriamo che voi siete Nulla; quando ci allontaniamo da voi, scopriamo che voi siete Tutto. Certamente c'è qualcosa di molto speciale riguardo alla visione mediana di voi come essere umano. Ma di per se stessa non è nè carne nè pesce. Non è nè sufficientemente vicina o lontana da rivelare la vostra vera Natura. Sta esattamente nel mezzo, è distante tanto quanto le è permesso essere dalla bipolare Realtà che voi siete.

A questo punto potreste obiettare che queste impressioni esterne vanno tutte bene, ma quello che voi realmente siete è quello che voi sentite di essere, indipendentemente da come potreste apparire agli altri. D'accordo, ma in effetti c'è qualche seria discrepanza tra le due cose, tra la storia esterna di quello che apparite e la storia interna di ciò che sentite di essere?"

4. Siete quello che sentite di essere.

Quello che sentite di essere dipende da ciò che avete in mente. Infinitamente elastici. Siete grandi o piccoli nella misura in cui l'occasione richiede. L'intensa esperienza sessuale è l'esperienza di qualche organo piuttosto che dell'intero organismo. Vi riducete a quella parte dell'essere umano satura di piacere o di dolore. Là fuori sull'autostrada, d'altro canto, non siete ridotti ma molto espansi. Non siete un uomo o una donna seduti in una macchina che sta correndo all'impazzata a 130 chilometri all'ora. State spostando a quella velicità di diritto e di fatto e sulla base delle sensazioni—tutto il vostro peso. E' così che siete, ed è per questo che la vostra totale personalità è così cambiata. Vi estendete fino ai vostri paraurti e specchietti laterali e pneumatici che stridono sulla superficie della strada. Avete una larghezza di due metri, una lunghezza di cinque metri, siete forti, lucidi, belli, molto potenti e pericolosi, molto impazienti e critici verso le altre macchine, molto suscettibili se qualcuno vi supera, furiosi per qualsiasi graffio alla vernice. Lo stesso più o meno vale se state volando nel cielo o navigando in mare. Debitamente attrezzati ed espansi, avete fatto crescere il Corpo di modo che si adatti all'ambiente circostante e alla funzione del momento. Vi sentite in modo così naturale in ogni incarnazione che non la notate nemmeno.

E ancora, quando leggete le ultime notizie sul giornale riguardanti storie di minacce e agressioni da parte *Loro,* voi pensate e odiate e tremate per *Noi.* Vi identificate con noi, diventate *Noi.* E quel *Noi* potrebbe essere una famiglia, una classe sociale, una nazione, una razza, un blocco di potere, un pianeta...

E forse, molto raramente, godete di momenti di vera ed infinita espansione, quando il vostro cuore è pieno d'amore per tutti e tutto, quando aprite talmente le braccia da abbracciare il mondo intero, e non rimane nemmeno un granello di polvere che non sia voi per sempre. Allora, finalmente, siete voi stessi, globali, completi. Non vi sentite come foste il Tutto ma siete *dalla parte* del Tutto. Lo siete semplicemente. Perché solo il Tutto può percepire Tutto.

Questi straordinari momenti non si possono ottenere a comando. Arrivano, se arrivano, per grazia ricevuta e senza alcun preavviso. Molto più familiare è il polo opposto a questo stato di suprema esaltazione, cioè gli stati di contrazione o di annullamento, di depressione fino a un punto di annientamento. Sentite di non possedere nulla, di non sapere nulla, di non poter fare nulla, siete una nullità. E la cosa notevole riguardo a questa sensazione, quando è totale, è che non è miserevole. E' piuttosto una sensazione di resa totale e profonda pace. Perché se siete Niente, niente vi può ferire o disturbarvi. Inoltre niente rimane che possa separarvi da tutti gli altri o da qualsiasi altra cosa. Tutta la vostra resistenza se n'è andata e siete pronti a farvi invadere e ad essere assorbiti dalla Vostra stessa Sorgente.

E se doveste chiedervi se queste sensazioni—in particolare la sensazione di Nullità o di Totalità—sono indicazioni affidabili di chi siete voi, potete facilmente controllarle guardando voi stessi personalmente. Cercando di vedere.

5. Siete ciò che vedete che siete.

Potreste obiettare che siete in una brutta posizione per vedere voi stessi, che siete troppo vicini e che ostacolate la vostra stessa luce. In effetti, è proprio il caso contrario. Solamente voi siete in una posizione adatta a vedere e a dire com'è là dove vi trovate, nel posto che occupate proprio in questo momento. Tutti gli altri osservatori sono degli estranei, scentrati, da qualche altra parte, e pertanto non qualificati a dirvi chi realmente siete, proprio là dove vi trovate. Nell'intero universo esiste solo questo posto molto speciale, questo unico occupante molto speciale di quel posto, che voi e solo voi potete osservare.

Che aspetto ha, proprio ora? Come siete secondo voi, in base all'evidenza del momento?

Vedete la testa e le spalle che trovate nel vostro passaporto? In caso contrario, vedete il loro contenuto, come ossa, cervello, muscoli, sangue? In caso contrario, vedete cellule, o molecole, o atomi, o particelle? Non è un dato di fatto—il più evidente e importante e trascurato di tutti i fatti che vi riguardano—che voi siete l'*assenza* di tutte queste cose, la totale vacuità del posto che occupate?

Come si può *vedere* un'assenza? Molto facilmente, come quando nel vostro piatto vedete l'assenza di pesce fritto e patatine dopo che avete finito di mangiarli. Precisamente nello stesso modo e—semmai—ancor più chiaramente, potete vedere che quello che appare nella foto del vostro passaporto è totalmente assente in questo posto dove avevate immaginato di essere. Invece, a riempire il vuoto, ci sono due pagine di questo libro, e due pollici con parte delle mani alle quali appartengono, e forse scorci di ginocchia e scarpe e una parte di tappeto. O ancora, potrebbe essere, scorci di una finestra che fa da cornice a erba, alberi, nuvole, sole e cielo azzurro. O qualsiasi altra cosa.

In breve, vedete che voi siete quel meraviglioso Niente, che è spazio per Ogni Cosa. Vedendo questo con la massima brillantezza e chiarezza—e non c'è nessun altro modo per vederlo—voi avete un'illuminazione totale per quanto riguarda la vostra vera Natura. Il che significa che siete Illuminati. Non più all'oscuro riguardo alla vostra identità. Così dicono i grandi maestri spirituali.

6. Siete quello che i Saggi dicono che siete.

I saggi dicono che siete completamente diversi da ciò che pensate e da ciò che gli altri pensano, e che l'enorme errore di stima riguardo a voi è il grande inganno e la ragione per cui siete così miserabili.

Essi dicono che la via più diretta per dissipare questa illusione è quella di rovesciare la direzione della vostra attenzione e guardare costantemente dentro e prendere quello che trovate.

Essi dicono che non appena lo farete vedrete, improvvisamente e facilmente e alla perfezione, che siete Vuoti, Senza Forma, Nulla.

Essi dicono che voi vedete direttamente la Vostra Vacuità, che vedrete il suo Contenuto e come si uniscono insieme in perfetta unità. Poiché siete liberi dal mondo voi siete il mondo—come quando avete una torta e la mangiate. Alla fine vedete il mondo in tutto il suo spelndore, perché fondalmentalmente ne siete coinvolti.

Essi dicono che ora vi sarà proprio chiaro che il vostro vedere e sentire non sono allucinazioni dei vostri occhi orecchie e cervello— che non avete—ma appartengono al Vuoto che li sostituisce. Vuoti come siete, diventate ciò che vedete e sentite. Voi non lo notate. Non avete nulla che vi permetta di notarlo.

Essi dicono che, quando vedete questo, siete Illuminati, il che significa che vi rendete conto dell'illusione di dire che voi siete un corpo umano, o qualsiasi specie di cosa o oggetto o sostanza.

Essi dicono che la pace perfetta, la benedizione divina, la vita immortale, il totale distaco, la Buddità o la Divinità, la Liberazione, il Nirvana, si raggiungono nel momento in cui vedete Che Cosa e Chi siete. Se vi lasciate scappare quel momento non ci farete caso.

Essi dicono, e lo dico anch'io, che tutto ciò di cui avete realmente bisogno è una combinazione di curiosità e onestà riguardo a ciò che vuol dire essere voi.

Conclusione.

La nostra prima versione della vostra identità era che voi siete quello che vi *distingue* da tutti gli altri, ciò che vi separa da loro. La nostra ultima e sesta versione era che voi siete quello che vi *unisce* a tutti gli altri, ciò che vi rende indistinguibili rispetto a loro. Separatamente, queste due visioni sono la vostra morte. Insieme, la vostra Vita Eterna.

Le visioni intermedie di voi—dalla numero 2 alla 5—completano molto bene la vostra vita.

13. A immagine e somiglianza di Dio

Un ragazzino stava disegnando qualcosa con cura e concentrazione inusuali.

"Che cosa stai disegnado?" chiese sua madre. "Dio" rispose lui.

"Non puoi disegnare un'immagine di Dio. Nessuno sa com'è fatto."

"Lo sapranno quando avrò finito." fu la fiduciosa risposta.

Egli era serio per quanto riguarda Dio. Anche io lo sono. Questo perché anche io ho fatto molti disegni che lo rappresentano. Ecco l'ultimo. Questo è l'ultimo di tutti. E' anche un ritratto di voi e di me, che siamo fatti a Sua immagine e somiglianza.

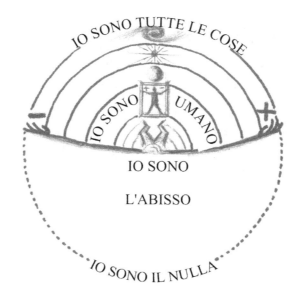

Vi prego di esaminare questa immagine attentamente, iniziando dalla cima e scendendo verso il basso. Vedrete come si definisce la relazione tra il mondo a più livelli e l'essere umano, in particolare l'essere umano che vedete nel vostro specchio e la Coscienza globale il cui nome è IO SONO, e l'Abisso di Inconsapevolezza dalla quale nasce miracolosamente quell'Uno che si è auto originato.

Io, dove appaio nell'immagine?

Mi ritrovo permanentemente posizionato nel punto mediano di un universo simile a una cipolla (o piuttosto simile a mezza cipolla), al centro dei suoi numerosi livelli o bucce. Guardando da qui *verso l'alto*, trovo gli strati più esterni che possono essere occupati, di volta in volta, da corpi celesti come le galassie, le stelle e i pianeti, incluso il Sole e la Luna. Guardando da qui *verso l'esterno*, trovo gli strati mediani che possono essere occupati, di volta in volta, da corpi terreni come le nuvole, le montagne, le colline, gli alberi, le case (che non appaiono nella nostra immagine) e anche dagli esseri umani, incluso quello presente nel mio specchio che io identifico come Douglas Harding. Eccolo là insieme ad altri esseri umani, in posizione eretta rivolta verso l'altro, come loro, munito di due occhi e di una testa. Guardando da qui *verso il basso*, trovo gli strati più internni che possono essere occupati, di volta in volta, dai miei piedi, dalle mie gambe ridotte e da buona parte del mio tronco ridotto. E scopro che la mia immagine termina a livello della mia linea di demarcazione inferiore, a livello di questo sfocato ma perfettamente visibile confine che attraversa il mio petto, in linea con le mie braccia spalancate. Nessun segno del collo e della testa che mi avevano detto che avevo proprio qui. Quando, sia in senso fisico che morale, ho l'umiltà di inchinarmi di fronte all'evidenza, di fronte a ciò che è presente là in alto, là fuori e là in basso—a ciò che è dato all'uno senza testa alla fine del mondo—questo è ciò che ottengo. Sarebbe meglio che ne prendessi nota.

Né può questo autoritratto non essere preso in considerazione in quanto infantile, un'illusione soggettiva. No, esso è essenzialmente ciò che qualsiasi osservatore obiettivo fa di me quando si dirige verso di me, viaggiando attraverso la cipolla delle mie apparenze per passare a ciò a cui esse appartengono, alla Realtà presente nel loro centro. Con la luce—anni fa—egli arrivò in posti dove io mi rivelo come qualcosa di astronomico, poi qualcosa di geografico, poi qualcosa di umano, poi qualcosa di cellulare, poi qualcosa di molecolare, e così via. Finché, all'arrivo, egli scoprì quello che io trovo qui: vale a dire Vuoto. E se egli poi si gira per guardare fuori insieme a me invece di guardare dentro verso di me, trova di nuovo quello che trovo io. Il Vuoto è completamente riempito con quella scena multilivello, ed inoltre consapevole di se stesso come Nessuna-cosa e Tutte-le cose.

Quando eravamo molto giovani era una scena molto molto ampia. Man mano che cresciamo e invecchiamo, tuttavia, la visione che riusciamo ad inquadrare è più ristretta. L'angolo del nostro campo visivo potrebbe ridursi di qualcosa come 5°, ai lati del quale quegli oggetti sempre più vaghi vengono più o meno ignorati. Noi diventiamo miseramente esclusivi, pieni di noi stessi, mentalmente ristretti e col cuore chiuso, compressi. Ci ammaliamo. La mia cura, che siete invitati a sperimentare e a farla vostra—partecipando attivamente e non solo leggendo ciò che la riguarda, inizia così. Allargo le braccia a livello delle spalle per delimitare quel campo visivo di 5°. Poi, con molta attenzione e continuando a guardare dritto in avanti, aumento lentamente la loro angolazione finché quasi svaniscono. Godendo ora di una visione di circa 260°, faccio entrare e accolgo l'intera estensione del mio mondo così come si presenta attualmente. All'improvviso esperimento un'espansione, una vasta ampiezza. Quello che è così stupefacente, quello che rende questa crescita improvvisa—questa fioritura cosmica—così reale e così fresca è che le mie braccia aperte sono per me distanti come l'Est e l'Ovest. Questo non è come io le immagino: è come loro si presentano. Visibilmente e realmente sto dando il benvenuto al mondo a braccia aperte, abbracciandolo veramente. E' il mio mondo, e non più alieno. Nella misura in cui io vado avanti a vedere chiaramente e costantemente la grande estensione del mio abbraccio, seguirà naturalmente l'unione del comprendere e del sentire, e la mia accettazione di tutte le cose così come sono diventerà sempre più sentita e di cuore. Dal vivere una vita di 5° io passo a vivere una vita di 160°. Dal dire "No, grazie!" e "State fuori!" a tutte le ricchezze che mi sono date, io inizio a dire "Sì!"e "Venite: non c'è nessuna ragione per cui io debba tenervi fuori!"In effetti, sono sulla buona strada per amare il mondo con tutto il cuore.

Ma non sono ancora tutto, non sono tutto lì. Il mio completamento, che è anche il completamento della mia cura, è far entrare e accogliere i 200° al di sotto del mio limite inferiore, e iniziare coscientemente ad essere un tutto tondo, vivendo una vita piena a 360° rispetto al mio vero Centro. Nella pratica momento per momento questo significa girare la direzione della mia attenzione simultaneamente dentro e fuori. Il che significa cessare di ignorare quella cosa dalla quale guardo fuori, l'Abisso, il Mistero, la Risorsa inconoscibile ma assolutamente reale dalla quale nascono continuamente la Consapevolezza e i suoi oggetti, senza una ragione e a profusione. Ora, finalmente, sto bene.

Tali sono le conseguenze del passaggio dal mio falso centro laggiù in quell'uomo-specchio al mio vero Centro proprio qui dove IO SONO. In proporzione a quanto smetto di identificarmi con quello con la testa e due occhi, posizionato nella direzione normale, con le sue piccole braccia che abbracciano una piccola parte del mondo, in base a questo sono in grado di identificarmi con quello senza la testa e con un solo occhio, posizionato nell'altra direzione, con le sue grandi braccia che abbracciano il suo grande mondo. Il primo è quello che, secondo la 3a persona, io appaio essere, come io appaio agli altri là a una certa distanza, ciò che loro e le loro macchine fotografiche vedono di me. L'ultimo è quello che, secondo la 1a Persona, IO SONO : quello che IO SONO per me stesso proprio qui e ora. E' l'Uno dal quale provengo, la mia Realtà. La nostra immagine porta fuori svariate e cruciali discrepanze tra queste due versioni di me. Mostra come ognuna ribalta l'altra. In particolare, mette in evidenza il contrasto tra i loro giudizi di valore.

La destra o il lato destro di quello laggiù nello specchio, che ha valori positivi, corrisponde alla sinistra o al lato sinistro di quello che sta qui, e che ha valori negativi. In altre parole, quello che è etichettato come "buono" dal primo, è etichettato come "cattivo" dal secondo, e vice versa. Per esempio, quello valorizza il potere sugli altri, il successo a spese loro, l'accumulo di ciò che si possiede, il sapere che crocifigge il mistero, e il così detto amore che impone condizioni e fa richieste: mentre questo valorizza l'esatto opposto di queste cose. La nostra immagine illustra perfettamente come quello nello specchio gira le spalle al mondo e ai suoi problemi ("Ne ho abbastanza dei miei, grazie.") mentre questo non può girargli le spalle ma deve stargli di fronte e abbracciarlo totalmente. Il commutatore fisico passando da quello periferico a questo centrale diventa commutatore morale.

Dove e come, allora, si inserisce Dio nell'immagine? Egli entra nel Centro, ovviamente. Nessun altro posto andrebbe bene. Nessun altro posto è abbastanza importante e (in base a una verifica nel presente) abbastanza vasto e abbastanza chiaro. Se rimane qualche dubbio, i saggi e i vedenti di tutto il mondo confermano che, benché Egli sia più vicino di ciò che è vicino e che la Sua casa sia il centro del mio cuore, in quest'ultima spiaggia non c'è nient'altro che Lui. Egli è l'immagine. Per anni e anni ho elaborato una cosa assurda e terribilmente autodistruttiva. Mentre ho le allucinazioni come un matto, prendo quello laggiù nel mio specchio, quello la cui faccia lo identifica come Douglas Harding e semplicemente come un uomo in particolare tra una miriade di uomini, e lo giro e lo porto qui e lo faccio sedere sul trono di Dio. Rendendolo il centro del mondo, ho cercato disperatamente di deificarlo.

Ma non era solo pazzia e orgoglio che mi portava verso questo folle tentativo di essere Dio alle mie condizioni, a buon mercato. Avevo ragione. A un certo livello sapevo che per salvarmi dovevo essere Lui. A un livello più profondo sapevo che per essere Lui dovevo pagare un prezzo che mi mandasse in fallimento. Perché Egli è l'uno il cui amore è tale che Egli accoglie con il Suo mondo tutte le sue sofferenze e le sue colpe e la sua oscurità. Egli è l'altissimo che scende per diventare il più basso, e che dando se stesso salva il mondo da esso stesso e guadagna per esso la gioia che non ha nessuna ombra. La gioia che non si può guadagnare in nessun altro modo.

La nostra immagine ci dovrebbe aver preannunciato questi fatti seri. Essa dà un'idea alquanto realistica di che cosa sia la cricifissione alla fine del mondo, di come appare a colui che è crocifisso. Ecco un'invito a riflettere su cosa costa essere fatti a immagine e somiglianza di Dio. "Sono crocifisso insieme a Cristo," disse San Paolo, "nonostante questo io vivo. Tuttavia non sono io, ma è Cristo che vive in me." Chi sono realmente, realmente io, proprio qui, non è altro che l'Uno che è l'amore stesso. Non c'è da meravigliarsi, allora, se la mia angoscia personale non guarirà finché io non la assimilo e mi prendo a carico l'angoscia del Suo mondo.

Come si manifesta tutto questo nella mia vita quotidiana? Come tutto questo mi permette esattamente di convivere con persone non amabili e ostili? E con il mondo quando esso appare nero, per non dire odioso? E con il mio lavoro quando sono bloccato, poco ispirato, annoiato, pieno di dubbi? E con dolori fisici? La risposta a tutte queste domande è una e sempre la stessa:

Ammetto di non avere nessun modo per risolvere il problema al suo stesso livello, ancora meno di aggirarlo. Trovo che l'unica reale soluzione è andare più in profondità. Verso il basso e dentro e attraverso. Verso il basso a partire da quella persona totalmente inaffidabile e priva di risorse presente nel mio specchio fino al Confine Inferiore e la Fine del Mondo, fino all'Uno totalmente degno di fiducia presente proprio qui, dove non c'è nulla che possa andare storto, ma solamente Ampio Spazio Assoluto. E atraverso di Lui fino al Mistero Assoluto. Verso il basso a partire da quel mondo di cose di 160° fino alla Non-cosa di 200° che è la loro medicina e completamento.

Non *parlo* di me stesso in questa mia discesa, *vedo* il mio cammino verso dove IO SONO. Vedo Me Stesso qui, e sono Me Stesso qui, nel posto che in realtà non ho mai lasciato. E questo lo faccio con la vista di Colui che vede, e l'amore di Colui che ama, e l'essere di Colui che è. In breve, sono veramente fortunato.

Dante aveva proprio ragione. "Lo stato di benedizione arriva dal vedere non dall'amare che viene dopo." Questa benedizione-attraverso-il-vedere non è nessun vago o affettato discorso divino. Proviene e scende passando attrverso la regione più terrena degli spazi curvi della mia vita. Non solo tutti coloro che amo, alla luce dell'amore Divino nel mio centro, sono ancora più amati, ma anche ogni cosa che faccio in quella luce è fatta meglio. Per fare un buon lavoro, guardate Chi lo sta facendo. La visione estatica è quella pratica.

Oggigiorno sento fisici parlare di spazio curvo e non più di forza di gravità. Più grande è la massa corporea più essa piega lo spazio circostante. Questo pianeta Terra, per esempio, non orbita intorno al Sole per causa dell'attrazione Solare, ma perché esso occupa lo spazio curvo planetario di quella grande massa corporea. Il suo comportamento è governato dalla curvatura temporale del campo nel quale esso stesso si trova, non da una catena chiamata gravitazione.

E' significativo che questo modello di spazio curvo si adatti nettamente nella nostra mappa della 1a Persona Singolare. Al centro della mappa si cela l'IO SONO che è consapevole di se stesso come la Non-cosa che, abolendo la distanza, contiene ed è effettivamente Tutte-le-cose. Come tale è infinitamente pesante, e in base a questo piega ogni sua regione—a partire dalla regione più vicina delle particelle fino alla regione più lontana delle galassie—fino ad ottenere la curvatura appropriata. Risultato: la nostra rete di cerchi concentrici, il nostro modello a cipolla o di mandala. Ed è più che giusto che la scienza, che è coinvolta nel processo di riconoscimento del ruolo cruciale della consapevolezza nell'universo, inizi (anche senza volerlo) a tener conto del modo in cui l'universo viene servito allo scienziato stesso come la 1a Persona che inclina lo spazio e mai alla 2a o alla 3a persona che, non avendo tale potere, viene conglobata in quell'inclinazione.

Non c'è altra coscienza al di fuori della 1a Persona che è sempre Centrale e Singolare e che usufruisce dell'Occhio di Dio nella visione del Suo universo. Che è anche la mia immagine,

E la vostra, naturalmente, come quella unica 1a Persona il cui nome è IO SONO.

14. Un Gesù Per Il Nostro Tempo

Il *Vangelo secondo Tommaso,* perduto e riscoperto "per caso" in una grotta Egiziana nel 1945, non avrebbe potuto apparire in un momento più opportuno della storia, o con un messaggio che parla più direttamente rispetto alla nostra condizione e alle nostre necessità. In questo primo testo apocrifo Cristiano la voce viva di Gesù discende su di noi direttamente, bypassando tutti quello che gli uomini dicono di lui e fanno in nome suo. Sembra che provenga da lontano, dall'alto, rispetto al confuso fragore di due millenni di, così detta, Cristianità, E' come se lui stesso avesse piantato questa benefica bomba a orologeria nella grotta di Nag Hammadi, programmando accuratamente il fuso orario per posticipare la sua esplosione finché il mondo non fosse stato pronto all'impatto. E' come se, così tragicamente molto più avanti del suo tempo, egli sapesse quando un numero significativo di uomini e donne del tutto ordinari (che si distinguono da santi, saggi e vedenti altamente specializzati e disciplinati) alla fine sarebbero stati capaci di raggiungere e unirsi alla sua visione della Luce, alla sua esperienza di ciò che egli chiama il Regno.

Non posso fare di meglio che iniziare a citare un certo numero di tipici detti o *massime* di questo Vangelo:

- Lasciate che colui che cerca non smetta finché non trova. E quando troverà sarà stupito, e quando sarà stupito rimarrà meravigliato e sarà il re al di sopra di tutto.

- Voi esaminate il volto del cielo e della terra, ma non sapete che cosa c'è dove vi trovate. E ignorate il momento presente.

- L'uomo vecchio non esiterà a fare domande al neonato di sette giorni riguardo al posto dove accade la vita, e vivrà.

- Il cielo e la terra si piegheranno davanti ai vostri occhi, ma colui che vive a partire dall'Uno non sperimenterà né morte né paura.

- Molti stanno in piedi davanti alla porta, ma è unicamente il Solo che entra nella camera della sposa.

- Io sono la Luce che sovrasta ogni cosa. Io sono il Tutto. Da me il Tutto è nato e in me il Tutto è ritornato. Spacca la legna e io sarò là. Solleva il sasso e mi troverai.

- Colui che conosce ogni cosa eccetto se stesso. Manca di tutto.

- Noi arriviamo dalla Luce, dal posto dove la Luce entra nell'esistenza solamente attraverso se stessa.

- Stavo in piedi in mezzo al mondo e sono apparso a loro nella carne. Li ho trovati tutti ubriachi, non ho trovato nessuno che fosse assetato. E la mia anima era turbata per i bambini degli uomini, perché essi hanno il cuore cieco e non vedono che arrivano vuoti nel mondo.

- C'è una Luce nell'Uomo-di-Luce e illumina l'intero mondo.

Questo quinto Vangelo o *Scritti di Dio* è molto diverso dai quattro Vangeli canonici. E' una raccolta di citazioni o *detti* di Gesù, alcuni dei quali riecheggiano le sue citazioni degli altri vangeli, e alcuni dei quali sono propri di *Thomas*. Non contiene nessun miracolo o parabole, nessun camminare sull'acqua, nessuna resurrezione dalla morte, nessuna immacolata concezione o ascensione al cielo o discesa all'inferno: assolutamente niente per forzare la nostra credulità. Certamente è una versione successiva rispetto alle quattro canoniche. Tuttavia alcuni studenti credono che possa trarre spunto da fonti più antiche e quindi offrirci ciò che potrebbe essere definito un Gesù demitologico. Sia come sia, la questione per quanto ci riguarda ora il valore e la veridicità di queste citazioni, non importa quanto autentiche siano storicamente, a quando risalgono le parole di Gesù, o dei suoi seguaci e interpreti.

Il Vangelo inizia con un avvertimento, una sfida, e una grande promessa. L'avvertimento è che queste citazioni di Gesù non devono essere semplicemente lette. C'è un lavoro da fare al loro riguardo. Il loro significato non risiede in superficie, il loro segreto deve essere scavato dentro ed esposto. La sfida è persistere in questo lavoro finché il significato del segreto non è più segreto, ma ovvio. E la ricompensa per aver fatto questa scoperta non è niente di meno che la vita eterna e il potere sovrano.

Incoraggiati in questo modo, ritorniamo a lavorare immediatamente. Se siamo onesti a questo proposito ci troviamo subito di fronte ad alcune questioni pratiche sul come procedere—questioni sul dove, e sul come, e sul cosa. Dove dobbiamo guardare esattamente per avere queste buone notizie, questo tesoro dei tesori? Come lo cercheremo esattamente, a quale spirito ci dovremo rivolgere per questa ricerca davvero promettente? Quali sono i segni che ci permetteranno di riconoscerlo quando lo abbiamo trovato?

Fortunatamente è il nostro Vangelo stesso a rispondere per noi a queste domande procedurali. Esso ci consegna un grande mazzo di chiavi per aprire il tesoro.

Prima prendete in considerazione la questione di dove trovare la vera salvezza, il segreto dei segreti. La risposta non lascia nessuno spazio al dubbio. Il regno—la sede della Vita, della Conoscenza, del Riposo—non sta sopra o al di là o sotto. Esso è dentro. E' esattamente dove io mi trovo in questo momento, più vicino a me di me stesso, di qualsiasi altra cosa. E' la casa che non ho mai lasciato, e il cui fuoco e punto mediano è improvvisamente il *mio* mondo e *il* mondo, per sempre qui e mai là. Il che può solamente significare che tutti i libri—incluso, naturalmente, quello che ora state leggendo, cioè proprio il *Vangelo* stesso *secondo Tommaso*—sono letteralmente al di là del punto di circa trenta centimetri. Là fuori non hanno alcun valore tranne come indicatori del loro Lettore, quello che è a zero centimetri da se stesso o da se stessa. In effetti, Gesù insiste che voi giriate la vostra attenzione di 180° e simultaneamente guardiate verso quello dal quale state guardando. E' così semplice, e facile come fare l'occhiolino, se solo cessiamo di fingere che è complicato e difficile e risevato alle persone molto speciali. Chiunque voi siate e proprio così come siete, esso è qui, e qui da solo, ciò che troverete è la Perla, il Tesoro sepolto, l'Immortale, il Regno che è veramente il vostro. Qui al centro voi siete la chiave, voi siete il segreto della parola di Gesù.

La seconda domanda che pone il nostro Vangelo è come andremo a cercare il Tesoro. In che modo e con quale spirito dobbiamo intraprendere questo grande lavoro che è così privo di sforzi, se vogliamo riuscire nell'intento? Di nuovo, il nostro testo è piuttosto chiaro. Dobbiamo intraprendere questa avventura con un entusiasmo infantile, con lo spirito diretto e di accettazione di un bambino, o addirittura di un neonato. Il Regno è invisibile ai grandi, in quanto tale. Non dobbiamo avere pregiudizi ed essere attenti a mettere da parte ciò che pensiamo e riprendere daccapo a guardare, come se non avessimo mai guardato prima, e credere a ciò che troviamo. In questa ricerca il nostro apprendimento, i nostri sistemi di credenze, le nostre formule religiose, il nostro (così detto) buon senso, la nostra fitta ragnatela di opinioni—tutte queste cose sono i così tanti strati di una cataratta che ci rende ciechi rispetto a ciò che è evidente al chiaro occhio del bambino piccolo. In altre parole, quello che dobbiamo fare è organizzare uno scambio dei concetti con i precetti, e fare la nostra fortuna.

La terza domanda chiede *cosa* esattamente stiamo cercando. Come riconosceremo questo Regno quando arriviamo alla sua frontiera? Come possiamo essere sicuri che sia la nostra Terra Natia? Qual'è il clima, la topografia che distingue la Terra Promessa? Quali sono i segnali che ci permetteranno di sapere che abbiamo dissotterrato il vero segreto di *Tommaso,* e non solo qualche nozione? Beh, gli indizi—metafore e similitudini e descrizioni dirette—disseminati nel nostro testo sono tantissimi, vari, semplici, rivelatori e spesso belli. Questo nostro Caro Paese, la nostra Terra Natia, è un posto paradossale e profondamente misterioso, benché la sua atmosfera sia più chiara della luce del sole, e più espansa del vasto cielo. Secondo *Tommaso* essa è vuota benché piena di Tutto. Vuota per essere riempita con qualsiasi cosa venga offerta, potremmo dire. E' dove gli opposti—dentro e fuori, su e giù, maschio e femmina (per fare solo qualche esempio)—si incontrano e sono uno e lo stesso. Ecco l'Uno non nato da una donna, il cui non occhio vede o orecchio sente o mano tocca. Qui c'è l'Essere di tutti gli esseri, che rimane quando tutti gli esseri vengono a mancare. Ecco l'immobilità nella quale accadono tutti i movimenti. Ecco la Luce nell'Uomo di Luce che illumina l'intero mondo. Così parla il Gesù del nostro tempo.

Ed ora voi ed io sappiamo precisamente *dove* guardare, e precisamente *come* guardare, e precisamente cosa stiamo cercando, rimane ancora una sola cosa da fare—ed è GUARDARE. Voi guardate il vostro Sé, io guardo il mio Sé, come se fosse la prima volta. Sì, per favore fatelo in questo preciso momento, senza mettere giù il libro. Abbiate il coraggio di guardare il vero punto che voi occupate e guardate se è veramente occupato—pieno zeppo di parti anatomiche—o, come dice Gesù, vuoto. Vuoto, proprio ora, a favore di queste parole stampate. Perché non smetterla di essere eccentrici e fuori in un arto—per non parlare del fuori a pranzo? Perché non essere là dove siete soli e dove siete il Solo, il solo scopritore, il solo esperto e il solo residente in questo Posto sopra tutti i posti? Il solitario Colombo di questo Mondo-sempre-nuovo—il Regno interiore, il votro regno?

Gesù ebbe un percorso difficile. Non era uno scherzo essere così avanti rispetto al suo tempo e luogo. Come possiamo rimediare? Ricordo un paio di righe di un inno che eravamo soliti cantare quando eravamo piccoli:

Che cosa possiamo fare per amore di Gesù,

che è sosì elevato e buono e grande?

Beh, c'è una cosa che noi adulti possiamo fare immediatamente, di modo che il suo operato e la sua agonia non siano stati vani, e cioè— non credere a questo suo insegnamento trasmesso da *Tommaso,* ma sperimentarlo, onestamente verificare (mistificare) le scritture tramite la nostra esperienza invece di verificare la nostra esperienza tramite le scritture. Per esempio, lui ci dice:

Se coloro che ti guidano ti dicono

Guarda il Regno è in cielo,

Allora gli uccelli del cielo lo raggiungeranno prima di te.

Se essi ti diranno

Che è nel mare,

Allora il pesce lo raggiungrà prima di te.

Ma il Regno è dentro di te.

Caro Lettore, se non per amore di Gesù allora in suo rispetto, o per interesse rispetto a ciò che egli sostiene che tu realmente sei, o almeno per un misto di cortesia e curiosità, guarda con l'intento di vedere se egli sa di cosa sta parlando. Verificate le sue parole effettuando il seguente semplice esperimento. Limitarsi a leggere le mie parole è più che nocivo.

Indicate *in alto* verso il cielo ora e magari verso gli uccelli che volano. O, se siete in casa, indicate il soffitto e osservate che il vostro dito sta indicando una cosa o un'altra cosa, e certamente non il vuoto che è il Regno. Poi, indicate verso *l'esterno* quelle colline, alberi e case, o il muro, la porta, i mobili, e notate che state indicando un insieme di oggetti distanti, e certamente il Regno non è per niente simile a un insieme di oggetti distanti. Poi indicate verso il basso il suolo o il pavimento. E poi, lentamente e con grande attenzione, indicate i vostri piedi, poi il vostro grembo, poi il vostro tronco, e notate come in ogni caso questa cosa che chiamate il vostro dito sta indicando un'altra cosa, e c'è una distanza tra di loro. E inoltre, certamente il Regno non è né una cosa né è ha una distanza rispetto alle altre cose qualsiasi esse siano: al contrario, è tutto incluso. Alla fine, indicate la vostra 'faccia'. In questo caso, ora, che cosa indica, *sulla base dell'evidenza del momento presente,* quel dito?

Sta indicando una cosa piccolina, opaca, colorata, con una superficie lavorata, mobile, complessa, con una forma chiaramente delineata? O una Vacuità che, benché stipata con cose di tutti i generi e qualità, appartiene a una classe tutta sua, davvero unica? Guardate voi stessi! Non è forse immensa, trasparente, incolore e senza una superficie, immobile, semplice in tutti i sensi—e profondamente consapevole di se stessa come tutto ciò? Stando con quello che ci è dato, lasciando cadere l'immaginazione, non importando nella situazione niente di estraneo rispetto ad essa, non siete in questo momento Capacità o Spazio per l'intera scena, dal cielo alla Terra, dalla Terra ai piedi, dai piedi al limite del collo—Spazio Consapevole per tutto ciò che accade in esso? Non sono in nessuna posizione per dirvi che cosa significa essere voi in questo momento. Solo voi potete dirlo. Vi prego di andare avnti a guardare ciò che quel dito sta indicando, io non sono nella posizione di dirvi che cosa significa essere voi in questo momento. Solamente voi potete dirlo. Vi prego di andare avanti a guardare che cosa sta indicando quel dito, e decidetevi riguardo a questo essenziale soggetto—chi siete voi come Soggetto—una volta per tutte.

Sicuramente la nuova buona notizia è vera e il Regno è proprio dentro di voi.

In un'altra massima del nostro Vangelo, Gesù si rammarica tristemente del fatto che gli esseri umani sono ubriachi, sono così ciecamente ubriachi da non poter vedere la loro Vacuità. Voi ed io, almeno, ora abbiamo sufficientemente recuperato la nostra sobrietà per poter notare che non viviamo dentro delle piccole scatole stracolme, dal cui interno buio e appiccicoso guardiamo furtivamente fuori attraverso due forellini a una cerca distanza dal mondo. No, noi siamo fuori, fuori e intorno, sopra e altrove. Vediamo chiaramente quanto totalmente aperti siamo, siamo l'apertura stessa, espansi, enormi, estesi direttamente verso l'alto ad abbracciare il Sole e le stelle. Quanto rinfrescante, quanto liberatorio è non essere più una cosa illuminata, ma invece la Luce che illumina tutte le cose del mondo. E questa Immensità risplendente che voi realmente siete—come potrebbe essere nata da una qualsiasi madre terrena, o (se è per questo) essere addirittua nata? Fa parte di quel genere di cose di cui si potrebbe occupare un qualsiasi impresario di pompe funebri, o che richiede i suoi servizi? Voi che prendete in considerazione tali questioni siete la loro risposta. Voi sapete, voi vedete, voi siete il segreto del *Vangelo di Tommaso*. Non confondendoci con nessuna fiaba, andandoci piano con le controversie religiose e la pia propaganda, ci chiede di non credere a nulla sulla fiducia. Invece sperimentare tutto questo, all'improvviso avrà un senso perfetto. Mette a nudo il nostro splendore e ci mostra come vivere.

Contrastando la rinascita del fondamentalismo (che termine improprio!) e le superstizioni di ogni tipo, si dà inizio a una grande semplificazione. E' un movimento che si allontana dalle forme esteriori di religione—dalle loro magiche osservanze, dai loro dogmi incredibili e al contempo ingegnosi come sono (ma ancora crudelmente divisivi), dall'enorme macchinaio ecclesiastico scricchiolante e stagnante—un movimento che porta lontano da questa offuscazione, verso la visione beatifica che si cela al centro delle grandi tradizioni religiose, verso il semplice, paziente cuore che batte forte in tutte loro. Qui c'è una trasparente, onesta e antisettaria spiritualità fondata sull'esperienza diretta invece che sui dogmi e sulle chiacchiere.

Vorrei suggerire che non è per caso che la grotta di Nag Hammadi abbia custodito il suo tesoro per circa settecento anni e abbia ceduto solamente quando uomini e donne—in numero sufficiente per cambiare la storia—erano diventati abbastanza scettici e sobri da forzare il codice segreto, rivelando ciò che, dopo tutto, è perfettamente ovvio. In ogni caso, in parte grazie al Gesù di *Tommaso,* sta diventando sempre più difficile negare che siamo esattamente l'opposto delle piccole, opache, persone , prive di luce, che appariamo essere.

Il segreto è stato svelato. La vera salvezza è il più grande segreto di Pulcinella. Il Regno è giunto e le persone stanno iniziando a notarlo.

15. L'Universo Illuminato

La nostra consapevolezza del Sé ha vaste implicazioni e coseguenze impressionanti. E' veramente esplosiva. Quando vedete quanto enormemente diversi siete da ciò che vi è stato detto, iniziate a vedere quanto enormemente diverso è anche il Vostro mondo. Voi e il Vostro universo siete inseparabili, e ne consegue che, per essere totalmente reale, la vostra illuminazione deve essere necessariamente sovrapersonale e in effetti cosmica. La tradizione che sostiene che l'illuminazione del Buddha significa illuminazione di tutte le creature ha una base solida. Il Vostro risveglio e il mio è vero tanto quanto il suo. Svegliarsi è svegliare il mondo.

Com'è, dunque, il nostro universo quando, vedendo chiaramente a chi appartiene, iniziamo a vivere da quella visione beata? Ha un senso? E' un tutto ben ordinato e ragionevole, o è irreale, il selvaggio e contorto prodotto della disordinata immaginazione mistica?

In questo capitolo vi ho spiegato che, ora che vedete chi realmente, realmente siete, il vostro universo è molto più ragionevole e ben ordinato di quanto lo era prima. Inoltre—per usare un eufemismo— nel complesso è molto più abitabile, meglio arredato e accogliente, una casa improvvisamente più comoda e più grande, più accessibile e sorprendente.

Ho un ulteriore scopo in ciò che segue. Esso è quello di mostrare che, anche se qualcuno non ha ancora il desiderio di guardare dentro la propria vera natura, la natura dell'universo si è già rivelata a qualsiasi mente aperta attraverso l'indagine. In effetti a questo qualcuno direi: "Come incoraggiamento e preludio alla "personale" illuminazione, prova l'illuminazione 'cosmica'. Ciò ti potrebbe portare a concludere che esse appartengono alla stessa cosa."

Ogni età ha la sua immagine del mondo, la sua visione presa per certa dell'universo e della posizione dell'uomo in esso. La nostra si *suppone* sia basata sulla scienza e non più sulla superstizione o sulla religione. Ma è realmente lo sviluppo della scienza che ha reso non credibile una cosmologia come quella di Platone o di Sheakespeare, e la nostra come l'unica sensata? La nostra moderna, erudita valutazione dell'universo è realmente fondata su fatti o sul pregiudizio?

E' certamente diversa dalla vecchia valutazione. Gli uomini erano soliti pensare all'universo pieno di vita, al Sole e alle stelle e persino alla Terra come a degli dei visibili, e al cielo azzurro come al paese del benedetto. I preti e gli astronomi indicavano gli stessi cieli circoscritti, i reami celestiali la cui divinità era proporzionale alla loro distanza dall'uomo rispetto al loro centro. L'altezza fisica era correlata allo stato spirituale.

Ora, tutto questo, immaginiamo, è stato finalmente confutato. Invece di un universo di sfere concentriche ne abbiamo uno privo di centro, una patata cosmica invece di una cipolla cosmica. Invece di un universo aristocratico ne abbiamo uno di basso livello, i cui principati e poteri hanno da lungo tempo perso la loro influenza e la loro vita. Invece di dei stellari che guardano giù verso di noi abbiamo tanti petardi o fornaci di altiforni che scompaiono nel cielo notturno. Invece di un universo tremendamente vivo ne abbiamo uno inanimato in cui esseri senzienti, persi come piccolissimi aghi in un enorme pagliaio, riescono a ricavare una breve esistenza. Invece di una creazione piena di significato—un posto adatto all'uomo—abbiamo un enorme spazio privo di significato in cui le cose viventi sono tra i più rari incidenti o anormalità. E, in ultima analisi, si tratta pure di collocazioni accidentali di molecule.

Tale, più o meno, è il mito del nuovo mondo. Questo è come la maggior parte di noi che non siamo scienziati eruditi—più molti o la maggior parte degli scienziati, in effetti—considera l'universo. E abbiamo l'impressione che la scienza escluda qualsiasi altra visione.

Non è così?

Prima di tutto notiamo che, parlando chiaramente, non c'è nulla riguardo all'universo che impedisca di considerare questa Terra—o il Sole, o la nostra stella preferita, o il Numero 10 di Downing Street, o qualsiasi altro punto opportuno—come suo centro. Al contrario, dobbiamo solo guardare e vedere che l'universo dato è sempre sistemato come una rete di regioni concentriche—occupate da cose come i fornelli delle pipe e le montature degli occhiali, le mani e i piedi, le persone e gli animali, le nuvole e gli aerei, la Luna e il Sole e le stelle—intorno all'osservatore sempre centrale. Ignorare questo fatto altamente verificabile in favore di qualche teoria (che in realtà non è meglio di un'opportuna finzione) di uniformità, spazio simile a una patata è nel vero senso della parola non scientifico, non realistico, e pertanto è probabile che causi dei problemi. Se siamo onesti, la patata morta e priva di centro risulta essere invariabilmente una cipolla cosmica e il centro del suo osservatore è il fuoco reale della vita e del pensiero.

Riguardo agli strati esterni di questo universo simile a una cipolla, è davvero improbabile che essi manchino di vita e mente. In verità, abbiamo una prova diretta solamente per quanto riguarda uno dei corpi celesti –il nostro stesso Pianeta. In ogni caso, secondo recenti teorie scientifiche, una percentuale significativa di stelle si sono probabilmete sviluppate all'interno di sistemi solari simili al nostro. Inoltre, una porzione significativa di quei sistemi è probabile contenga pianeti che sono vivibili. E laddove sorgono le giuste condizioni—i giusti ingredienti e le giuste temperature—là, ci assicurano gli scienziati, ci sarà vita. Di conseguenza il numero e la varietà dei mondi inabitati senza dubbio va oltre ogni possibile immaginazione.

Ne consegue che abbiamo più ragione di Shakespeare e Dante di percepire, nelle notti stellate, che stiamo osservando cieli pieni di vita, che per alcuni supera di gran lunga la nostra. Per trovare il più sovrumano di questi mondi disabitati, avremmo bisogno di investigare ulteriormente partendo dal centro della nostra Terra. Perché il regno dei pianeti ha chiaramente molto meno potenzialità (se ne ha qualcuna) del lontano regno delle stelle—i cento milioni di stelle della nostra stessa Galassia, che contengono chi sa come molti soli circondati da pianeti. Nè questo regno elevato è così ricco di probabilità celestiali neanche per una millesima parte rispetto al regno ancora più remoto delle galassie, con la sua popolazione di stelle impensabilmente grande.

Così la scienza stessa non solo punta all'esistenza del sovrumano, ma la collega con la distanza da noi. Per di più, siamo stati allertati che il più avanzato di tutti dei mondi sovrastanti è probabile che ci stia infuenzando continuamente in modi inaspettati—diciamo con la telepatia. Le prove di laboratorio per questa facoltà sono impressionanti: sembra che la distanza non costituisca nessuna barriera per questa operazione.

In breve, siamo già ritornati indietro a qualcosa di simile all'immagine del vecchio mondo, che si supponeva che la scienza avesse distrutto una volta per tutte. La cosa ridicola—l'ironia—è che è la scienza stessa ad averci riportato indietro a quell'immagine e ad aver fatto così tanto per verificare (e, naturalmente, a demistificare) ciò che era pura ipotesi.

Chiaramente, poi, noi persone profane non possiamo reclamare il supporto della scienza per la nostra immagine pseudoscientifica del mondo come un immenso pagliaio nel quale siamo molto meno di uno spillo. Ma la consistenza non è il nostro punto forte. Per esempio, noi parliamo come se andasse in qualche modo a nostro discredito che il nostro universo sia in una scala così splendida, e come se avessimo perso invece di esserci ritrovati in esso. Pensiamo a noi stessi come semplici punte di spillo nell'universo, come se la nostra incapacità di pesare più di 45 o 90 chili cadauno fosse in qualche modo più significativa della nostra capacità di pesare le stelle. Nuovamente, parliamo di questo vasto spazio senza mente come se non fosse nient'altro che la nostra sorgente di vita, saturato da e che satura la nostra stessa mente, se non altro. Per quanto riguarda l'autoritratto dell'essere umano come "una collocazione accidentale di molecole", che tra l'altro se ne va in giro descrivendo con leggerezza se stesso come tale—ora è uno spettacolo delizioso! Se questo è un esempio di ciò che il nostro universo oligofrenico può mettere in atto *accidentalmente* (qualunque possa essere il significato), pensate a cosa poteva fare se fosse mai andato in giro, per qualche particolare caso fortuito, facendolo *intenzionalmente*. E, infatti, non dobbiamo andare lontano per trovare intenzione in ciò che fa. Crea *noi*, che ci manifestiamo all'improvviso con intenzione. Certamente ne abbiamo l'intenzione, e anche molta. E così, presumibilmente, fa ogni abitante di qualsiasi altra stella che non sia sull'orlo del suicidio. Come possa questo universo essere così pieno di intenzioni, nonostante rimanga meramente accidentale, non sappiamo spiegarcelo.

Evidentemente noi moderni che invochiamo la scienza pensiamo alla "materia vivente" come a qualcosa di strano, irrilevante rispetto alla natura dell'universo. Ciò nonostante la scienza insiste sul fatto che gli ingredienti fisici degli oggetti inerti, come per esempio i corpi celesti, sono gli stessi ingredienti delle creature che nascono su di essi, formate dalle loro stesse sostanze. La differenza non sta nella materia grezza ma nella sua organizzazione. Così le più piccole particelle sono in grado in qualsiasi posto di assumere forme viventi più elevate. Potenzialmente tutto ciò che appartiene alle stelle è vivo, intenzionale, ed effettivamente sovrumano. E anche se tali elevate funzioni dovessero emergere solo per un attimo in un unico punto, ancora rivelerebbero la perenne natura nascosta della materia. Un piccolo fiore è sufficiente per identificare la pianta più grande. Non ha alcun senso nella nostra descrizione un universo senza vita e senza mente.

La scala di questa cosa gigantesca è quello che ci trae in inganno. Non ci lasciamo illudere quando guardiamo una creatura che ha la dimesione di una mano. Prendiamo in considerazione tutta la storia della sua vita, e in particolare i suoi stadi progressivi di maggiore sviluppo. Così la pianta è una pianta *che fiorisce,* anche come piantina. Così la crisalide non è solamente un verme con le zampe ma una meravigliosa farfalla in formazione, anche se dovesse morire prima di uscire fuori con i suoi veri colori. I semi dei *fiori,* le larve delle *zanzare,* gli embrioni degli *esseri umani:* gli stadi più elevati per noi sono sempre quelli definitivi—ammesso che il nostro modello di riferimento non pesi più di poche centinaia di tonnellate e non sopravviva più di qualche centinaia di anni. Il nostro cosmo infelice manca di entrambe le qualifiche. Poiché la sua scala è errata le sue funzioni superiori non ci rivelano niente di importante al suo riguardo. Lo vediamo come morto e il solo *infestato* dalla vita. Non importa quanto inimmaginalmente prolifico possa essere, non importa che miriadi di mondi, specie e esseri viventi possa mettere fuori il nosto albero-universo, non importa quanto lussuriosi possano essere i suoi boccioli di pensieri e valori (di cui tutti nati naturalmente, ci è stato detto), noi comunque lo consideriamo ancora un albero senza fiori. Peggio ancora, non è per niente un albero. Non è nemmeno un magnifico vaso di fiori in cui noi, semplici fiori recisi, siamo stati disposti con gusto, nonostante sfondo possa essere mediocre o minaccioso. Così, stupidamente, noi esseri umani neghiamo la vita della nostra pianta cosmica—per il fatto che non è *tutta* fiori, ma anche enormi foglie, gambo e radice.

E' un'analogia fuorviante. Non è neanche a metà sufficiente. Potete dire che una rosa colta dal cespuglio è ancora una rosa, ma dovete ammettere che un uomo strappato dall'universo è un'assurdità. Eppure questa assurdità giace esattamente al centro del nostro mito moderno, che vede l'uomo come una prova per ciò che l'universo *non* è.

Quantomeno, allora, l'antica nozione di un cosmo vivente non è né ridicola né incoerente rispetto alla scienza moderna. Ma qualsiasi cosa pensiamo rispetto all'universo come un tutto, la maggior parte di noi è quasi sicura che nessuna delle sue parti più grandi sia viva. Gli organismi più consistenti che riconosciamo sono i grandi alberi della California e dell'Oregon e la balena blu.

Ciò è piuttosto strano. Perchè qui abbiamo, a partire dalle particelle, dagli atomi e dalle cellule fino all'uomo che include tutto questo, una fitta scala o gerarchia di cose o esseri unitari: e poi di gran lunga al di sopra dell'uomo, la Totalità delle cose e l'Essere di tutti gli esseri. Perché questo intervallo cosmico? Se il vasto intervallo tra l'uomo e le sue più minute particelle è riempito da una serie di parti sempre più subumane, sicuramente il principio di continuità della Natura suggerisce che anche l'altrettanto vasto intervallo tra lui e il Tutto deve essere riempito da una serie di insiemi sempre più sovrumani. Se questo è sfuggito al nostro sguardo, potrebbe essere perché abbiamo occhi solo per i nostri pari e per i subordinati nella nostra gerarchia?

Abbiamo mai cercato i nostri superiori? Li riconosceremmo se li vedessimo? E' notoriamente difficile trovare una cosa di cui non abbiamo idea. Dopo questo avvertimento, supponiamo che questo intervallo nell'ordine naturale non sia vuoto. Ipotizziamo una creatura che faccia crescere di volume l'uomo, così come l'uomo fa crescere di volume una cellula, e chiediamoci perché mai un tale gigante dovrebbe essere così diverso per quanto riguarda la sua sopravvivenza.

Apparentemente ci sono limiti di grandezza di un organismo terrestre. Se è troppo grande è improbabile che sopravviva. In tal caso dobbiamo supporre che il nostro ipotetico gigante prenda il volo abbandonando il corpo celeste dei genitori per stabilirsi come corpo celeste a se stante. Allora non solo può essere molto massiccio, ma ne ha proprio la necessità. Altrimenti, non può nè incorporare la sua stessa atmosfera e fornitura d'acqua, nè mantenere una solida tenuta gravitazionale rispetto ad essi. E senza acqua, ossigeno e stratificazione atmosferica per proteggerlo da dannose radiazioni, non potrebbe fare del cielo la sua casa. Né, una volta lì e avvolto in questo modo, può girovagare a suo piacimento, ma deve attaccarsi a qualche stella per ricevere calore e energia, mantenendo una distanza di sicurezza e adattandosi continuamente, come carne allo spiedo, per evitare di bruciarsi davanti e restare crudo dietro. E certamente è un gigante fortunato. Non appena inizia a girare e a fare cerchi intorno alla sua stella, le leggi di gravità e di inerzia vedono obbligatoriamente che esso continua a farlo senza sforzo o deviazione.

Per quanto riguarda il suo fisico, che cosa dovrebbe farsene di gambe o braccia, mani o piedi, o persino ali? Naso e orecchie, una specie di bocca con una fila di denti, uno stomaco, un intestino e un ano—o qualsiasi altra cosa del genere sarebbero di ingombro e lo farebbero apparire lo zimbello del cielo. Ci rimane, quindi, solamente un vasto corpo sferico, con l'intera superficie imbevuta di energia solare.

E supponendo che non ci sia nessuna opportuna stella tramite la quale alimentarsi? Bene, se il nostro gigante celeste non riuscisse a trovare quello di cui ha bisogno deve diventarlo lui stesso. Deve incorporare una fonte di energia simile a una stella, un grande cuore ardente per sostenere il fisico che abbiamo descritto.

Per riassumere: se espandiamo di molto le creature che conosciamo, regolando la loro anatomia e comportamento rispetto alla loro dimensione e alla loro ambientazione totalmente differente, che cosa otteniamo? Otteniamo creature che sono indistinguibili dai copri celesti che osserviamo. Se il nostro gigante celeste e il suo amico esistono, essi sono una visione familiare, anche se irriconoscibile da questa distanza. Perché tutto quello che conosciamo, miriadi di stelle che brillano nel cielo notturno, potrebbero in effetti essere un essere superiore estremamente vivo, adatto ad abitare in cielo. E così la scala delle creature non temina con gli esseri umani. L'apparente intervallo è probabile nasca da un difetto nella nostra visione piuttosto che da un difetto nel cosmo.

Questa storia di giganti celesti non è tanto una fiaba quanto un giallo, per la cui soluzione si deve attendere perché sarà svelata più avanti in questo capitolo. Nel frattempo, è ora di scendere nuovamente sulla Terra, ritornando alla vita che conosciamo con certezza.

Ma la conosciamo davvero? Una cosa vivente, ci dicono gli scienziati, è un'organizzazione di cose senza vita. I sali del nostro sangue, l'acido dei nostri stomaci e il calcio delle nostre ossa sono chiaramente non viventi, ma non lo sono neanche gli atomi che comprendono le nostre cellule viventi. Ciò che è fisica o chimica ad un certo livello di osservazione è un essere umano a un altro livello, e contemporaneamente vivo e non vivo. Tutto dipende se prendiamo la cosa come pezzi o meno.

Ma se i pezzi, come pezzi, sono senza vita, dove dovremmo posizionare i confini dell'insieme vivente? Se per uomo completo intendiamo uno che è indipendente e autonomo, ci è difficile tralasciare l'aria nei suoi polmoni e il sudore sulla sua fronte—almeno nessuno ha indicato dove questi terminano di essere organismi e iniziano ad essere l'ambiente. E se essi vengono inclusi nel suo comlesso vitale, perché non dovrebbero esserlo gli utensili senza i quali potrebbe morire di fame e i vestiti senza i quali potrebbe morire di freddo? Dopo tutto, è molto più dipendente dalle sue scarpe che dalle unghie dei piedi, dalle sue buone protesi dentali che dai suoi cattivi denti veri. Essi sono parte integrante della sua vita.

Anche non fossero come li descrive lui, è comunque come vengono percepiti. Egli si identifica con i suoi possedimenti e non è se stesso senza di essi. Può essere più vanitoso della sua facciata che della sua faccia, ed essere più ferito dalla perdita di alcuni titoli che di molti capelli. Finché non si sente un tutt'uno con gli abiti che indossa, e con il cavallo che cavalca, e con il potere politico che esercita, tanto che essi non sembrano più essere fuori da lui, deve ancora imparare ad usarli. L'esperto è colui che, avendo incorporato i suoi utensili, non è consapevole di essi. Essi sono temporaneamente svaniti nel suo fisico. Non è seduto su un sedile in una barca che va per mare. E' *lui* a navigare, è *lui* in mare. Non afferra un manico con una lama che taglia il pane. E' *lui* che taglia il pane. Così si esprime un uomo perché quello è ciò che lui è—un'organizzazione elastica senza fine di parti "morte" presenti per la maggior parte esternamente alla sua pelle. Grazie a loro egli può bere nel lago o brucare in un prato mentre sta prendendo parte a un concerto dall'altra parte della Terra—il tutto senza mettere piede fuori dalla porta di casa sua. Invece di uscire e recarsi in questi posti, egli si espande fino a raggiungerli. Nel cittadino ben sviluppato spuntano i vari macchinari del mondo e lo rendono ciò che è. Questi suoi organi sono ancor più organici e vivi perché sono fatti non di protoplasma ma di ogni sorta di metalli e plastica e così via, e possono essere amputati in modo indolore e al bisogno nel momento in cui è necessaria una nuova incorporazione. Né queste estensioni artificiali ma vitali vanno a completare il suo fisico. Ben lontano da ciò. Eliminare un uomo di per se stesso o eliminarlo ripetto alle altre specie è omicidio. Si potrebbe dire che l'uomo è anche gli altri uomini. E anche le altre specie. Le specie né nascono né sopravvivono né si sviluppano come entità separate, ma come modelli interconnessi e vicendevolmente interdipendenti. Proprio come le cellule del nostro sangue non hanno alcun senso senza le cellule dei nostri muscoli o di qualsiasi altro tipo, così la lunga ligula dell'ape non ha nessun senso senza il nettare profondo del fiore. E così via senza fine. Più si studia una parte di vita più si deve tener conto delle altre, di modo che conoscerne una realmente sarebbe conoscere tutto l'insieme. Allora, se cerchiamo l'insieme vivente, il Campione che è veramente indipendente e autonomo, solo l'intera rete degli organismi terrestri, che cresce come un'unica cosa vivente, merita questo titolo. E persino questa enorme biosfera è ancora molto distante dall'essere completa. Questo perché senza il suo centro di roccia e acqua e terriccio, e il suo rivestimento d'aria, è morta almeno tanto quanto i suoi ingredienti.

In breve, niente che sia meno di tutta la Terra è veramente vivo. Qui siamo veramente alla presenza di una dea visibile. *Una della tribù dei giganti che stavamo cercando nei cieli mentre lei era per tutto il tempo qui giù con noi!*

Quale vita è in dubbio? La sua, o la nostra che è la sua o nessuna? Il solo organismo vivente completo di cui abbiamo diretta e profonda conoscenza si rivela essere un corpo celeste—la nostra Terra.

Naturalmente il comportamento e la costituzione di una tale creatura sono, a nostro avviso, talmente strani che abbiamo bisogno di una nuova parola per questa vitalità ad alto livello, questa supervita che è almeno planetaria. Qui, tuttavia, ci si deve aspettare la stranezza. La cellula vivente è una cosa molto diversa da una delle sue molecole, e un uomo da una delle sue cellule. Sarebbe strano se la Terra vivente non fosse, a sua volta, molto diversa dalle sui parti e organi umani o subumani.

Nel complesso, essa non è nessun corpo estraneo che vive una vita misteriosa separata dalle nostre. A dire il vero, le sue manovre di preservazione della sua vita nel cielo sono meno varie rispetto alle nostre su di lei, ma se agire deliberatamente è conoscere con precisione scientifica ciò che state facendo e perché, allora il suo comportamento è molto più deliberato di quello di qualsiasi uomo. Lei vede più lontano e molto più chiaramente nel suo passato rispetto a quello che possiamo mai vedere noi nel nostro. Naturalmente i suoi albori furono inconsci e poco promettenti, ma lo sono stati anche i nostri, e ora chi può uguagliare la sua adulta complessità—tutta la sua fioritura e senza nessuna invasione? Per genitore lei ha il Sole. Per prole satelliti e sonde spaziali muniti di equipaggio. Per occhi, osservatori la cui visione bioculare , o piuttosto multi-oculare, le permette di stabilire la distanza dei nostri compagni sulla Terra. Per organi sensoriali, ha recettori sintonizzati su tutti i tipi di influenze cosmiche. Per esercizio intellettuale, la sua scienza astronomica e la sua stessa costituzione e comportamento là. (Ho detto la *sua* scienza, non la *nostra* scienza, deliberatamente: qui è la funzione planetaria piuttosto che quella umana, ed è la nostra capacità planetaria piuttosto che quella umana che utilizziamo in essa. Un essere umano è molto più e molto meno di un essere umano: tutto dipende a che livello si trova verso l'alto (o verso il basso), in comagnia di chi—sovrumano, umano, subumano—gli capita di intrattenersi.) Noi appendiamo il suo ritratto sulle nostre pareti insieme ai nostri, e i primi piani della sua faccia rugosa in continua trasformazione, luminosa, di una bellezza tutta sua—sono familiari a tutti coloro che decollano alzandosi dalla sua superficie.

Non si tratta proprio di nessuna aliena divinità minore. Lei è in piena estensione, il corpo-mente completo di ognuna delle sue creature. Perché non c'è nessun posto dove vivere se non nei cieli, e nessun modo di vivere se non il suo.

Per essere più precisi, essa non è adatta al clima rigido dei cieli. La più piccola creatura *completa* adatta a questo universo non è nessun pianeta senza sole ma una stella—un sole completamente sviluppato, un sistema solare il cui pianeta "vivente" è un puro e semplice organo. E persino quella stella dipende da tutti i suoi compagni nella nostra Galassia, e dall'Universo di galassie. Solo il Tutto è un tutto autentico, e pertanto completamente vivo. Così abbiamo scoperto quello che stavamo cercando—una gerarchia sovrumana degli insiemi e delle parti che si unisca a quella subumana. Ecco qui, a riempire nettamente l'intervallo al di sopra dell'uomo e a controbilanciare gli ordinamenti al di sotto di lui, esseri celestiali—planetari, siderali e galattici—in cui i ranghi più elevati significano più indipendenza raggiunta e più materiale "morto" riportato a vita. E in verità tutti questi livelli gerarchici si intrecciano, sono totalmente interdipendenti. La vita dell'uomo è la vita indivisibile dell'intera gerarchia, o non c'è per niente vita.

Questa visione dell'uomo è troppo teorica? Allora lasciateci imitare lo scienziato il cui compito è l'osservazione impregiudicabile di ciò che è dato (con un sguardo alla descrizione e previsione economica e al possibile controllo). Proviamo ad osservare l'uomo obiettivamente, per una volta. Che cosa siete voi precisamente, se esaminati in questo modo?

Che cosa facciamo di voi dipende dalla distanza. A circa un metro e mezzo di distanza vediamo un corpo umano, un po' più vicino una faccia. Ma la visione suerficiale non è sufficiente. I nostri strumenti ci riprendono sempre più da vicino, fino in posti dove troviamo tessuti, gruppi di cellule, una cellula in dettaglio, molecole giganti, e così via giù fino alle particelle. Questo per quanto riguarda la visione da vicino. Ora allontaniamoci da voi. Adesso troviamo, di volta in volta, una casa, una città, uno stato, un pianeta, una stella (il nostro sistema solare) una galassia.

Potreste obiettare che questi oggetti non vi assomigliano per niente. Naturalmente (rispondo io) sono molto diversi da voi come esseri umani. Ma questo solleva una questione. Siamo giunti alla nostra investigazione con una mente aperta riguardo a ciò che voi potreste essere. Possiamo prendere solo ciò che troviamo— cioè l'intera scala di creature dalle particelle alle galassie. E questo conferma la nostra conclusione che voi siete incompleti, non ancora voi stessi, finché non siete formati secondo questo stupefacente e stimolante disegno.

Di nuovo, potreste contestare, con una serie di ragioni, che la visione distale include così tante cose che *non siete* voi, ammesso che aggiungiate che la visione prossimale esclude così tante cose *di voi*, e la visione mediale è nell'insieme troppo superficiale. Ma di nuovo ciò solleva una questione. Chi siete realmente, realmente voi? Se la vostra indagine è seria non potete permettervi di ignorare nessun punto di vista del nostro materiale. Solo un'osservazione imparziale da ogni angolazione e distanza potrebbe rivelare la stupefacente totalità e tutta la sua metamorfosi.

Potreste rispondere che questo fondersi ed emergere, questa elasticità cosmica, benché reale per quanto riguarda il vostro aspetto fisico o esterno, non è reale per quanto riguarda il vostro "vero sé". Principalmente voi siete un soggetto, non un semplice oggetto. E come tali vi scoprite essere "solo umani, dopo tutto".

Per scoprire cosa sta realmente succedendo, stiamo ad ascoltare questo "vero" sé. Parlate di *questo* vostro poro cutaneo, di *questo* vostro organo, di *questo* vostro corpo, di *questa* vostra casa, di *questo* vostro distretto, di *questo* vostro stato, di *questo* pianeta, di *questa* vostra stella, di *questa* vostra galassia. Chiaramente ciò che è percepito come *qui* varia lungo tutto il percorso da questo dente che duole alla Via Lattea, e ciò che è percepito come *là* varia lungo tutto il percorso da tutti questi altri denti nella vostra testa a tutte le altre stelle nel firmamento. "Qui" e "là", "ora" e "poi", "veloce" e "lento", "presente" e "assente"—queste paroline ci tradiscono sempre. Faremmo bene ad ascoltarle e ad ascoltare il loro messaggio. Tutti coloro che possono parlare seriamente di galassie vicine e del lato lontano della stanza, di uomini vecchi in un nuovo mondo, di atomi giganti in una stella nana, è totalmente elastico oppure è fuori di sé.

Lungi dal prenderci in giro qui, il linguaggio sta solo sottolineando i fatti. Un uomo malato pertanto identifica se stesso con un organo del corpo tanto che i rimanenti sono trattati come alieni o persino ostili. Al contrario un uomo sano potrebbe identificarsi con la sua famiglia, o paese, o pianeta, o persino con la sua stella (testimone la popolarità di *Guerre Stellari)*, o con il suo Dio, tanto da pensare come se fosse loro, da essere ferito quando essi vengono feriti, da fare del loro bene il suo bene, da vivere e persino morire per loro, pensando poco al suo benessere personale. In effetti, chiunque manchi di tutti questi sentimenti espansi sarebbe un imbecille intellettuale e morale. L'idea del sé (non mi sto riferendo all'Unico Sé di tutti, alla nostra ultima Identità, ma a tutte le identità che sono inferiori ad essa)— l'idea del sé come qualcosa di costante , unico, permanente o altro non è in grado di sostenere la verifica. I fatti—che includono la prova della molteplice personalità, conversione religiosa, amnesia, telepatia, e così via, per non menzionare l'insolubile problema dell'individualità biologica—non hanno significato rispetto al sé privato e puramente puramente umano. Né lo ha questo lavoro mentale senza senso. Piuttosto il contrario, è pazzia. Nella misura in cui ci consideriamo separati dagli altri sé siamo fuori di mente e scoraggiati.

La verità è che questa illusione di un sé separato e l'illussione di un universo morto sono la metà di un tutto, segmenti di un circolo vizioso. L'universo sembra inerme perché a me pare di esserne fuori, e a me sembra di esserne fuori perché l'universo è morto. Finché la mente totale nell'uomo non si unisce al suo corpo totale—l'universo multistrato—egli non sarà se stesso e nemmeno l'universo. Ma quando alla fine essi coincideranno, questo corrisponderà alla sua immediata illuminazione e a quella dell'universo.

Appena raggiunto tale obiettivo, la sua mente elastica andrà ad incontrare il suo corpo elastico: *qui* e *là* crescono e si rimpiccioliscono insieme, il soggetto assume lo stesso grado dell'oggetto, voi ed io apparteniamo allo stesso livello gerarchico. E' un essere umano che accoglie un essere umano, una nave che saluta una nave, una stella che segnala (o cerca di segnalare) una stella. E proprio come non è una mano che allunga una mano per stringervi le mani ma è questo uomo che lo fa, così non è un uomo o una nazione che lancia una sonda spaziale per studiare Marte, ma è la Terra che lo fa. Essa è il nostro astronomo—non solo un uomo attrezzato per quel lavoro— per cui, in effetti, ecco l'enorme differenza tra l' "Io" in "Io vedo un uomo" e l'"Io" in "Io vedo Marte". Di nuovo quando il generale (prendete nota del nome) dice che *lui* aggirerà il nemico, è l'esercito che lo fa. E quando il fisico nucleare (prendete nota dell'aggettivo) dice che *lui* scinderà i nuclei di uranio, sono i neutroni che lo fanno. E comunque lui non si sente raggrinzito, non più di quanto il generale e l'astronomo si sentono rigonfi. Viene così naturale essere un momento minuti e il momento dopo enormi—salire e scendere lungo la scala della gerarchia cosmica, prendere forma come questo membro e poi come quello, improvvisamente e quando lo si desidera—tanto da non notare mai la trasformazione.

Per ritornare alla Terra, allora, abbiamo tutte le ragioni per celebrarne la vita. E' un aspetto immensamente importante della nostra stessa vita infinitamente elastica. Ma questo la rende particolarmente vulnerabile. Una parola è sufficiente per spazzare via questa grande ma sensibile creatura.

Per me (io parlo per la grande maggioranza dei moderni) dobbiamo solo decidere, a dispetto di ogni evidenza, se essa sia una sfera di roccia priva di vita, allora non importa quale arto prospererà, o quale occhio aprirà, o quale *Melodia Terreste* canterà—niente di ciò che farà ci potrà persuadere che essa è viva e scalciante. E perché? Perché essa è tutto per definizione, non suo. E' viva, e pertanto aliena o parassita. La vita *sulla* Terra non sarà mai la vita *della* Terra. Quanto ciechi possiamo essere? Trattiamo noi stessi così, e cosa siamo se non degli scheletri infestati da cellule? Esaminiamo con questo spirito l'organismo più vitale al mondo finché non lo conosciamo dentro e fuori e non troveremo altro che una serie di particelle. La Terra è uno delle più importanti e meno riconosciute vittime della nostra abitudine di riduzionismo. E' ora di ammettere che uno dei più significativi campioni geologici è il geologo.

E naturalmente il Sole—che prende vita come nostro Sistema Solare—ottiene lo stesso duro trattamento. Dobbiamo solo trasmettere la sua intera storia naturale alla fisica e all'astronomia (come se i suoi esseri umani e animali fossero innaturali e i suoi fiori artificiali) per ridurre questo dio stellare a polvere di stelle.

Un mito solare curioso come questo non spunta durante la notte. Anch'esso ha una storia naturale.

Per i nostri antichi antenati il Sole era semplicemente vivo, come lo siamo voi ed io, solamente più luminoso e divino. Ma gradualmente lo spirito animatore venne distinto e separato dal corpo consistente e trasformato in un dio o angelo che governano la palla infuocata del sole da fuori. Poi arrivò la scienza e ridusse i singoli spiriti stellari a leggi generali della Natura, a tendenze e forze. Finché, arrivando ai giorni nostri, persino questi resti spettrali sono visti come artificiali e soggettivi, e pertanto esorcizzati. I corpi celesti non sono più indotti o guidati nei loro corsi. Essi seguono la linea della minore resistenza. E mentre la vita e la mente solare vengono così sradicate, il corpo stesso viene fatto a pezzi e eliminato. Il colore, la luminosità, il calore e la bellezza del Sole vengono presi dall'oggetto osservato laggiù e trasferiti al soggetto che osserva qui, all'occhio dell'osservatore. Persino il suo apparente movimento attaverso il cielo è in realtà nostro. Alla fine, e proprio nel caso dovesse rimanere qualche povero residuo della nostra vittima, la fisica dissolverà la sua sostanza nello spazio, tratteggi qui e là con particelle imperscrutabili.

Ecco un caso di omicidio di tutti i tempi—niente di meno che un cosmocidio commesso per millenni, e che prosegue ancora quasi senza essere notato. Fortunatamente, tuttavia, è solo una storia, un pezzo di romanzo giallo solare. Perché possiamo disfarci della vita solare, spingendola dentro le nostre teste, solamente se le nostre teste fossero contenitori letali, oppure scappando con il loro contenuto in qualche altra stella. Tutto ciò che è successo, in effetti, è che la vita del nostro Sole ha subito uno spostamento interno. E certamente non se ne è andato. Piuttosto il contrario. Senza dubbio è solamente in conseguenza di questi morti ammazzati che una stella circondata da pianeti può alla fine risvegliasi a una vita totalmente auto-consapevole e al suo pieno potenziale. Dopo tutto, il nostro mito pseudoscientifico di un Sole senza vita deve essere visto come un mito solare piuttosto che puramente umano. In effetti, come uno stadio necessario nella storia naturale della nostra stella, e non come pura aberrazione. Solamente non confondiamo questo breve (molto breve, si spera) e in qualche modo assurdo episodio con l'intera storia.

E non confondiamo l'indifferenza rispetto a questa storia con la neutralità. L'universo che non viene visto come vivente è trattato come fosse morto. Non c'è nessuna via di mezzo, nessun rimanere in equilibrio fra due fuochi. Non possiamo evitare di prendere una posizione. In pratica, il rifiuto della vecchia immagine di un universo vivente corrisponde all'accettazione della nostra moderna rappresentazione di un universo virtualmente privo di vita, con le sue immense conseguenze rappresentate da quella anomalia cosmica chiamata umanità.

In sintesi, abbiamo scoperto che il nostro mito moderno, questa immagine del mondo che rinnega la vita che immaginavamo fosse scientifica, non è per niente tale. Invece, abbiamo scoperto che la scienza punta nella direzione opposta, verso qualcosa qualcosa di simile al vecchio ordinamento cosmico che culmina nel divino. Verso un universo simile a una cipolla invece che verso un universo simile a una patata.

Il risultato per voi e per me è tanto più di larga portata quanto più ci prendiamo cura di ottenerlo. Abbiamo già visto che, quando facciamo breccia nel muro che divide i nostri piccoli sé dalla gerarchia dei nostri sé più grandi, i muri tendono a cadere finché non raggiungiamo l'Unico Sé di Tutto. Questo è il primo passo che conta. Una volta che ammettiamo una qualche vita e mente al di sopra di quella puramente umana, abbiamo sempre più probabilità di trovare noi stessi, finché non raggiungiamo la Vita superiore, la nostra Mente totale, dove alla fine siamo nella nostra casa, e fuori non c'è nessuna creatura. Qui perdiamo noi stessi e troviamo Noi Stessi in un mondo senza morte le cui divisioni e opacità sono finalmente svaniti e dove ogni cosa è, in modo indescrivibile, senza peso, aperta e brillante.

Per alcuni di noi questo è piuttosto un segnale di pericolo. I nostri ego separati si difenderanno fino alla morte. Per altri, ecco un rinnovato invito per l'avventura più tosta e più avventurosa di tutte le avventure, il cui culmine viene chiamato in vari modi, risveglio, liberazione, illuminazione, il regno dei cieli, la visione beata, l'unione mistica. Numerose strade conducono a quell'obiettivo, e la strada che ho tracciato in questo capitolo non è certo per tutti. Per la mente molto occidentalizzata, tuttavia, la cui preoccupazione per secoli è stata la "conquista" della Natura, questo approccio è fortemente consigliato.

In ogni caso, per nessuno di noi, nemmeno per il più spirituale, esiste una liberazione puramente umana o personale che lascia fuori il mondo naturale. Non esiste nessuna cosa come la reale illuminazione che possa illuminare ogni creatura sulla Terra e nel cielo, anche se grottesca o remota o non amabile. Come potremmo iniziare a liberarci da tutte le parti dell'Uno in cui viviamo e ci muoviamo e siamo? L'illuminazione è cosmica o illusoria.

16. Una Visita Guidata del Paradiso

Lasciate che mi presenti. Sono un agente di viaggio e penso che voi abbiate bisogno di una vacanza. Bene, io sono agente per quella che è la vacanza più eccitante, incantevole, affascinante, rivitalizzante tra tutte le vacanze, e inoltre una che vi potete ben permettere. Questo opuscolo vi fornisce tutte le informazioni necessarie.

No, non sto scherzando, o prendendovi in giro. Non potrei essere più serio. Ciò che è in offerta non è niente meno che una visita guidata del Paradiso stesso. Soddisfazione garantita, o sarete rimborsati.

In tutte le epoche e paesi la gente ha sempre pensato che ci fosse un'altra terra, una terra felice e sana che curi e rimuova la miseria in questa terra. C'erano due ostacoli, tuttavia: i visti venivano emessi per pochi richiedenti, e persino questi dovevano aspettare una vita per ottenerli.

Ho una magnifica notizia per voi. Ora questi ostacoli sono stati superati. I visti sono stati aboliti, e questo bellissimo paese è completamente aperto a tutti i visitatori, dagli escursionisti giornalieri agli immigrati. Vero, ci sono delle condizioni per l'ingresso, ma possono essere facilmente ottemperate. Naturalmente tutto questo sembra troppo bello per essere vero. Un numero crescente di persone immagina che il Paradiso sia un paese delle meraviglie fittizio, un'Utopia. I testardi, forse ironicamente, vogliono sapere in quale direzione si stende questo paese, e quanto è distante, e con quali sono precisamente i mezzi per poterci arrivare, e così via. A loro io dico:

leggete attentamente questo opuscolo e troverete le chiare risposte a tutte le vostre domande.

Questa visita guidata è stata creata per accompagnare i membri del party in Paradiso, e una volta là, organizzare un'esplorazione della sua topografia e dei suoi panorami degni di nota. Per guidarci e incoraggiarci là sul posto ci saranno esperti che ci indicheranno che cosa guardare. Che cosa ne faremo di tutto questo, naturalmente, dipende da noi.

Presumo che abbiate fatto la prenotazione per la visita.

Essa si svolge in quattro fasi che dovete avere ben chiare sin dall'inizio.

Prima di tutto, prendete nota e ottemperate alle semplici e tutt'altro che onerose condizioni di ingresso al Paradiso. In seguito, fate il vostro viaggio, con il veicolo a vostra scelta. Poi, essendo arrivati in orario (vi richiamiamo alla puntualità), vi potete guardate in giro e apprendete ogni aspetto del posto. Ora arriva il grande momento della visita. Voi, sì voi personalmente siete invitati a Palazzo per incontrare il Re. Infine, sarete voi a decidere, alla luce di tutte le vostre impressioni e scoperte, se fare regolare domanda di cittadinanza, o se è meglio tornare a casa. A quei clienti che preferiscono tornare indietro faremo la seguente domanda: "E' veramente a casa che tornate o si tratta di un semplice alloggio, ed è realmente un bene o un male? Perché non prenotare ora e una volta per tutte le nostre visite guidate del Paradiso?"

Inoltriamoci, un po' più nel dettaglio, in queste cinque fasi.

Condizioni di Ingresso

Ad essere precisi, gli adulti non sono ammessi. Tuttavia, a loro è permesso di entrare purché si lascino andare e ritornino all'infanzia. Questo è un requisito necessario. Questo perché, finché non sono in grado di vedere ciò che vedono, invece di ciò che gli adulti e il loro linguaggio dicono loro di vedere, il Paradiso sarà a loro invisibile. Il Paradiso non ha nessuna utilità per l'intricata rete di barricate e recinsioni, installate qui dal Dipartimento del Far Credere Sociale e delle Finzioni Convenienti. Tutti in Paradiso devono essere liberi di seguire qualunque cosa trovino e in qualunque direzione, e di avventurarsi da tutte le parti senza restrizioni.

Tutti i paesi, naturalmente, hanno delle regole riguardo a ciò che potete o non potete portarci dentro come per esempio le armi da fuoco. Alcuni, l'Australia per esempio, vi danno una spruzzata prima di lasciarvi entrare. I requisiti fisici per entrare in Paradiso sono contemporaneamente molto più drastici e molto meno problematici. Scoprirete che ci si prende cura di tutto alla frontiera, in modo talmente indolore e talmente discreto che voi difficilmente noterete ciò che vi sta accadendo. Quella scoperta—così stupefacente—accade più avanti nel vostro programma di visita.

Vi assicuro, tuttavia, che in questo paese sarete accolti a braccia aperte.

Il Viaggio

Questo viaggio che state per fare è sia reale, sia fisico, tanto quanto qualsiasi altro viaggio abbiate fatto in tutta la vita, e immisurabilmente il più importante di tutti. Su questa base esso ha una direzione piuttosto definita, o una rotta di tot gradi. Stabiliamo le misure, proprio ora.

Puntate avanti dritto. Continuate a farlo.

Ora state puntando nella direzione di un certo paese. (Se per caso vi accade di trovarvi negli Stati Uniti state probabilmente puntando verso il Canada o la Gran Bretagna o il Messico o il Giappone. Se vi trovate in Europa punterete probabilmente verso qualche paese vicino. E così via.) Ma in che direzione si estende il Paradiso? Ve lo dirò precisamente.

Esso sta nella direzione opposta rispetto al vostro dito che sta indicando. La sua rotta è di 180°—né 170° o 190° ma 180°—a partire dalla direzione indicata dal dito. Allora, con l'altra vostra mano, siete pregati di indicare il Paradiso.

Bene, quindi, sappiamo esattamente dove siamo diretti.

Quanto lungo è il viaggio? Anche a questa domanda c'è una riposta pronta e precisa.

Quanto dista da voi quel dito che indica verso l'interno? Guardate e lo vedrete. Per me è poco più di un piede, o 30 centimetri. Non è un lungo viaggio, e considerata la natura esotica di questo paese... alla fine...troverete veramente il Paese delle Meravigle!

Con che mezzo faremo questo viaggio eccezionale? Beh, ne abbiamo disonibili circa una ventina al momento. Molto vari nella struttura, sono tutti confortevoli e fidati (guardate l'altro nostro opuscolo di viaggio per i dettagli completi), ma il più comodo in questo preciso istante appare essere niente altro che quel vostro dito che indica verso l'interno. Voi sarete il suo conducente. Vi prego di dirigerlo lentamente, con grande attenzione, verso il punto che di solito voi chiamate faccia. Fino alla fine...

Guardate voi stessi. Qui, in base al vedere, possiamo dare più di un'occhiata alla spaziosità del Paradiso...

Un giro facile! E quanto ci vuole per compiere tutto il percorso per il Paradiso? Tre o quattro secondi, al massimo. Il che è molto vantaggioso se comparato alle prestazioni delle ultime navicelle spaziali, per non menzionare il Concorde, nei loro viaggi in regioni minori.

Il Paese

Guardate voi stessi. Qui c'è il vero Grande Paese, comparato con tutti gli altri che sono piccoli. Una delle prime cose che i visitatori sono soliti notare è che *visibilmente* questa terra si estende all'infinito e, infatti, non ha nessun genere di confini.

Ciò che rende possibile l'essere sicuri di questa infinita assenza di confini è la perfetta chiarezza dell'aria del Paradiso. Non ci sono nebbie, non veli atmosferici che oscurino le distanze lontane, niente di quel chiaroscuro al quale mirano i paesaggisti. Non stupisce che Tommaso da Kemis chiami il Paradiso "il Paese dell'Infinita Chiarezza"!

Infatti, il terreno del Paradiso è talmente vuoto e nudo che chi lo conosce bene lo ha definito un immenso deserto. Ma non lasciate che questo vi scoraggi. E' ugualmente vero che lo scenario è magnificente e molto più vario di quello di qualsiasi altro paese—e questo per una ragione molto semplice. Mettiamola così. Il Paradiso attira e include tutto lo scenario del mondo. Apre i più ampi e magnifici battenti su tutti i paesi della Terra. E' fornito delle più grandi finestre panoramiche che esistano, senza infissi, senza vetri, senza alcun granello di polvere. Le persone sono solite credere che il Paradiso guardi *in basso verso* il mondo, in tutti i sensi. Guardate voi stessi. Penso che scoprirete che *guarda fuori verso* il mondo. Già potete vedere, immagino, che l'immensa Vacuità indicata dal vostro dito indice è piena zeppa della scena, della parete che sta davanti, dei mobili della stanza, e così via.

E non solo assolutamente piena ma anche assolutamente unita ad essa. Ben lungi dall'essere separato, il Paradiso si apre talmente all'esterno verso la terra che esso è in realtà più Terra della Terra stessa. Vi dirò perché. Mentre la Terra non ha spazio per il Paradiso, e i suoi abitanti non hanno spazio uno per l'altro, il Paradiso trova sempre spazio per la Terra e per tutte le sue creature. Sulla Terra, ogni osservatore, avendo diviso il mondo in due parti—lui stesso e ciò che lui osserva—non è in grado di vedere il mondo così com'è. In Paradiso non c'è una tale divisione e il mondo—ora molto diverso—è visto veramente come un tutto. Il Paradiso scompare in favore della

Terra, dà la sua vita per la Terra, accogliendo ogni dettaglio, triviale o sordido. In Paradiso troverete voi stessi così aperti, così fatti per amare che l'amore vi arriva naturalmente.

Molti anni fa un nostro cliente fece questo schizzo del suo corpo paradisiaco:

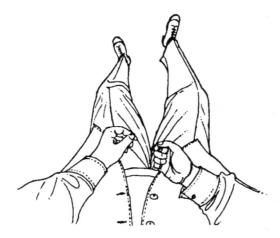

Notate qual'è la parte in alto e che cosa manca. Lo si potrebbe intitolare la Resurrezione del nostro Corpo. Sì, ha un senso, ma per dargli un senso voi dovete essere in Paradiso.

Là, scoprirete molti modi in cui la vostra vita come corpo paradisiaco differisce dalla vecchia vita nel vecchio paese. I colori tendono ad essere più brillanti, le forme a risultare più armoniose, i suoni, gli odori e i gusti a cantare estaticamente le lodi del Paradiso. Ma il lato positivo più bello è che essendo morti (senza accorgervene) alla frontiera del Paradiso, non potete mai morire di nuovo—essendo la decapitazione il più certo e sbrigativo di tutti i metodi di esecuzione.

Sì, come ho detto, certe importazioni in Paradiso sono proibite. E le principali sono le teste. Voi dovete lasciare le vostre dietro di voi mettendole da parte alla dogana della frontiera.

Da qui il detto del Paradiso *Perdi la tua testa e trova il tuo cuore, o Lascia che il centro di gravità scenda nel tuo cuore e nella tua pancia.* Un'altra importazione strettamente proibita sono gli orologi di qualsiasi tipo. Ecco come funziona la proibizione. Stendete il vostro braccio verso l'esterno con il vostro orologio da polso bene in vista. Guardate la seconda lancetta che con il suo ticchettio segna il passaggio del tempo. Leggete che ora è là fuori, a trenta centimetri dal Paradiso. Ora portatela lentamente avanti e guardate che cosa succede nel percorso. Osservate il momento in cui l'orologio non mostra nessuna ora, e il momento in cui l'orogolgio stesso svanisce. Le norme di frontiera del Paradiso sono così efficaci. Il Paradiso è Ora e senza tempo. Qui godi di vita eterna, invece di quel futuro senza fine che è un sogno privo di significato, se non un incubo.

In Paradiso trovi pace e riposo perfetti. Non che manchi lo spettacolo di ogni sorta di movimento. Tutto il movimento e il trambusto frenetico del mondo è esposto e imperniato sull'immobilità del Paradiso. Anche questo lo potete già vedere molto chiaramente quando fate quel percorso di 30 cm. verso casa e iniziate a girare sul posto. Guardate e vedrete che è il mondo dal quale venite e non l'Altro Mondo dove dovete andare che sta sfrecciando in tondo.

Bene, potrei andare ancora avanti. Ci sono infinite scoperte da fare nel Paese della Chiarezza Eterna. La mia proposta, a questo punto, è di stuzzicare il vostro appetito per il banchetto che vi aspetta.

Tutte queste scoperte, tuttavia, non sono nulla se confrontate con il raggiungimento del loro apice, che è il vostro incontro con il Re.

Il Re

Riguardo a questo incontro non posso dire molto: è essenzialmente un'occasione personale e privata. Tuttavia, coloro che hanno fruito di molte udienze con Sua Maestà hanno lasciato delle indicazioni di come va avanti. Essi dicono che egli è così gentile e così accogliente e così amorevole che è più simile all'unione di due esseri che l'incontro di due esseri. O piuttosto, è la profonda realizzazione che, a parte il Re che è l'Essere stesso, voi non avete assolutamente nessun essere. In base a questo Egli vi dà un nuovo nome, il vostro vero nome che non è altro che il Suo nome.

Paradiso è essere Lui. Non ci sono parole che possano iniziare a descrivere la benedizione di quella identità finale.

Questo è per vostro incoraggiamento, non ci dovete credere. Venite in Paradiso e testate la sua verità.

Dipende da Voi

Il fatto è che, ammesso che facciate quello che vi ho chiesto di fare e che facciate quelle piccole escursioni, voi ci siete già. Questo volantino non è, dopo tutto, una normale pubblicità ma esso include una visita lampo alla destinazione pubblicizzata. Siamo super generosi senza dubbio, ma pensiamo che sia una buona cosa negli affari. Prima di prenotare il viaggio, i nostri clienti potranno avere un'idea piuttosto chiara di ciò che sono.

La domanda che vi faccio è: ne avete abbastanza di questo posto, o lo volete ancora? La vostra prima impressione vi incoraggia ad effettuare delle visite frequenti, per mezzo di vari tipi di veicoli per scoprire quale preferite? Se è così, noi siamo a vostra disposizione.

E, nel caso stiate proprio pensando di richiedere la cittadinanza del Paradiso, permettetemi di assicurarvi che questo non vi separerà della Terra. Esattamente il contrario. Come ho detto, il Paradiso è più Terreno di quanto lo sia la Terra. Lo scenario del Paradiso è lo scenario della Terra vista come realmente è. Il che vuol dire, acceso e profondamente trasformato nella Chiara Luce del Paradiso.

17. Prosperità, Architettura, e Come Far Fronte all'Imprevisto

Io ho studiato per diventare architetto e sono rimasto tale fino a che non sono andato in pensione a sessant'anni. Benché la pratica dell'architettura sia sempre stata virtualmente la mia unica fonte di sostentamento, non è stata la mia reale chiamata. Non ci ho mai messo il mio cuore in questo. Grazie a Dio e grazie a qualcosa di simile a un miracolo di quarant'anni, sono infatti riuscito a mantenere il mio lavoro in modo da avere una vita rispettabile grazie ad esso—devolvendo senza dubbio la maggior parte del mio tempo e della mia energia al Suo lavoro..

Non c'è bisogno di spiegare di che lavoro si tratta. Ogni capitolo di questo libro è una versione di quella semplice comprensione che condivido in giro per il mondo con coloro che sono interessati, e di cui godo e sulla quale medito e scrivo mentre sono seduto a casa.

Non posso pensare a un lavoro più gratificante o intrigante di questo mio vero lavoro. Esso mi porta in cinque continenti e mi coinvolge intimamente in grandi e piccoli gruppi che hanno a che fare con filosofia, psicologia, religione, meditazione e con i più strani miscugli di tutte e quattro. Per quanto riguarda le persone che incontro e con le quali lavoro—alcune delle quali diventano veramente dei carissimi amici—esse coprono una vasta gamma della condizione umana. Sì, è così, ve lo posso dire, una vita piena di avventure e di sfide, imprevedibile, fatta apposta per mantenerci semre all'erta.

In questo capitolo voglio citare due esempi di questa imprevedibilità, dei contrattempi e delle crisi che vengono sempre fuori, e del come fronteggiarli. Storie vere di come questo estremismo dell'uomo diventa, come si dice, opportunità di Dio.

Due anni fa mi capitò di trovarmi a Vancouver. Con mia in sorpresa fui inviato a tenere il sermone della Domenica mattina laddove si teneva un seminario di cui non conoscevo pressoché nulla. Tutto quello che mi era stato detto era che la Chiesa era "bianca" e "vagamente evangelica" e che la funzione si teneva in una sala presa a noleggio e non nel normale edificio di una chiesa. Avevo previsto una ventina di vecchie signore in lungo, vestite di nero…di cui una avrebbe suonato una fisarmonica stridente in un capanno da giardino agghindato in modo pacchiano. Non una prosettiva molto promettente! Ma, come sempre, accettai, sulla base del principio del non-si-sa-mai. Almeno avrei potuto parlare di quello che mi piaceva.

Non si può proprio mai sapere. La sorpresa che mi aspettava all'arrivo mi ricordò chiaramente la necessità di una mente aperta e di essere pronti a qualsiasi cosa. La sala si rivelò essere vasta come una stazione ferroviaria, affollata e molto rumorosa. Su una grande piattaforma centrale si stavano dando da fare varie ragazze pon pon (che non sembra il termine appropriato per definirle) e cantanti, orchestrate da una esuberante ed elegante pastore donna. Io fui fatto sedere dietro la piattaforma ad aspettare il mio turno.

I membri della congregazione si stavano tenendo per mano, battevano i piedi, ondeggiavano, battevano le mani e cantavano al massimo delle loro voci. La donna pastore si stava esibendo nell'improbabile impresa di dirigere l'inno e saltellare in giro alla piattaforma in ciò che sembrava essere un'estasi calcolata. La funzione (se si poteva definire tale) doveva essere udibile a un isolato di distanza.

Non la mia scena, stavo dicendo a me stesso, mentre stavo là seduto. Che cosa avevo da offrire a questa folla eccitata? Che possibilità avevo di calmarli finché fossero stati in grado di accogliere il mio messaggio? Tutto ciò che avrei potuto fare, quando sarei stato chiamato, era di andare nel vuoto, di stare in piedi sulle mie gambe posteriori ed ascoltare con interesse qualsiasi cosa stesse uscendo dall'altro lato di me. Pregai—Oh come pregai!—per essere guidato.

E l'aiuto mi arrivò, con una vendetta. Non avrebbe potuto essere più preciso o più sorprendente. Per non dire allarmante. Il pastore donna, avendo portato la routine della canzone e della danza ad una conclusione in crescendo, ed essendosi calmata un po', richiese delle testimonianze dalla platea. Un uomo giovane si alzò prontamente in piedi e descrisse come era stato minacciato da un creditore infuriato che gli aveva imprestato duecento dollari. Preso dalla disperazione aveva pregato. Ed ecco! un assegno precisamente per quell'importo gli era arrivato nella posta poco dopo. Si sedette tra le acclamazioni e gli applausi. Seguirono altre diverse testimonianze, la maggior parte di carattere finanziario e alcune mediche, comunque risposte a delle preghiere. Dio stava iniziando ad apparire come un incrocio tra un bankomat e un medico di famiglia oberato di lavoro.

E poi la notizia bomba! La signora mi presentò come l'oratore di quella mattina, che avrebbe dato un'indicazione sulla...

PROSPERITA'! La prosperità che riguarda voi. La proserità che riguarda tutti gli argomenti. Ecco l'ultimo degli argomenti di cui avrei voluto parlare. Quello che avevo da vendere costava al cliente l'intera Terra, la sua stessa vita. La povertà ora…quello sarebbe stato l'argomento ideale. Ingenuamente, avevo contato sull'avere carta Bianca nel presentare il mio caso, nel condividere ciò che ero pronto a condividere.

Bene, ed ecco questo fratello salito su quell'alto pulpito, la sua mente un Vuoto, in attesa che l'applauso scemasse, in attesa di sentire ciò che sarebbe venuto fuori dal Vuoto.

Dopo una lunga pausa—stavo cominciando a chiedermi se sarebbe emerso qualcosa—sentii me stesso testimoniare che anche io volevo essere benestante, prospero, ricco, in realtà molto ricco. Un ricco felice, non un ricco miserabile, o un ricco suicida, come così tanti di quei miliardari e altre persone di grande successo di cui si legge. Qual'è l'utilità (volevo sapere) della così detta prosperità che ci lascia deperiti e in bancarotta nel cuore? Mi è stato detto che il tasso dei suicidi tende a *salire* con il così detto standard di vita. Eppure, eppure—anche io, come ogni altro essere umano sano, voglio essere benestante. Come? Questo è il problema.

C'era certamente un silenzio in quella sala, e non pareva molto cordiale. Impassibile, tuttavia, mi ritrovai ad andare avanti a dire che, non importava quanto soddisfacente fosse il nostro saldo in banca , o quanto valore avesse il nostro portafoglio di investimenti, essendo tutto questo noccioline in confronto alla genuina ricchezza che conferisce felicità, che sta aspettando e sta pregando di essere reclamata. Passando a quella cosa che vale meno di un pugno di noccioline, essa rappresenta una chiara mancanza di imprenditorialità, una chiara riprova di uno stile di vita basato sull'avarizia e sulla tirchieria. A dire il vero, i Rockefeller e i Getty del mondo sono degli sconsiderati, l'avarizia è nemica della saggezza. Poveri magnati! Chi vuole iniziare a viaggiare lungo la loro strada verso questa specie di prosperità?

No grazie! La semplice verità è che ce n'è solamente uno che è ricco, ricco totale, felicemente ricco. Non il ricco che puzza ma il ricco profumato. E costui è il Creatore, il Prorietario, il Sostenitore e il Consumatore di tutte le cose. Del Signore è la Terra, e tutto ciò che essa contiene. Nel qual caso la nostra migliore e veramente unica speranza di essere un po' contagiati dalla Sua ricchezza è di stare il più possibile vicino a Lui. E se aggangiassimo il nostro minuscolo vagone alla Sua Stella, sperando di essere di tanto in tanto spruzzati di polvere di stelle?

In effetti, c'è un modo infinitamente molto più sicuro, diretto e soddisfacente di attaccarmi a Lui. Ed è essere Lui. Sparire in favore dell'Uno che è più me di me stesso. Si parla di salvezza qui? Beh, io dico che essere salvati è essere Lui. Inoltre, questa suprema Identità, ben lungi dall'essere un impossibile e difficile raggiungimento, diventa lo stato più ovvio e naturale che si possa immaginare, una volta che abbiamo girato la nostra attenzione e guardato dentro?

Il silenzio di tomba che accolse queste dichiarazioni non avrebbe potuto essere più eloquente. Tra le altre cose diceva che io non ero il loro predicatore favorito e che sarebbe stato sciocco contare sul fatto di essere invitato molte altre volte a ritornare!

Naturalmente cercai di assicurare loro che tutto ciò che avevo detto aveva origini profonde nella tradizione e risiedeva proprio nel cuore di tutti i grandi insegnamenti mistici. Ognuno di noi non è nient'altro che il tempio del Dio Vivente. E naturalmente—ancora più importante—invitai la congregazione a non credere nè a me né alle scritture né a nessuna diceria ma a sperimentare personslmente la verità del loro messaggio veramente glorioso. Tutto quello che dovevano fare (assicurai loro) era dare un'occhiata—con l'aiuto del ditto indice che indicava dentro—a Ciò da cui stavano guardando fuori. Alla loro vera Natura al centro come Capacità, consapevole Capacità per qualsiasi cosa venisse offerta. Al contempo Nulla e Tutto, e pertanto totalmente povera e totalmente ricca. Alcuni nelle file davanti fecero questi piccoli esperimenti che avevo pregato loro di fare. Il resto, rigidamente congelati, seduti con lo sguardo fisso.

Il silenzio mentre ritornai al mio posto nel retro della piattaforma fu assordante.

Una colletta, alla quale tutti erano invitati a contribuire a seconda delle loro possibiità, concluse la funzione.

Non fu per me uno shoc il fatto che non mi fosse stato offerto nemmeno un cent da quella borsa di raccolta delle offerte a rimborso delle mie spese viaggio, o una tazza di té, o detto un grazie da parte della donna pastore. Ella sparì senza lasciare traccia all'orizzonte.

Nè mi meravigliai nell'aver trovato ad attendermi fuori all'uscita tre brillanti stranieri che mi assicurarono con dei grandi sorrisi e abbracci che essi erano arrivati al punto, e che Caverna di Aladino avevo loro aperto, e come le loro vite sarebbero sicuramente cambiate da quel momento in poi.

Che mancanza di fiducia e che pura stupidità da parte mia (riflettei) nell'immaginare che stavo perdendo il mio tempo uscendo di strada per offendere un sacco di cittadini meritevoli. Che importanza poteva avere se solo tre su trecento mi avevano ascoltato? In questo mio lavoro non c'è nessun motivo di contare le teste. Dio ha un altro modo per fare i conti. Visibile o invisibile, il Suo lavoro non fallisce mai. I semi di Dio sono stati seminati in ogni cuore in quella sala. E proprio come un seme di mela crescendo diventa un melo, così i semi di Dio crescendo diventano Dio. Anche se fossero rimasti incistati e incapsulati per secoli , essi avrebbero potuto contare sul loro nascere in qualche modo, da qualche parte, in un dato momento.

In breve, non si trattava di una situazione imbarazzante da affrontare in qualche modo, ma di una splendida opportunità da cogliere.

Il mio secondo esempio di come nel mio lavoro possa presentarsi l'imprevisto, di come il peggio possa trasformarsi nel meglio, accadde a Honolulu. Stavo con alcuni amici che avevano organizzato un certo numero di conferenze per me in città e in campagna.

Ritornando opportunamente a uno di questi eventi, tra più remoti, trovai ad aspettarmi una trentina di persone entusiaste. Il presidente mi presentò molto carinamente come l'architetto britannico Sig.

Harding, che avrebbe parlato loro, naturalmente, di architettura britannica! Architettura Britannica Moderna.

Sì, c'era stata una madornale mescolanza. Che cosa fare? Si presentavano tre alternative. Potevo spiegare che, purtroppo, sapevo poco di come l'architettura Britannica differiva da quella degli altri paesi, e che comunque io non mi occupavo più di architettura. Per poi andare avanti ad offrire le mie scuse abiette a causa dello stupido equivoco che a un certo punto si era prodotto e andarmene via. La via più ovvia e sensata, potreste supporre voi. In alternativa avrei potuto indossare la maschera e bleffare riguardo a ciò che sarebbe stata la più incompetente e noiosa di tutte le conferenze, riguardo a questo argomento o a qualsiasi altro. Un inferno per loro, peggio ancora per me. Alla fine, avrebbe potuto accadere solo un miracolo, e un miracolo che non avrebbe dovuto essere ordinario. Mi si sarebbe dovuto presentare un modo genuino e privo di ogni minimo compromesso che doveva riguardare contemporaneamente l'argomento che loro erano venuti ad ascoltare, e l'argomento totalmente diverso del quale io ero venuto a parlare. Si sarebbe dovuto fare in modo che, di fatto, i due soggetti non si rivelassero essere così contrastanti bensì profondamente complementari, e che sia il pubblico che l'oratore rimanessero soddisfatti. Una convergenza impossibile, un miracolo quasi impensabile, avrei pensato.

Così avevo pensato io. In effetti, ne ero certo.

Poi mi ricordai che il grande segreto della vita, il grande know-how, è non sapere, è non capire. Essere, precisamente, al limite, che è l'inizio del Limite dell'Uno che realmente, realmente sono. Lui come può mantenere il contollo per così tanto tempo mentre io sono determinato a restare aggrappato a quella parte piccola di me?

Dopo aver perso quasi la memoria, appoggiandomi alla Risorsa che non mi ha mai abbandonato, udii me stesso rivolgersi a quegli amici Hwaiani grosso modo come segue.

Presumo che, alla fine di questo incontro, ritornerete a casa a quella casa che, benché simile a quelle dei vicini, riconoscete senza ombra di dubbio come la vostra. Permettetemi di presumere, inoltre, che per una volta indulgerete sul cancello del giardino, prendendo dentro di voi (spero amorevolmente e come se fosse la prima volta) la prospettiva frontale, notando la forma, il numero e la disposizione della finestre, la porta d'ingresso, e così via. Questo è importante, perché è la parte frontale che presentate al mondo.

Esaminato da dove vi trovate voi, all'esterno, e puramente sulla base dell'evidenza, non c'è nulla per dire a qualcuno cosa c'è dentro. Le tende e i riflessi nel vetro impediscono alle persone di vedere dentro. Perché la parte esterna può dire il contrario in questo momento rispetto alla parte interna dove ci potrebbe essere un ammasso tale di mobili da non lasciare neanche un centimetro libero da occupare. Quale parte interna? ci si potrebbe anche chiedere. In effetti, *dando credito solo a ciò che si può realmente vedere,* si potrebbe anche scoprire un oggetto solido e non cavo.

"Basta con queste cose senza senso!" posso sentirvi dire, "Non ho bisogno di nessuno che mi dica di guardare dentro, non sono uno sfollato tagliato fuori dalla mia casa e dalla mia famiglia. Io faccio parte di ciò che è là." All'improvviso avete dissipato l'ultimo dubbio latente scendendo lungo il vialetto del giardino, aprendo la porta di ingresso ed entrando nello spazio il cui nome appropriato è il vostro Soggiorno. Guardandovi tutto intorno e mettendovi a vostro agio qui, non potete fare a meno di notare quanto radicalmente differente sia lo spazio vuoto all'interno della vostra casa rispetto allo spazio esterno pieno zeppo, e quanto poche e inattendibili siano le prove che la prospettiva frontale apparentemente solida dà riguardo allo spazio che include. I visitatori della mia casa in Inghilterra frequentemente si stupiscono di quanto ingannevole sia l'esterno. L'interno si rivela essere molto più spazioso di quello che si sarebbero aspettati. (Infatti, il mio princiale scopo nel disegnare la casa era stato—per mezzo di specchi posizionati in modo strategico, angoli che non si vedono in giro, e grandi open-space—quello di spremere un quarto di gallone dentro un contenitore da una pinta, come dice il detto.) E non c'è nessuna sorpresa, naturalmente, l'esterno persino delle case più standardizzate e convenzionali è così diverso dal loro interno—in caso di importanti modifiche proprio l'opposto. Perché? Per la semplicissima ragione che il primo è fatto per essere guardato mentre l'ultimo è fatto per guardare fuori. E perché il compito del primo è quello di includere e di murare lo spazio, mentre il compito dell'ultimo è di aprire lo spazio. Il primo fornisce una solida facciata pubblica al vostro Soggiorno privato, mentre l'ultimo fornisce il Soggiorno stesso.

Naturalmente, è vero che le finestre e le porte che figurano all'esterno figurano anche all'interno. Ma le similarità finiscono proprio lì. Il resto è contrasto.

Fin qui, tutto questo potrebbe sembrare come un'accurata rivelazione dell'ovvio. Sono d'accordo, ma aggiungete che sono le cose ovvie della vostra vita ad essere le più trascurate e sottovalutate. Abbiate pazienza con me mentre continuo per un po' sulla stessa linea.

Nascosto in questa vostra casa, un misterioso straniero. Un curioso straniero autonomo, che si è accasato dentro i suoi stessi locali. Una creatura accasata molto comodamente, in qualcosa di simile a una lumaca o a una tartaruga.

Mentre il vostro carapace esterno (di mattoni, tegole, vetri e così via) era forte, rigido e senza peli, i suoi spazi vanno dal duro al floscio e dal liscio al peloso. Egli fa sfoggio di una porta d'ingresso che, invece di oscillare, si apre su e giù nello stile del ponte levatoio di un castello. Inoltre, due finestrelle, una per ogni lato del ponte levatoio, munite di saracinesche che sono chiuse di notte e che vengono frequentemente chiuse e aperte durante il giorno. Per quanto riguarda la forma generale del suo alloggio, esso non è rettilineo come i vostri ma arrotondato come il guscio di una lumaca. Il suo è uno stile architettonico veramente molto diverso. Lo potreste definire Curvilineo Classico. Ha finestre, porte, tetti di paglia di ogni tipo, colonne e ali di tutti i tipi, e spesso è splendidamente bello.

Rimangono tre considerevoli differenze. La casa di questa creatura si costruisce da sola, si automantiene e si autoripara da dentro. E' notevolmente flessibile. E'mobile. Lo è così tanto che potreste paragonare la vostra casa a un elegante garage per qualcosa di simile a un Camper.

Chi è questo straniero energetico e bello in mezzo a voi, questo ospite non invitato (sicuramente non un parassita) che si sente così libero in casa vostra?

Non serve a nulla andare ancora avanti con questa finzione. Lungi dall'essere uno straniero, egli è la vostra personale incarnazione, la vostra stessa carne e il vostro stesso sangue. E' la sua locazione, la sua architettura che stiamo sommariamente esaminando dal lato più distante della stanza, proprio come avevamo esaminato la vostra abitazione di mattoni e malta dal punto più distante del giardino.

C'è bisogno di dire che anch'esso ha una parte interna, il posto al quale si accede grazie all'apertura della saracinesca, il posto che in qualche modo viene illuminato da quelle due finestrelle? Anch'esso è fatto per essere abitato. Ovviamente, anch'esso è fatto per guardare fuori, e non solo per essere guardato. Voi vi fate parte. E' fatto per essere abitato. Non abitate il vostro giardino che contempla la vostra facciata di mattoni e malta, né—se avete un po' di buon senso— abitate il vostro Soggiorno che contempla la vostra faccia di carne e sangue. No, voi vi trasferite direttamente dentro. Raggiungete l'altro lato di quella faccia. Prendete possesso della vostra casa-dentro-la-vostra-casa, così siete doppiamente accasati. Una sistemazione molto ordinata e desiderabile.

Ma, aspettate un attimo. Vi trasferite *davvero* dentro? Realmente e per davvero, *consciamente*, prendete lì la vostra residenza? Me lo chiedo.

Il fatto sorpendente è che molto probabilmente non lo farete. E' fin troppo facile soffiare via, o rimandare a un tempo indefinito, la data della presa di possesso, sulla base di una vaga e non esaminata supposizione che tutti quei tabelloni vividamente illustrati e tutti quei libri di anatomia (per non parlare delle informazioni riguardanti le autopsie condotte negli obitori) rivelino che questa vostra casa interiore è bloccata da solidi organi che non lasciano assolutamente nessuno spazio per il vostro Soggiorno. Certamente sembra che la vostra casa di base sia talmente rifornita di tutti i congegni di cui avete bisogno o di cui potreste avere bisogno che voi siete spinti fuori, una specie di sfollati che vivono letteralmente una vita eccentrica. La possibilità che voi, sì voi, come prima persona Singolare, siate unici e non simili a quelle Seconde e Terze Persone—che, in sorprendente contrasto rispetto a loro, siate piuttosto cavi e in possesso di tutti i Soggiorni del mondo—potrebbe benissimo non essersi mai presentata. Non per mancanza di rispetto nei vostri confronti. Salvo rare eccezioni, l'illusione universale umana—un credo talmente preso per garantito che nessuno pensa di spiegare—è che fisicamente (ripeto fisicamente) non ci sia nessuna differenza tra la Prima Persona Singolare e il resto delle specie. Che, in breve, uno sia riempito da cose come lo sono loro.

Nel breve tempo che mi rimane, voglio mostrare quanto folle sia questo credo. Voglio deporre davanti a voi, in linea di massima, la prova della vostra assoluta unicità per quanto riguarda tutti i più importanti aspetti e in particolare per l'immensità immacolata che vi aspetta nella vostra casa-dentro-la-vostra-casa, e quanto sia facile trasferirsi dentro di essa.

Per chiarezza suddivido le mie argomentazioni in quatto sezioni:

1. Tradizione
2. Guarda Tu Stesso
3. Di ritorno a casa
4. Il Test Pratico

1. Tradizione

La Filosofia Perenne—vale a dire le grandi tradizioni mistiche che risiedono, più o meno nascoste, nel cuore dell'Induismo, Buddismo, Taoismo, Giudaismo, Cristianesimo e Islam—sono d'accordo su due asserzioni di base. (a) Che interiormente, al centro e essenzialmente, voi siete un'immensa Chiarezza che si può chiamare con molti nomi: Spirito, Vacuità, il Regno dei Cieli, il Tempio di Dio, Spazio, Trasparenza, Capacità, Non Cosa presente a se stessa come Non Cosa, Vuoto Senza Confini…I termini sono molti e vari, la loro provenienza è una e la stessa. Visti da dentro (dicono) siete più vasti e chiari e più aperti del cielo senza nuvole. (b) Che il vostro benessere consiste nel guardare fermamente dentro ed essere Quello che vedete. Godere e vivere consciamente da questa visione della vostra Vera Natura è essere salvi, liberati, illuminati, risvegliati. Salvati dalla morte e da tutto il male, liberati dalle catene che ci legano, illuminati rispetto alla vostra Identità, risvegliati dal vostro lungo sonno. Nuovamente, il linguaggio differisce da tradizione a tradizione, ma la provenienza generale è la stessa. Sarebbe meglio per voi guardare dentro e prendere sul serio ciò che trovate, se no…

Io penso che sarete d'accordo che una dottrina così universale e antica, e che ora sta diventando più forte che mai, è improbabile sia solo un sacco di stupidaggini, pura illusione con di fatto nessun fondamento. Proprio come minimo chiede di essere testata il più onestamente e totalmente possibile. Se c'è un'ipotesi che richiede il più energico esame, è questa, è proprio questa.

Il passo successivo è ovvio. Date solo un'occhiata, immediatamente, per conto vostro.

2. Guarda Tu Stesso

Per dissipare quei dubbi in agguato, in realtà assurdi riguardo allo Spazio o Soggiorno all'interno della vostra casa, aprite la vostra porta di ingresso ed entrate. Ora ripetete l'esercizio aprendo la porta di ingresso della vostra casa interiore ed entrate dentro. Questo lo fate aprendo la vostra bocca il più possibile, sollevando il vostro indice che indica all'interno, infilandolo per un centimetro dentro la cavità e tenendolo là mentre voi fate il punto di ciò che sta indicando.

Io posso suggerire che, ammesso che lasciate cadere la vostra immaginazione e non importiate nulla in questa occasione che appartenga ad altre occasioni, vi troverete ad indicare un vuoto interiore senza contenuto o confini. Questa vacuità voi non la pensate né la sentite, questo Spazio infinito che non solo ha dissolto il vostro dito e gran parte della vostra mano, ma anche ogni traccia di quella vostra presunta anatomia, voi lo vedete. In base all'evidenza del momento presente siete ciò che la Filosofia Perenne dice che siete.

La grande tradizione l'ha afferrato in maniera perfetta. Nel qual caso, percepite la sensazione di essere a Casa, espandete voi stessi, siate la Vacuità Senza Confini. Iniziate ad abituarvi alla vostra Vera Natura.

Mi sembra di sentirvi mentre vi lamentate dicendo che, anche se fosse vero, questa è una brutta notizia. Che cosa ci può essere di più monotono e noioso dell'essere Assolutamente Nulla, bloccato per sempre nel posto dove non succede Assolutamente Nulla?

Non temete. Questa vostra casa interiore non è priva finestre, tanto quanto non lo è di porte. Guardate e vedrete. Le due finestrelle che appaiono all'esterno si fondono in un'unica immensa finestra, senza vetri, una finestra senza infissi con una vista spettacolare del mondo in continuo cambiamento. Infatti, ben lontano dall'essere puramente vuoto e pertanto atrocemente depressivo, il vostro Spazio è completamente riempito dalla scena –iniziando da frammenti e da parti della vostra architettura curva (come tronco e arti), per passare a frammenti e agli arti della vostra architettura rettilinea (come pareti, muri e porte) e poi alle panoramiche incorniciate da quelle finestre. Potreste dire che il vostro Spazio Senza Confini è così saturo dalla scena che essi sono diventati tanto inseparabili quanto distinguibili. O, come la mettono coloro che praticano lo Zen, Nirvana (il vostro essere assenza di cose) è Samsara (il vostro essere un mondo di cose, il vostro essere Tutte le cose), e vice versa. O, come la metto io, prendete il meglio di entrambi i mondi essendo l'uno che è per sempre lo stesso e possedendo l'uno che cambia continuamente. Siete un tutt'uno con il mondo e al riparo dal mondo.

Non credete nemmeno a una parola di tutto questo. Guardate voi stessi se questo non è perfettamente ovvio, una volta che guardate nel posto ovvio.

Riacquistate semplicemente i sensi, tornate nella Casa che non avete mai realmente lasciato, smettetela di giocare al Gioco dello Sfollato e scoprite cosa significa essere veramente benedetti.

3. Di ritorno a casa

Questa affermazione di essere così grandiosamente strutturati, da essere svuotati e riempiti su una scala tale e in un modo talmente straordinario, vi colpisce ancora come assurda e assurdamente pretenziosa? "Che cos'ho di speciale? " vi chiedete

Ve lo dico con precisione.

Voi siete fatti per salire in alto e perdervi e trovare al postro vostro il Dio che vede Se Stesso come Non-cosa o Ogni-cosa. Ciò è quello che è così meravigliosamente speciale di voi. Gli altri—benedetti i loro cuori—sono fatti per rimanere in basso. Visti da una certa distanza, per voi sono cose limitate fatte di cose limitate. Questo non è un loro difetto. Al contrario, è ciò che dà loro così valore, che li rende così attraenti, così preziosi. Solo *voi siete fatti per sparire.*

Una volta che avrete il coraggio e avrete messo in atto l'impresa di trasferirvi nella vostra casa-dentro-una casa, vedrete quanta ragione ha il Santo Corano quando dice che voi siete "come un miraggio nel deserto che l'uomo assetato prende per acqua finché non ci arriva e scopre che non è nulla e che dove pensava ci fosse qualcosa, là trova Dio." E voi non potreste essere più speciale di quello!

La distanza è ciò che conta. Spostatevi verso voi stessi e avrete una lunga successione di apparenze impermanenti. Spostatevi progressivamente verso l'interno e sarete la Realtà Permanente di quelle apparenze. Se volete essere Voi stessi e non più un'ombra di Voi stessi, se volete essere Reali, dovete rompere l'abitudine di saltar fuori continuamente da voi stessi nello sforzo di vedere voi stessi da là fuori così come gli altri vedono voi, e invece coltivare l'abitudine di rimanere seduti a Casa e vedere voi stessi così come vi vedete.

Che palazzo è allora il vostro e come è perfettamente architettato per il suo abitante regale!

4. Il Test Pratico

Approfitto della vostra ultima questione per chiedervi questa cosa. "Questo modo di vedere la propria vita come va ad influenzarla? Se è così reale e importante come sostenete, le conseguenze pratiche devono essere impressionanti. Per dirla in maniera crudele, che risultati mi dovrei aspettare, in termini di vita quotidiana, se la smetto di giocare a ciò che voi chiamate il Gioco dello Sfollato?"

Vi prometto che le recompense saranno proprozionali alla serietà e alla persistenza del vostro Tornare a Casa. Ma saranno uniche rispetto a voi e io non posso predirle nei dettagli. Ci sono quattro cose, tuttavia, che posso dire con certezza:

Più vi occupate della realtà e meno delle ricompense, maggiori saranno le ricompense che otterrete.

Otterrete nuove energie. Questo perché state rompendo l'estenuante abitudine all'eccentricità, e invece state attingendo alla Fonte di tutte le energie interiori, al Centro.

Scoprirete che vi state avvicinando alla naturalezza e alla spontaneità di cui godevate quando eravate piccoli. Con questa differenza: allora vivevate semplicemente a partire dalla vostra Casa, ora lo fate con piena consapevolezza. Ma ora, come allora, siete Spazio che può essere occupato dalle persone che vi circondano , e in nessun modo uno di loro. La libertà, il sollievo, è meraviglioso. Specialmente se, come me, avete sofferto atrocemente di vergogna della propria faccia.

In effetti, percepirete che siete *fatti per amare*. Vale a dire che, nella vostra casa-dentro-la-casa siete Vuoti per accogliere l'amato. Svanite—sacrificate la vostra vita—in suo favore. La sensazione segue la visione. Il vostro cuore si apre, il vostro amore inizia a fluire naturalmente e liberamente.

Siate pazienti. Non chiedere che questa o altre benedizioni appaiano immediatamente. Cambiare casa richiede tempo e attenzione.

In conclusione, lasciatemi parlare molto francamente.

Mentre vi consegna la chiave della vostra nuova casa, l'agente immobiliare—che negli USA chiamate *realtor*—non vi consiglia di usarla e avventurarvi all'interno. Quanto diverso è l'agente immobiliare che vi consegna la chiave della vostra casa dentro la vostra casa. Insieme a tutti gli altri agenti immobiliari e vedenti della

Realtà di tutte le epoche che parlano all'unisono, egli vi implora di guardare dentro. Perché dovrebbe farlo? Perché ha una buona ragione per presumere che sieti fortemente determinati a rimanere fuori.

Sta a ognuno di voi dimostrare che lui ha torto.

Questo, per quanto io possa ricordare, fu in sostanza il discorso sull'Architettura che quegli amici hawaiani ascoltarono. Con grande spirito umoristico, devo dire. Penso che abbiano avuto l'impressione che gli architetti britannici siano una specie curiosa. Dubito che qualcuno di loro fosse convinto che fossero propensi a progetti di grande apertura, propensi ad amare e a sacrificare la loro vita per gli altri. Tutto ciò di cui posso essere sicuro è che avevo imparato moltissimo da ciò in partenza sembrava non più di uno stupido pasticcio. Ancora una volta, l'estremismo dell'uomo si era rivelato essere l'opportunità di Dio.

Io sono fiducioso, infatti, che una volta che vi dedicate al Ritorno a Casa, tutto ciò che vi accade è un reale refrigerio e carburante per il più importante dei viaggi. Il vecchio scrittore di inni disse una cosa vera:

Voi santi timorosi dimostrate un rinnovato coraggio,

Le grandi nuvole che vi fanno così tanto terrore

Sono cariche di misericordia e si romperanno

Sulle vostre teste diffondendo benedizioni.

18. Una Passeggiata nella Foresta

Questa estate, mentre camminavo sulle montagne coperte di alberi di La Drome, nel sud della Francia, feci una cusiosa scoperta. Curiosa e piuttosto utile. Utile almeno per vecchi escursionisti come me. Le strade non asfaltate della foresta, con le loro leggere pendenze, erano piuttosto adatte per camminare, ammesso che si facesse attenzione a non inciampare su qualche roccia sparsa, pezzi sporgenti di roccia e dirupi. Consapevole di questo pericolo portai particolare attenzione alla superficie della strada, scegliendo con tatto la via da seguire in mezzo ai suoi ostacoli e solo occasionalmente inciampando o prendendo qualche storta alla caviglia.

Le mie precauzioni funzionarono piuttosto bene, ma causarono due inconvenienti: la mia passeggiata nel bosco divenne più un traballare nel bosco, e mi dimenticai del bosco. I fiori a lato (alla loro massima fioritura), gli alberi, gli spazi tra di loro che rivelavano profonde vallate e distanti montagne—tutto questo più o meno me lo persi. Il mio panorama fu un paio di piedi che valicavano scomodamente vallate e montagne in miniatura. Mi stancai presto di questo scenario monotono sotto i piedi e decisi di cercare un modo di camminare del tutto differente. Rischiando (pensavo) un po', *guardai costantemente in avanti invece che in basso.* Là a una distanza media si profilò il sentiero bianco, fiancheggiato da alberi, che si allargava e diveniva sfocato man mano che si avvicinava a me, e infine svaniva completamente in me. Nessun pericolo sotto i piedi, niente gambe o piedi con i quali avere a che fare, assolutamente nulla di simile. Era come se, proprio qui, la strada fosse stata resa sufficientemente liscia per una passeggiata in sicurezza, e in verità totalmente arrotolata. Se c'era ancora qualcuno a camminare (che non c'era) avrebbe camminato in aria.

No, non caddi a faccia in giù né mi slogai una caviglia. Piuttosto il contrario, il mio passo divenne notevolmente più sicuro—perché senza piedi. Ed ero libero di godermi il bosco e le vedute lontane. Il nuovo metodo aveva funzionato.

Almeno funzionava finché non mi perdevo in quella scena. Funzionava finché rimanevo centrato, consapevole di me stesso come quello Spazio nel quale era in vista ogni scena della foresta in continuo cambiamento, consapevole dell'Assenza qui di qualsiasi escursionista nella foresta, consapevole del Nulla qui che stava rendendo nulla quella difficile superficie stradale. Perché scoprii subito che quando qualcosa là fuori mi catturava e io perdevo il contatto con la mia spaziosità qui, iniziavo ad inciampare di nuovo. Sembrava che questa vacuità centrale funzionasse meglio quando era intensamente presente a se stessa come vuoto. Sembrava che avrei dovuto consciamente dissolvere quei pericoli imminenti e i piedi e le gambe che avevano cercato così tanto di farci fronte. Altrimenti mi avrebbero portato a farmi inciampare.

Mi ricordai la triste storia del millepiedi che era stato così felice finché qualche terzo incomodo non gli chiese come faceva a controllare tutte quelle gambe. Che impresa, coordinare così efficacemente tutte quelle parti in movimento! Povero millepiedi:

un'occhiata ansiosa in basso verso il macchinario di locomozione ed egli si fermò, per non muoversi mai più.

C'erano strane farfalle ai lati della strada e rondini in cielo. Dappertutto una così grande abilità nel volo: le farfalle schivavano questo percorso per evitare di essere catturate, le rondini (perfetti aviatori sin dall'inizio), a paragone, facevano apparire le pattuglie acrobatiche umane sgraziate, amatoriali e molto pericolose. Certamente nessuna rondine si guarda indietro per monitorizzare quelle incredibili, sottili regolazioni delle ali e della coda in volo: guardo meglio e intuisco che la piccola creatura cadrà come un sasso dal cielo. Per se stesso, nessun uccello è un uccello, nessun animale è un animale, ed è per questo che si muove in modo così meraviglioso per noi. Esso è la scena davanti a sé. Avete mai scoperto il vostro gatto a guardare in basso le sue zampe, o a inciampare sopra un giocattolo caduto? Osservate i bambini che imparano a camminare. Essi si piegano in avanti, intenti in ciò che c'è avanti, e lasciano che le loro zampette procedano ondeggiando lungo il percorso in qualche modo all'indietro. La verità (la storia della Prima persona) è che impariamo a camminare senza gambe, e solo più tardi nella vita acquisiamo tale appoggio. Con che risultato? Osservate i bambini piccoli al mare che corrono su scogli ricoperti da alghe marine e molto scivolosi, essi guardano difficilmente in basso, commettendo difficilmente errori: e comparate la loro efficiente esecuzione con il lavoro di piedi dei loro genitori, penosamente lento e insicuro sullo stesso tipo di terreno. E' come se stessero camminando sui trampoli per la prima volta.

Come recuperare l'arte perduta del bambino piccolo, del gatto, della rondine—l'arte del muoversi senza esitazioni e in modo appropriato senza preoccuparsi delle parti in movimento? Non si tratta di tornare indietro al Paradiso e all'infanzia. Non posso più semplicemente dare il posto a—fare spazio per—quelle colline e alberi distanti. Quella scena non è sufficiente per svuotarmi di me stesso. Perché? Perché persiste l'*idea* di qualcosa qui (me) che reagisce a qualcosa là (non-me). La costante supposizione di ogni adulto, la base della sua vita come uomo fra gli uomini (quanto mai imponente per non essere esaminata) è che al centro del suo universo c'è una *cosa,* solida, opaca, colorata, complicata, per la maggior parte invisibile al suo proprio possessore ma nondimeno perfettamente reale. Questa convinzione umana universale non viene espressa in molte parole. Non è necessario, è troppo evidente, non serve dirlo. Ed è una bugia! In realtà, è *la* bugia.

E' una bugia che si ripete e si costruisce da sola finché un bel giorno—se sono fortunato—diventa così dolorosa ed imbarazzante tanto da portarmi a vederla per l'assurdità che è. Nonostante io non possa più continuare, come la rondine, a liberarmi di me *evitando di guardare la mia presenza, posso ricordare* (ricordarmi di vedere) la sua dissoluzione. Quando c'è la consapevolezza che non c'è nessuno che cammina nella foresta, la passeggiata diventa bella, facile, non stancante e piacevole. Senza questa consapevolezza è un andare difficoltoso. Questa è pratica, non teoria. Il Vuoto, e la sua capacità di far fronte ai momenti buoni e a quelli difficili della vita, è esattamente qui, pronto per essere esaminato—tutto il giorno e ogni giorno.

Questo Vuoto miracoloso non spiegabile a parole, dal quale tutte le creature vivono, questo incredibile sapere proprio ad ognuno di noi, questa Assenza-centrale-del-corpo che regola e anima tutti i corpi che nascono da essa, è Una e la stessa in tutto. Intrinsecamente, è la Perfezione stessa, nell'uomo, bambino, gatto, verme, cellula, particella. Ma come, in tal caso, si manifestano queste apparenti malformazioni, queste caviglie slogate e queste dita che inciampano lungo la strada della vita lastricata di malattie?

Ci sarà di aiuto distinguere chiaramente i tre stadi o livelli del comportamento che abbiamo osservato.

1. Primo, l'essere non-umano che vive incondizionatamente e senza ostruzioni dalla sua Non-cosa centrale, e pertanto "sa" cosa fare, e come e quando farlo. In verità, è uno specialista, che confina se stesso entro il suo specifico stile di vita. Si preoccupa di se stesso. E con quale effetto! Il *primo* giro della ragnatela di un giovane Ragno Crociato è un capolavoro, ed egli non ha mai preso nemmeno una lezione su come si costruiscono le ragnatele e a cosa servono le ragnatele. Il cielo dove io vivo è talvolta pieno di uccelli, non sempre della stessa specie, che volano da una parte all'altra. Non hanno nessuna regolazione del traffico, che io sappia, nessuna precedenza a sinistra o a destra, o su e giù, e comunque io devo ancora essere testimone di qualche anche quasi incidente, per non parlare di uno scontro. Gli uccelli non sono casi speciali. Ogni creatura è a suo modo ugualmente brillante e ugualmente incompetente.

2. A suo modo, naturalmente, l'uomo è ancora molto più brillante. E' il grande dilettante e non specializzato, l'unico generalista della Natura. C'è difficilmente un'abilità animale—sulla terra, in mare o nell'aria— che egli non riesca ad emulare, nel complesso goffamente, con molti contrattempi, abusi e frustazioni. Egli è goffo perché prende per vero un corpo col quale essere goffi, ed è frustrato e infelice perché l'idea di quel corpo blocca il Non-corpo che lui realmente è. L'uomo cessa di fidarsi del sapere come fare sulla base dell'onnisciente Sorgente piena di infinite risorse, e si affida a se stesso come guida—al suo piccolo, handicappato corpo-mente che alla fine si rivela irreale –. Il risultato , benché molto impressionante, è così disastroso che viene messa in discussione la sua sopravvivenza.

3. Un rimedio c'è. Che non significa ritornare all'incoscienza dell'animale, e nemmeno eliminare gli immensi risultati ottenuti grazie a quella auto-consapevolezza umana per cui uno ha una visione esterna di se stesso. Significa andare avanti fino a raggiungere la reale auto-consapevolezza (o, piuttosto, consapevolezza del Sé) per cui uno ha una visione interiore di se stesso. Significa ritornare nuovamente a Casa nel punto che uno occupa e scoprire che non è occupato. Significa vedere chiaramente e consegnarsi senza riserve a Quello e a Chi siamo sempre stati, proprio qui al centro. Significa recuperare, al più alto livello, il fiuto naturale, la semplice grazia e la spontaneità che solo l'uomo tra tutte le creature è riuscito a sopprimere. Si tratta di questo. L'unico modo sensato di camminare attraverso la foresta è vedere che non c'è nessuno che lo sta facendo.

19. Il Potere del Pensiero Positivo

Per più di cent'anni la stampa aveva riversato un fiume di libri riguardanti il presunto potere del pensiero positivo. Essi sotenevano di insegnare al lettore "la scienza della magia mentale", o "come ottenere miracoli attraverso il potere del desiderio per mezzo della visualizzazione e dell'auto-suggestione". E così via. Mentre differiscono largamente—variando dal crudo mentalismo a una spiritualità piuttosto semplicistica—tutti portano all'incontrovertibile fatto che la nostra salute, la nostra ricchezza e il nostro successo sono largamente governati dalla nostra attitudine mentale. Chiunque sia ottimista, risoluto, convinto e creda ardentemente nel risultato al quale lui o lei mirano, ha maggiori probablità di arrivarci rispetto a chi è apatico e ha paura del fallimento. Nessun dubbio al riguardo, il pensiero positivo conta. Non è neanche detto che un tale stato mentale generi naturalmente un lavoro costante ed esauriente, che a sua volta produca successo. Più di tutto, è come se la mente stessa agisca direttamente, potreste dire magicamente, sulle cose e sulle persone, influenzandoli di nascosto nella direzione desiderata.

Finché uno non si convince c'è esitazione, è possibile tornare indietro, sempre in modo inefficace. Per quanto riguarda qualsiasi azione e iniziativa c'è una verità elementare che se viene ignorata uccide un'infinità di idee e splendidi progetti: e cioè che nel momento in cui uno prende un impegno con se stesso definitivamente anche la Provvidenza si muove. Molte cose accadono per fare in modo che ne accada una che altrimenti non sarebbe accaduta. Una lunga serie di eventi si manifesta a partire dalla decisione, producendo a favore di uno tutti i tipi di avvenimenti e incontri e materiale di supporto, che nessun uomo avrebbe mai potuto immaginare di trovare sul suo cammino. *Chris Murray, Capo della Spedizione Scozzese sull'Himalaya.*

Qualsiasi cosa potete fare o sognate di fare, iniziatela. L'audacia ha in se stessa genialità, magia e potere. Iniziate ora. *Goethe.*

Chris Murray e Goethe hanno ragione. Le prove dell'efficacia di questo tipo di magia sono abbondanti e convincenti. Essa supporta ed è supportata dalla filosofia "idealista" che sostiene che l'universo stesso è il prodotto della Mente e, a parte quello, non ha assolutamente nessuna consistenza. Il mondo è un'idea elaborata. Secondo questo tipo di visione, le così dette cose devono la loro propria esistenza al fatto che sono consistentemente e persistentemente immaginate. Ne consegue che la capacità di un individuo di immaginare le sue circostanze future, proiettandole con forza sulla forma delle cose a venire, necessariamente contribuisce molto a modellare quella forma lungo la linea dei desideri.

Tutto questo lo si sa molto bene. Meno riconosciuto, piuttosto, è il lato negative di questa magia mentale. I maghi starebbero attenti! E' quasi certo che i vostri sortilegi, nati da un forte desiderio e da una vivida immagiazione e rafforzati da un azione focalizzata, influenzino esternamente le vostre circostanze; e non meno sicuro che abbiano un'azione boomerang, ritornando ad agire potentemente su di voi. In poche parole è probabile che otteniate più o meno quello che volete— ma a lungo termine ne pagherete il prezzo, forse molto alto. Ottenete una cosa, a prezzo—forse—di qualcosa di più delicato e prezioso.

In ogni caso è improbabile che i vostri magici successi vi rendano molto più felici e appagati di prima. Per quanto riguarda l'obiettivo ultimo di ottenere uno stato di benedizione totale e duratura, non c'è nessuna ragione per poter supporre che una qualsiasi quantità di magia mentale lo avvicini neanche di un centimetro. Piuttosto il contrario.

Ci sono due princiali alternative a questa specie di magia mentale. La prima è di cavarsela alla meno peggio come sempre, pensando e sentendo con un atteggiamento positivo o negativo a seconda dell'umore e non cercando di fare nessuna magia o miracolo—augurandosi il meglio e temendo il peggio, e ottenendo uno dei due. Chiamatela attitudine normale, in contrasto con quella *magica*. Mentre l'uomo ordinario dice "I miei desideri saranno esauditi—spero" e il mago dice "I miei desideri saranno esauditi—e lo sottolineo", il mistico dice "Sarà fatta la Tua volontà—lo so." Il suo obiettivo è di sottomettersi con tutto il suo cuore e in qualsiasi momento e per qualsiasi cosa a ciò che è, al disegno di Dio per lui come perfettamente esposto nelle circostanze del momento presente che lo riguardano, e di lasciare il suo futuro interamente nelle mani di Dio. L'uomo normale desidererebbe vincere, il mago è determinato a vincere, il mistico è contento di arrendersi. Il suo atteggiamento non potrebbe essere più diverso dal loro.

Nonostante ciò c'è una cosa molto curiosa, una contraddizione che mi ha reso perplesso per molti anni e che è la motivazione princiale per la quale sto scrivendo questo capitolo—nella speranza di chiarire alla fine la questione. Sto facendo riferimento al fatto strano che gli autori del più sano e del più saggio di questi libri che sostengono la magia mentale e il pensiero positivo non si accontentano di fare questo, ma ci incoraggiano a porre la nostra vita nella mani di Dio, per poter navigare nella stessa direzione e non contro il Suo vento, per nuotare nella stessa direzione e non contro la Sua corrente. Sono rimasto stupito scoprendo che dicono cose senza senso contraddicendosi e proponendo l'impossibile—non solo in teoria, - ma ancora peggio—in pratica. Come diavolo può lo stato d'animo, l'atteggiamento che annuncia "Otterrò ciò che voglio facendo un miracolo!" coesistere con lo stato d'animo che dice "L'unico vero Miracolo è già in via di realizzazione—l'incredibile Miracolo della Sua Auto-origine, del Suo Essere di Cui io condivido completamente la perfezione e i cui sistemi per me devono anche essere perfetti."?

Per fare un esempio di questa confusione mentale (ed, inevitabilmente, anche pratica) prendiamo uno dei primi e migliori libri—*In Tune with the Infinite*—*In Sintonia con l'Infinito*—di Ralph Waldo Trine. Ecco un tipico estratto:

Questa è la legge della prosperità. Quando arriva un'apparente avversità, non fatevi abbattere da essa, ma guardatene il lato positivo, e guardate sempre avanti per cose migliori, per condizioni più prospere. Assumere questo atteggiamento mentale significa mettere in funzione sottili, silenziose e irresistibili forze che presto o tardi si concretizzeranno in una forma materiale che oggi corrisponde semplicemente a un'idea. Ma le idee hanno un potere occulto, e quando le idee vengono piantate e curate, sono i semi che concretizzano le condizioni materiali.

"Non dedicare mai neanche un attimo a lamentarti, ma utilizza il tempo che sarebbe invece impiegato in questo modo per guardare avanti e realizzare le condizioni che tu desideri. Suggerisci a te stesso la prosperità. Vedi te stesso in una condizione di prosperità. Affermala tranquillamente e con calma, ma in modo deciso e fiducioso. Credici, credici in modo assoluto. Aspettatela, annaffiala costantemente con questa prosettiva. Così diventerai una calamita che attrae le cose che desideri. Non aver paura di suggerire, affermare queste cose, perché facendo questo proponi un ideale che inizierà ad assumere una forma materiale In questo modo stai utilizzando degli intermediari tra i più acuti e potenti dell'universo.

Questa è pura, genuina, sfacciata magia, agli antipodi rispetto alla spiritualità dei santi e dei saggi di tutto il mondo. Nonostante ciò nello stesso medesimo libro leggiamo:

La vita poi cessa di essere una fatica e va avanti giorno per giorno più come il flusso della marea, più come si muovono i pianeti nelle loro traiettorie, più come il susseguirsi delle stagioni.

"Tutti gli attriti, tutte le incertezze, tutte le malattie, le sofferenze, le paure, le inquietudini, le perplessità della vita giungono a noi perché non siamo in armonia con l'ordine divino delle cose. Tutto questo continuerà ad accadere finché noi viviamo così. Remare contro corrente è faticoso e insicuro. Seguire la corrente e quindi prendere vantaggio dal lavoro di una grande forza naturale è saggio e facile. Entrare nella coscienza, nella vitale realizzazione del nostro essere un tutt'uno con la Vita e il Potere Infiniti è entrare nella corrente di questa sequenza divina. Entrare quindi in armonia con l'Infinito ci porta a sua volta ad entrare in armonia con tutto ciò che ci riguarda.

Notate che Trine qui mette in primo piano—l'Infinito—e in secondo piano come sussidiario—il finito. In questo estratto le sue priorità sono quelle della reale spiritualità, non della magia. Non si tratta di una normale e perdonabile incongruenza: essa va in profondità. E non è il solo. In molte delle migliori terapie e dei migliori seminari e corsi di formazione che vengono proposti oggigiorno, come pure nella voluminosa letteratura, la stessa confusione o ambiguità è più che apparente.

Un momento ci sollecitano a svegliarci e a sfruttare tutta la nostra capacità di immaginazione e tutto il nostro desiderio di fare i miracoli che trasformerà il mondo, o almeno ci farà vivere le nostre vite nel modo che vogliamo e l'attimo dopo ci sollecitano a smetterla di desiderare e di scegliere ciò che c'è e riconoscere in ciò che ci succede la nostra profonda intenzione.

Se ritenete che stia cercando una contraddizione nella strategia laddove c'è solo una variazione tattica, o che sto esagerando la difficoltà di riconciliare questi due atteggiamenti, vi prego di tener presente ciò che i leader spirituali di tutto il mondo hanno da dire riguardo all'ottenere ciò che volete. Qualcuno chiese a Ramana Maharshi come poteva sviluppare la forza di volontà. Maharshi rispose: "La tua idea di forza di volontà è quella di successo assicurato. La (reale) forza di volontà è potere della mente che ottiene successo o fallimento con imparzialità... Perché dovrebbero i nostri sforzi essere accompagnati da successo? Il successo sviluppa arroganza e così il nostro progresso si ferma. Il fallimento, d'altro canto, è benefico, giacché ci fa vedere i nostri limiti e ci prepara ad arrenderci a noi stessi. L'auto-arresa è sinonimo di felecità." E Rumi, il più grande dei maestri Sufi, arrivò al punto di dichiarare: "L'insuccesso è la guida che conduce al Paradiso".

Quanto lontano è tutto questo dalla filosofia che marchia il pensiero del fallimento come malato e mortificante e accompagnato da ogni specie di miseria! Tutte le grandi tradizioni spirituali insistono che la Liberazione (alias Salvezza, Illuminazione, Realizzazione del Sé, Risveglio) alla fine è compatibile sia con ciò che il mondo chiama miserabile fallimento che con il successo. Una vivida rappresentazione di questo fatto che fa riflettere è la seguente storia—una parabola, piuttosto—di Meister Eckhart:

Dio gli disse: "Vai in chiesa e là troverai un uomo che ti mostrerà la via per la beatitudine." Là trovò un poveruomo i cui piedi erano lacerati e ricoperti di polvere e sporcizia, e tutti i suoi vestiti non valevano neanche tre tre quarti di penny. Ed egli accolse quel poveruomo dicendo:

"Ti auguro che Dio ti offra una buona giornata."

"Non ho mai avuto una cattiva giornata," rispose lui. "Che Dio ti faccia avere fortuna."

"Non ho mai avuto sfortuna."

"Che tu possa essere felice. Ma perché mi rispondi così? " "Io non sono mai stato infelice."

"Ti prego di spiegarmelo, perché non riesco a comprenderlo." Volentieri," rispose il poveruomo. "Tu mi hai augurato una buona giornata, io non ho ma avuto una brutta giornata, perché se ho fame prego Dio; se si muore di freddo, se grandina, nevica, piove, se il tempo è bello o brutto io ancora prego Dio. Sono infelice e vilipeso? Io prego Dio. E così non ho mai avuto un giorno funesto. Tu mi auguri che Dio mi renda fortunato. Ma io non sono mai stato sfortunato, perché io so come vivere con Dio e so che ciò che lui fa è il meglio. E ciò che Dio mi dona o stabilisce per me, che sia buono o cattivo, io lo prendo con gioia da Dio come la cosa migliore che ci sia, così non sono mai sfortunato. Tu mi auguri che Dio mi renda felice. Io non sono mai stato infelice, perché il mio unico desiderio è vivere secondo il volere di Dio. E io ho affidato così totalmente i miei desideri che *la volontà di Dio è anche la mia volontà.*"

Questo è pensiero positivo o negativo? E' fuori discussione che questo è *assolutamente* pensiero positivo. Messo a confronto con il poveruomo di Eckhart, che ha tutte le ragioni di definirsi un re, il più grande, ottimistico, effervescente e positivo dei mentalisti è esitante e all'erta e almeno parzialmente negativo. Questo perché la sua magia per funzionare completamente deve andare contro ogni resistenza, contro le circostanze che egli trova indesiderabili e da cambiare. Così la sua positività è necessariamente parziale e condizionata dalla negatività che richiede e combatte. Non è altrettanto per il pensiero positivo del poveruomo di Eckhart, che è incondizionato e illimitato. Come puntualizza Ramana Maharshi, "L'identità con Brahman mette l'uomo in armonia con *ogni cosa,* e non esiste nient'altro che il Sé." Così il nostro criticismo rispetto ai professionisti di mentalismo—del pensiero positivo che necessita e persino crea resistenza negativa per misurare se stesso—è dato dal fatto che benché essi abbiano l'idea giusta non la portano avanti sufficientemente. Essi non sono sufficientemente positivi, in realtà non sufficientemente esperti di magia. L'unico modo per dare libero sfogo all'irresistibile magia e pensare e sentire senza alcuna negatività, è posizionarsi consapevolmente laddove, in ogni caso, siamo sempre stati, e cioè nella sua fonte, all'impensabile Origine che è l'unico reale Mago e l'unico reale Potere e l'unica reale Affermazione libera da qualsiasi traccia di negazione. Ricongiungerci con quella sola e unica Fonte positiva, e vedere com'è la vostra vita.

Il che solleva un'enorme questione: "Se il mio pensiero e il mio sentire dovessero approcciarsi a una positività assoluta e io dicessi un SI'! di cuore ad ogni cosa, mi preoccuperei forse di progettare o raggiungere una qualsiasi cosa. Mi prenderei forse la briga di alzarmi la mattina, di farmi la doccia, di vestirmi e fare colazione—per non parlare di uscire e guadagnarmi da vivere? Ecco, sicuramente, una ricetta per la paralisi."

In verità il problema esiste solo in teoria. Quando accade anche in pratica scroprirete che il vostro comportamento, visto da fuori, è abbastanza normale. Per quanto riguarda la parte interiore, non è che vedete qualcosa di sbagliato, qualche negatività, nelle misure comunque perfette di Dio, e cercate all'infinito di rendere buona quella deficienza attraverso un pensiero e un'azione positivi. No: accade piuttosto che, come Spazio consapevole per il mondo siete eternamente gli stessi e liberi da idee o intenzioni o guide o azioni, mentre il mondo che riempie questo Spazio è dato da tutte le idee e le intenzioni e le guide e le azioni, sempre in movimento, sempre pronto a stravolgere e a correggere il vecchio tramite il nuovo. E questa intensa scena include le vostre mani e ciò che esse fanno, e i vostri piedi e dove essi vanno, e i suoni che vengono emessi da qui. In altre parole, Chi veramente ma veramente siete non dà inizio all'azione (la Non-cosa qui non fa nulla) ma la trova comunque andando avanti. Queste mani e questa macchina da scrivere in questo momento stanno producendo queste parole, e non c'è nessuna esperienza di qualcuno qui intento a legare le parole insieme. Proprio qui, non inizia nulla, nessun evento separato e speciale viene pianificato e messo in moto. Essi vengono osservati. Il flusso di queste parole non è nè più (e nè meno) che il prodottto dell'intenzione allo stesso modo del flusso del fiume e delle nuvole nel cielo.

Per ritornare, allora, alla nostra domanda: quando consapevolmente diventate Chi realmente e comunque siete (e che rispetto al vostro atteggiamento è totalmente accogliente e positivo) *come essere umano vi scoprirete essere meno (o più) positivo e creativo ed energetico mentre iniziate a vivere dalla verità che intinsecamente non siete assolutamente un essere umano?*

La risposta è: guardate Chi siete al centro, e allora vedrete a che cosa arriverete là fuori.

Siate preparati a attingere ad energie impensate. La storia dei veri Vedenti dimostra che essi erano molto più efficienti della persona classica. Chiaramente alcuni di loro cambiarono il corso della storia. Che cosa sarebbero queste nostre Specie senza i loro santi e saggi e i loro immensi sforzi fatti a loro nome?

Essi erano i grandi. Voi, cari lettori, essenzialmente non siete diversi. Anche voi iniziando a pensare, sentire e agire positivamente in senso assoluto vi risvegliate direttamente alla vostra vera Natura. E, come Ramana Maharshi puntualizza instancabilmente, risvegliarsi a quella Natura è la cosa più semplice e naturale che potreste mai fare. Dovete solo smetterla di fingere.

In conclusione, non c'è nessuna via in salita che parta dal pensiero positivo e che Trine e Company raccomandino per raggiungere l'Assoluta Positività che voi già siete. Il traffico è tutto nell'altra direzione, verso il basso dai suoi prodotti alle sue Radici nella parte più profonda di voi. Per cui è solo questione di stabilire bene le giuste priorità, mettendo le cose prime per prime. "Cerca prima il Regno di Dio e la Sua giustizia, e tutte queste cose verrannno di conseguenza." Nessuna accumulazione o manipolazione di queste cose vi porterà neanche di un centimetro più vicino al Regno—il Regno che non avete mai abbandonato. "Trovate il Sé." dice Maharshi, "e tutti i problemi saranno risolti." Ignorate il Sé, e nessun ammontare di pensieri positivi o mentalismo vi tirerà fuori dai guai.

20. Transustanziazione

Nessun dogma religioso che abbia significato grandi cose a un gran numero di persone nel corso dei secoli è potenzialmente falso o assurdo. Né esso è, potenzialmente, totalmente vero e valido per noi nella sua forma tradizionale. E' probabile che, come veicolo di verità, si stia usurando—o almeno che stia rallentando—e che necessiti di una serie di piccole riparazioni da un lato, ma senza essere rottamato, dall'altro lato, come di una totale revisione. Per cui la domanda da fare riguardo a tale dogma non è "E' vero?" ma piuttosto "In che senso e a quale livello è vero e significativo per noi in questo momento?" La risposta che ne deriva potrebbe davvero mostrarsi molto valida. Non un nuovo aspetto esteriore ingannevole e comune che si sovrappone allo stesso vecchio macchinario cigolante, ma una profonda penetrazione nel suo progetto originale e nascosto. Poi può essere possibile vedere in quel disegno più di quello che i progettisti avevano piena coscienza ci fosse, così che sia esso che loro vengono valutati a un livello molto più elevato che mai. E, come premio, un ulteriore risultato potrebbe essere la risoluzione di conflitti che hanno diviso le istituzioni religiose per secoli.

Nè possiamo evitare una revisione così radicale per il motivo che la verità "spirituale", a differenza di quella "scientifica" e di quella "di tutti i giorni" è sacrosanta. Esiste solo una specie di verità—quella che rende l'uomo libero. Una dottrina cessa di avere un senso nel campo della religione quando si vede che in tutti gli altri campi è senza senso. Non è vera la Domenica e falsa tutto il resto della settimana. Quando lo spirituale sincero contraddice il buon senso (come naturalmente fa molto spesso), è perché esso guarda attraverso il filtro del nonsenso sociale ciò che ha realmente senso. Questo perché la vera spiritualità è onesta in maniera trasparente, semplice (e pertanto difficile), accurata, e tagliente come un rasoio.

Queste sono solo affermazioni, ma possono essere illustrate. Prendiamo, per esempio, l'antico e riverito dogma della transustanziazione nell'Eucaristia, secondo il quale l'intera sostanza del pane e del vino si traforma nel corpo e nel sangue di Cristo, mentre rimane solo l'apparenza del pane e del vino.

Bene, com'era realmente il corpo di Gesù Cristo, non visto dagli altri ma *secondo la sua esperienza di prima mano?* Consultiamo lui riguardo a questo argomento e fidiamoci della sua parola perché nessun altro è nella posizione di parlare per lui.

Ciò che dice di fare a tutti noi l'ha sicuramente fatto anche lui: ritornando ad essere un bambino piccolo egli vide, dentro se stesso, non una massa contorta di tubature anatomiche ma il Regno dei Cieli. Essendo il Suo Occhio singolo, anche il suo intero corpo era pieno di Luce, non essendoci spazio per il buio. Lasciando da parte le speculazioni teologiche, supponiamo che egli abbia voluto dire proprio quello che ha detto, e che egli non abbia parlato metaforicamente ma letteralmente, in termini che potrebbero essere compresi dai bambini piccoli. In tal caso, egli vide il suo corpo come realmente rimpiazzato dalla Luce che illumina tutti coloro che vengono al mondo. Questa Luce era ciò che egli realmente era, il suo segreto interiore, la vera storia all'interno che differisce così tanto dalla storia della sua apparenza all'esterno in relazione agli altri. Quale corpo, allora, offre a chi fa la comunione nella Messa—quello apparente o quello reale, quello esterno umano (che renderebbe chi si comunica un cannibale) o quello interiore divino? Ovviamente quest'ultimo. E il comunuicante veramente illuminato lo accetta come tale, come l'opaca materia terrestre transustanziata in chiara Luce del Paradiso.

Nè il nostro comunicante illuminato è in grado di fermare quella realizzazione immensamente importante. Prendendo seriamente la voce del suo Signore, egli vede che, anch'esso, dentro è tutta Luce. Come i bambini, egli nota, con gratitudine e meraviglia, che anche lui è munito di un unico Occhio che accoglie lo spazio senza confine e la brillantezza del Regno. E' proprio la sua stessa Luce interiore che da sola lo rende in grado di ricevere dal prete officiante il vero corpo del Signore, di modo che la luce entrando nella Luce non viene oscurata e la comunione diventa unione.

Che significato può avere per lo scettico onesto e mentalmente aperto dei giorni nostri? Può avere perfettamente senso—ammesso che sia realmente aperto all'evidenza. Per quanto mi riguarda, trovo che il miracolo di transustanziazione viene riproprosto ad ogni pasto. Naturalmente il pane là sul mio tavolo da cucina ha l'aspetto ordinario del pane, crosta e mollica, e il vino brilla di rosso come dovrebbe—come si vede da questa sedia da cucina. Ma quando stendo una mano per portarli verso di me ed essi attraversano la distanza di circa mezzo metro o giù di lì che ci separa, essi vengono misteriosamente e meravigliosamente trasformati. Li guardo mentre crescono, diventano sfumati, perdono forma e consistenza materiale e colore, e quando svaniscono completemente, non dentro una bocca e una gola ma dentro questo immenso Stomaco vuoto. Distrutti e "spiritualizzati" a stadi lungo il loro cammino verso di me, essi sono riversati in questo Vuoto, visibilmente assorbiti dalla Chiarezza che è la mia vera Narura. Se vengono mangiati o bevuti, allora questa è una specie molto diversa di mangiare e bere rispetto alle strane manovre là nell'altra sedia da cucina, dove strane sostanze assolutamente insipide vengono infilate in fessure dentate nelle facce delle persone. Qui, per contrasto, cose commestibili e potabili si smaterializzano e si fondono con la Non-cosa che io sono. Tutto il mangiare e bere della Prima Persona è di conseguenza (decisamente non della Terza Persona propriamente detta) una vera e propria Santa Comunione se ci si rende conto che essa è proprio quello.

Quindi il comunicante credente non si sbaglia. Il miracolo dell'Eucaristia non è né una pia frode né un mito meraviglioso ma morente. La storia più recondita del Signore all'Ultima Cena con i suoi discepoli a Gerusalemme, quella attuale del pane e vino sull'altare, del celebrante e del comunicante stesso, è la stessa unica storia. Benché differiscano per data e circostanze, al centro esse sono la stessa unica storia. Ecco dei fatti che possono essere verificati da chiunque fosse interessato.

C'è un posto dove i Cattolici con la loro transustanziazione, i Luterani con la loro consustanziazione, altre Chiese con le loro varianti sul tema, e persino gli Umanisti e i Positivisti con il loro rifiuto di ispirazione scientifica di tutti i dogmi religiosi, possono stare insieme senza compromettere le loro convinzioni di base, ma piuttosto chiarendole e approfondendole. Quel posto è questo posto, qui e ora, proprio dove vi trovate in questo momento a nessuna distanza da voi stessi. La transustanziazione, la miracolosa transizione dall'apparenza alla Realtà, dal caso all'Essenza, dalle innumerevoli sfumature di buio all'Unica Luce, non può mai essere osservata da una certa distanza, ricordata o anticipata. Non accade da qualche altra parte o in un altro momento. Là fuori, i corpi mettono su uno spettacolo, mantengono le apparenze, velo dopo velo, ma i veli coprono una Sostanza indivisibile e che brilla di luce propria, tutto questo in mostra proprio ora e esattamente qui, in attesa di ispezione istantanea. Questa è quell'unica Visione che è imperativo vedere, e quella che, per fortuna, non può mai essere vista in modo errato. Ancora più fortunatamente, è piuttosto ovvia, naturale e ordinaria, non appena ci si occupa di lei. Guardatela, e questo capitolo acquisterà un senso. Pensatela o percepitela solamente e vi perderete il punto.

21. Un uomo con gli occhi ben aperti che sta cadendo in un pozzo

Un monaco chiese al maestro Zen Haryo, " Che cos'è la via?" Haryo rispose, "Un uomo con gli occhi aperti che sta cadendo in un pozzo."

Potresti per cortesia dipingere questa sofferenza basata sull'illusione (il tutto proveniente dal romanzo "Sono questo essere umano separato") come un panorama piatto che indossa una totale monotonia. Fatta eccezione, cioè, per un unico punto in sospeso. A dominare il territorio c'è un Castello che mette insieme le caratteristiche e le funzioni di un tempio sacro, una robusta fortezza, e un centro di guarigione. Sta là perché tutti lo possano vedere—per tutti coloro che vogliono vederlo—questo luogo sacro il cui motto, scolpito sopra la porta di ingresso, è "IO SONO". Esso estende a ognuno la prospettiva di un rifugio sicuro dal pericolo, una terapia sicura per ogni malattia, e tutti i confort del santissimo.

Che cosa succede?

La finzione quasi universale è che questo magnifico Castello non esiste per niente, oppure che è un'apparizione o un miraggio. La grande maggioranza della popolazione fa finta di niente e non ha ripensamenti. Alcuni, tuttavia, ci danno importanza, si avvicinano ed esaminano i muri della struttura, i bastioni e le torrette dall'esterno, con cautela. Pochi altri trovano il coraggio di dare un'occhiata dentro di tanto in tanto. Ma quasi per tutti loro è più che sufficiente, molte grazie. Un istinto potente li raffredda. Essi perceisco un pericolo ignoto, che li terrorizza tanto quanto il peggiore di quelli che li attendono là fuori. Nè, come vedremo ora, si sbagliano del tutto.

Portato alla disperazione dalle piaghe nel mondo, o affascinato dal mistero e dallo splendore del Castello, o più probabilmente, assolutamente per nessuna ragione conscia, il curioso avventuriere ci mette il piede dentro.

La disillusione è grande e immediata. All'interno, la splendida fortezza del "IO SONO" non ha un soffitto ed è praticamente vuota, un semplice guscio, un'appariscente facciata.

Il peggio deve arrivare, molto peggio. Orientandosi nervosamente rispetto al suo interno incerto, il suo piede non trova il pavimento. Viene gettato in un abisso che apparentemente è senza fine. E non solo continua a cadere, ma la sua caduta lo fa sprofondare in profondità dove egli viene progressivamente spogliato di tutte le vestigia di essere umano, del pensiero, delle sensazioni e della mente in generale, della vita, dell'esistenza, persino della coscienza. La promessa fortezza e rifugio vitale del "IO SONO" si rivela essere una vera e propria esca e trappola fatale del "IO NON SONO".

Alla faccia della nostra parabola. Prendiamo ora in considerazione che cosa hanno da dire coloro che sono caduti nel pozzo e che hanno eccezionalmente aperto gli occhi riguardo alla loro esperienza e scoperta del come hanno cercato di portare a livello della coscienza questa incoscienza veramente profonda esaltando la sua priorità e potere.

L'autore del *Tao Te Ching* fa un'estenuante ricerca per trovare i nomi adatti per questo abisso assolutamente senza nome. Non-essere, più buio di ogni mistero, vuoto, più basso del basso, elusivo, spazio vuoto, incomprensibile, oscuro, nebbioso, monotono, inutile, sottile, insapore, persino cupo. Dall'altro lato, e proprio perché tutte le cose come questa sono così, non dipende da nulla ed è inesauribile, il pozzo che non si esaurisce mai. E così—meraviglia delle meraviglie!— alla fin fine il Negativo si rivela essere Positivo.

Com'è nella pratica essere divorati in questo modo dall'incoscienza, così colpiti dalla povertà, così incapaci in qualsiasi modo di toccare il fondo delle nostre mancanze e infelicità, così derubati di qualsiasi base per la nostra vita? D.T. Suzuki ha la risposta. "Che ricca, "egli esclama, "è la vita interiore dell'uomo dello Zen, perché è in diretta cominucazione con il grande inconscio… Questo sconosciuto, una volta riconosciuto, entra nella coscienza ordinaria e mette nel giusto ordine tutte le complessità laggiù che ci tormentano a livelli maggiori o minori… Non appena riconosciamo che la nostra consapevolezza viene fuori da qualcosa che, benché non sia conosciuta nel modo in cui vengono riconosciute le cose relative, è intimamente collegata a noi, ci vengono rivelate tutte le forme di tensione e siamo totalmente rilassati e in pace con noi stessi e con il mondo in generale." Queste sono le parole incoraggianti che emergono da chi sta cadendo per sempre dal conosciuto IO SONO nello sconosciuto IO NON SONO.

Qui Suzuki fa eco al vecchio maestro Zen Hui- neng e alla sua essenziale dottrina della non-mente, secondo la quale il nostro sé naturale riconosce se stesso come vuoto e spazio. Questa viva consapevolezza della parte profonda del grande inconscio—questo lasciarsi andare all'indietro senza nessun supporto—è il requisito fondamentale per vivere secondo lo Zen. E Hubert Benoit fa eco sia a Hui-neng che a Suzuki quando dichiara: "Siete infelici perché vi stabilite nella coscienza invece che nell'incoscienza."

Il che solleva l'enigma: come può l'inconscio sollevarsi e diventare consio senza smetttere di essere se stesso, senza lasciarsi alle spalle ciò che lo distingue dalla consapevolezza? Come se il buio, stanco di essere oscurità e desideroso di attenzioni, insistesse per venire alla luce. Lo Zen ha la sua propria soluzione a questo puzzle, una che è ancor più convincente nella pratica perché essa definisce l'intelletto analitico. In un'immagine ispirata, Hui-hai (uno dei successori di Hui-neng) dichiara: "Prajna—quella perfezione che è la nostra vera natura—è inconcia, ma di fronte ai fiori gialli funziona." Molto tempo dopo, il Giapponese Soto master Dogen fece questa famosa citazione: "Seguire il Buddismo è seguire il sé, seguire il sé è perdere il sé, perdere il sé è essere illuminati da tutti gli altri esseri." Prendete nota, non illuminare se stessi ma l'inverso. E' l'inverso. E con quali altri mezzi, possiamo anche chiedere, potrebbe l'inconscio illuminare se stesso, se non vedendo che cosa si presenta?—ciò che si presenta è inperscrutabile oscurità, nella quale non c'è nulla da illuminare. Ancora più tardi, Eugen Herrigel, ispirandosi alla stessa tradizione e in base alla sua proria esperienza, disse ciò che segue: "Tutte le cose, viste dalla loro origine, sono uguali, hanno un valore assoluto. La loro origine e le loro radici possono essere percepite solamente attravero di loro. Voi potete vedere, con assoluta certezza, che le cose sono a norma ciò che *non sono*. Mentre la loro origine senza forma è inacessibile e inconcepibile, le cose nella loro forma concreta diventano più accessibili. Immerse nella luce della loro origine, esse stesse sono illuminate." Tutto questo è sintetizzato nella grande citazione dello Zen: *Nirvana è Samsara*. Senza *Samsara* non c'è *Nirvana*. Per adottare e adattare le parole di Hui-hai, il pozzo senza fondo si manifesta nei fiori gialli alla sua imboccatura.

Lasciatemi porre l'intera questione in modo piuttosto diverso. In questo e in altri capitoli di questo libro è stato necessario insistere sull'assoluto contrasto tra la rete delle nostre apparenze e il mistero centrale dal quale nascono. E' venuto il momento di trascendere queste distinzioni estremamente fondamentali. Togliendo i molti strati di ciò che io appaio agli altri, mi concentro qui su chi li perde, per poi scoprire un vuoto. Se non ho o non sono per niente una realtà centrale, essa corrisponde a quegli aspetti periferici—tutti a molteplici distanze così come si rivelano ai molteplici osservatori. Alla fine io sono un tegumento, strati di pelle, con niente al centro. Mi chiedo se Oscar Wilde avesse mai indovinato la profondità di questa battuta: "La realtà sta dietro le apparenze.".

Potrebbe essere un piccolo trauma per alcuni di voi sapere che un certo numero di grandi mistici Cristiani, non contenti di annunciare l'intrinseca vacuità di tutti gli esseri creati, hanno esteso lo stesso trattamento al loro Creatore. Il Dio che essi descrivono è un'assente, un latitante, di per se stesso il più grande Nulla di tutti i nulla. Perdendo totalmente le tracce di sé, egli trova se stesso negli altri, nel suo amato Figlio, e attraverso di lui, attraverso i suoi molti figli e figlie. Ecco l'amore indiscriminato che svanisce senza tracce in favore dell'amato. Questa è la natura divina, e noi tutti siamo fatti a sua immagine. Da qui le parole di Meister Eckhart, "La fine è il mistero dell'oscurità dell'eterna Testa di Dio, e non è conosciuta e mai lo sarà. Dio dimora là dentro sconosciuto a se stesso...Cercatelo in modo tale da non trovarlo mai...Egli è un non-Dio, una non-mente, nè una persona nè un'immagine. Sprofondate eternamente da qualcosa al nulla in lui." Tauler discepolo di Eckhart parla di "l'insondabile abisso, senza fondo e fluttuante in se stesso, che è molto più di una dimora di Dio di quanto non lo sia il cielo o l'uomo." E quella gran donna, la Beata Angela di Foligno, ha da dire ciò che segue: "Rimetto tutta la mia speranza in un bene segreto, che apprendo in una grande oscurità. Tutte le creature sono piene di Dio, del potere e del volere divino—tutto è inferiore a questo bene più nascosto. Le altre cose danno piacere, ma questa visione di Dio nell'oscurità non comporta nessun sorriso sulle labbra, nessuna devozione o fervore nell'anima...Inoltre, tutte le innumerevoli e indicibili parole e favore di Dio per me sono talmente inferiori rispetto a questa visione di Dio nell'oscurità che io non confido per niente in loro." E, con convinzione ed eloquenza senza pari, il Beato Jan van Ruysbroeck trova che l'oscurità e la luce si uniscono nell'insondabile. Se fossimo in grado di conoscere l'incomprensibile luce, essa avrebbe modi e misure e allora non potrebbe mai soddisfarci. Solamente per il fatto che questa "naturale oscurità della Testa di Dio" è ineffabile e abissale, essa è il nostro sicuro rifugio.

E ora, solo per dimostrare che anche i maestri Sufi sono dalla nosra parte, ecco qui Rumi: "Un Qualcosa che non si deve cercare— quello è il mio obiettivo."

Infine, desidero aggiungere la mia stessa testimonianza. Certamente non mi ritrovo sull'orlo di un precipizio senza fine, a cercare di decidermi se lasciarmi andare e fare quel tuffo spaventoso. Sono già evidenti per me quell'orlo di precipizio e quella caduta libera, e non è mai stato altrimenti. Per vedere questo, tutto ciò che devo fare è guardare in prima persona, non riuscendo a trovare me ma al mio posto trovando, invece, il Tesoro che non ha nessun nome nel pozzo alla fine del mondo.

22. Proprio Come l'Edera

Chi si limita a una gioia personale

Distrugge la vita alata;

Ma chi bacia la gioia in quanto tale

Vive nell'eterno sorgere del sole.

William Blake

Il titolo di questo capitolo è stato preso da una canzone popolare dei primi del '900: *"Proprio come l'edera, mi avvinghio a te."* Questo riassume nettamente la storia della mia vita—beh, lasciate che ve ne parli un po' di più. L'edera non è troppo schizzinosa riguardo a ciò sul quale si avvinghia. Vecchi muri, grondaie e tetti vanno bene se non ci sono in giro alberi. Ma aggrapparsi a qualcosa deve farlo assolutamente. Proprio come l'edera, mi sono ritrovato ad aggrapparmi a una serie di contrastanti sostegni, per mettermi in salvo. Qui di seguito voglio citarvene alcuni, dalla mia infanzia in avanti.

Aggrapparsi al Fisico

Da bambino mi sono attaccato, avidamente, al seno di mia madre. Ho richiesto e ottenuto quel calore, quei suoni e profumi incoragginati, quelle braccia che mi hanno coccolato, quelle mani che mi hanno accarezzato e quelle labbra senza le quali avrei potuto difficilmente sopravvivere, per non parlare del fiorire. Poi, al posto del seno negato, venne il mio dito, poi il mio sonaglino, il mio orsetto, i miei altri giocattoli. E più avanti, le mie collezioni di tutti i tipi, dalle biglie, alle conchiglie, ai fossili, alle monete, alle carte di sigaretta e ai francobolli. Che collezionista ossessivo che ero, senza niente di particolare rispetto a che tipo di collezione si trattava! Questo curatore giovanile abbracciò se stesso, in un certo senso, divenne il suo stesso tesoro di reperti. Egli viveva dentro, per e attraverso di loro.

E tutte le volte mettevo insieme una sorta di reperti molto diversi tra loro—un qualcosa di fisico dove attaccare questi oggetti. Prima il sonaglino e la mano che lo teneva non erano nettamente distinti. Erano, per così dire, continui. La scoperta progressiva e la definizione di quella regione straordinariamente sensibile del mio universo che imparai a chiamare il mio corpo fu la mia graduale identificazione con esso, separato dal resto delle cose. Questo divenne il mio piccolo me, posto in un enorme non-me. E più mi attaccavo al precedente meno riuscivo ad adattarmi a quello successivo.

Ad ogni modo, durante tutti questi bellissimi anni fino agli otto anni o giù di lì, la mia personificazione e incarnazione rimasero incomplete. Questa corpo-cosa che mi accompagnava dappertutto veniva sperimentata sempre di più come mia, ma io non ero dentro di essa. Ad eccezione di quando mi sentivo infelice o criticato, io rimavevo un posto di raccolta per le cose che accadevano dentro, piuttosto che una di quelle cose. In base a questo, il mio mondo era ancora affascinante e meraviglioso. La peggiore macchia di colore, una foglia caduta o una goccia di rugiada aveva qualcosa di magico— finché, volendola possedere, non la rovinavo. La meravigliosa farfalla che nel mio pugno era ridotta a un pasticcio avrebbe dovuto mettermi in guardia dal fatto che il modo più sicuro per perdere qualsiasi cosa era aggrapparsi a quella cosa.

Il periodo a partire da circa gli otto anni completò il processo. Dolorosamente mi sono sono ricomposto. In seguito a una grande pressione da parte di tutto ciò che mi circondava, rinforzata da un bisogno interiore, ho preso a carico, assemblato e posizionato, sulla sommità di quel torso chiaramente visibile, un'estremità visualizzata o protuberanza consistente in una testa con caratteristiche uniche, un migliaio di espressioni visive, una persona intera. Fino a quel momento avevo lasciato tutte quelle cose nel posto al quale appartenevano—là fuori negli specchi e nelle macchine fotografiche, e a disposizione delle persone in modo che ne facessero ciò che desideravano. Ma da quel momento, scambiando quella apparenza periferica per la mia realtà centrale, mi sono aggrappato ad essa, per possederla e starle fortemente attaccato per tutto il resto della mia vita. E così divenni, per me stesso qui, ciò che apparivo laggiù. Il che non ha per niente senso.

Per me questa assurda ma normale manovra funzionò veramente male. Scambiare questo immenso spazio reale con quella faccia piccola e immaginaria—immaginaria qui—fu una trattativa angosciante. Quest'ultima si prese tutta la colpa, io mi convinsi che la mia faccia, il mio naso in particolare, era rivoltante, lo zimbello di tutti. Con alti e bassi, la mia esagerata e talvolta patologica vergogna durò fino ai vent'anni e tendeva ad emergere—con mio grande disagio nei momenti meno adatti—fino ai miei primi trent'anni. Ho continuato a vergognarmi della mia faccia. Era una cosa che detestavo. Ma era una realzione di amore e odio. Più mi faceva passare brutti momenti e più mi ci attaccavo.

Aggrapparsi al mentale

Insieme a questa dolorosa acquisizione di una cosa separata e centrale chiamata corpo ci fu anche la penosa acquisizione di una cosa separata e centrale chiamata mente.

Da bambino piccolo non avevo, per la precisione, nè una mente mia personale, nè una psiche personale e privata, nè un mondo interno di pensieri e sensazioni separati dai loro appropriati oggetti presenti nel mondo. In quella fase relativamente felice non si trattava del "Sono arrabbiato con te" ma del "Tu sei cattivo. O non del "Mi piacciono quelle primule." ma del "Esse sono incantevoli." Non ero io che avevo paura dei folletti, ma era la cantina della nostra casa ad essere infestata da creature spaventose. Non ero io ma erano i posti ad essere tristi, o accoglienti, o inquietanti, o terrificanti. Infatti il mio mondo era meravigliosamente ricco di significati ed emozioni così come era meravigliosamente ricco di colori primari e secondari, di suoni, sapori, e odori. Per farla breve, la mia mente e il mio mondo erano una cosa sola. Ed era proprio perché non lo avevo collegato a me qui che era così luminoso, così magico.

E poi iniziai a prendermi a carico una mente mia personale, che abitava e spiava il corpo che mi stavo simultaneamente prendendo a carico qui. Progressivamente le mie sensazioni e i miei pensieri riguardo al mio mondo non erano più semplicemente riferiti solo ad esso ma a me, impressioni soggettive, stati mentali. Così, pezzo dopo pezzo, mi costruii qui il mio privato e sempre più complesso mondo interiore, a spese di quel mondo esterno, l'universo oggettivo. Alla fine fui pieno da scoppiare e il mio mondo divenne una macchina senza significato. Entrambi eravamo malati. Proprio come quella faccia nello specchio, in origine accettabile, era diventata sempre più inaccettabile, così anche quei pensieri e quelle sensazioni riguardanti il mondo, in origine accettabili, divennero sempre più inaccettabili quando riguardarono me come soggetto qui piuttosto che i loro relativi oggetti laggiù. Essi non riuscirono ad affrontare il viaggio interiore, si rovinarono nel percorso verso l'interno. Reclamando e aggrappandomi a questa elaborata astrazione fatta di credenze e chiamata mente, invece di lasciare che rimanesse libera, ho intralciato il suo lavoro e l'ho oscurata completamente con molta ansia e frequente angoscia.

Il problema, con la mia mente, consisteva nel fatto che io l'avevo rovinata reclamandola.

Aggrapparsi allo spirituale

Strano da relazionare, attaccarsi al corpo come supporto e poi la mente non era sufficiente. Andai avanti ad agrapparmi a una terza entità, attraverso qualcuno chiamato Spirito, attraverso altri, il Sé impersonale o Coscienza, e attraverso di me inteso come le sensazioni che qui io ci sono. Non intendo dire la sensazione di essere questa particolare persona, ma semplicemente essere qui. In effetti questa sensazione era qui, benché in modo vago, sin dall'inizio. E tutti i miei successivi attaccamenti sono derivati dal tacito presupposto che c'è qualcuno qui che si attacca ad essi.

Ma scopro una sorprendente differenza tra il mio attaccamento al corpo e alla mente da un lato e allo spirito dall'altro. I primi due crebbero in modo chiaramente sempre più doloroso, spasmodico e malato e alla fine ridicolo, mentre il terzo scelse un meraviglioso modo per occultare la sua ferita e il suo dolore. La verità è che, quando comletamente sviluppato, questo senso dell'ECCOMI QUI può e si pone come una liberazione, il vero lasciar andare. In effetti, non si tratta di niente del genere. L'autore medioevale di *La nube della non-conoscenza* l'aveva visto per ciò che è. "Tutti hanno motivo di dolore, ma più di tutti colui che sente di aver motivo di dolore e che sapendolo sente che egli è. Tutti gli altri dolori a paragone di questo, sono come giochi a paragone di cose serie."

Nel mio caso personale quest'ultima difficoltà rimase, per troppo tempo, repressa, inconscia. Essere Me Stesso qui, totalmente presente e a posto, fu come trovare l'America. Non potevo saperlo!

Tutto questo per la prima parte della mia storia, la parte riguardante l'attaccamento.

Veniamo ora alla seconda parte, la parte riguardadante il lasciar andare.

Il lasciar andare fisico

Tutto iniziò quando, piuttosto per caso, mi accadde di dare un'occhiata al punto che occupavo e di trovarlo vuoto. Improvvisamente vidi che pazzo ero stato nel sovrapporre ciò che apparivo a ciò che ero, per poi bloccarmi in quella sovrapposizione per la vita. Che piacevole fu, che benefico persino per il corpo, mollare la presa riguardo ad esso e lasciarlo andare nel posto al quale apparteneva! Né si trattò di un parziale avvistamento dell'incubus da qui a là. Di questa assenza non ci sono livelli.

Devo aggiungere che, all'inizio, si trattò di una visione momentanea e che ci vollero molti anni e molta pratica prima che divenisse abituale. Per pratica intendo un rinnovare l'esperienza originale e non—ripeto non—aggiungere nient'altro. E per abituale intendo rimanere in contatto con la propria chiarezza centrale e non—ripeto *non*—attaccarsi ad essa. Non chiedere che rimanga nella parte frontale della nostra attenzione in tutte le varie circostanze della vita. Per la maggior parte del tempo deve essere—ha bisogno di esssere—sullo sfondo, e come un amico, né perduta né inviolabile e sempre sull'agenda , da mantenere ma non da attaccarsi ad essa. L'alternativa è un'ossessione opprimente. "Nell'oscurità stanno coloro che guardano solamente fuori, ma in un'oscurita ancor più fitta stanno coloro che guardano solamente dentro." Il vedente che ha detto questo ha detto un cosa vera. Mi viene anche in mente Wodehouse riguardo all'argomento vacanze: il loro fascino curativo è aria fresca, facce riposate e scenario nuovo—e la mancanza di coloro che amiamo!

Lasciar andare il mentale

E così, ancora una volta, sono diventato quello che ero stato da piccolo, benché meno consapevolmente,—la grande arena per lo spettacolo, dove può accadere qualsiasi cosa. Ma, oh Dio! ciò che accadde è che una di quelle cose divenne la mia convinzione fermamente radicata che—corpo o non corpo—ero certamente una mente. Che esattamente qui al centro c'era qualcosa che conteneva tutto, piena delle mie sensazioni, emozioni, pensieri, memorie, speranze e paure e non so cos'altro. E scoprii, con certezza, che disperdere i contenuti mentali della mia testa non era facile nemmeno per la metà rispetto al disperdere il loro contenitore fisico. Ci vuole molto per disfarsi e salutare tutto quel massacro mentale, e abbandonarsi alla scoperta che proprio qui non c'è traccia di esso. Né, nella mia esperienza, lo si saluta una volta e per sempre. Questo spauraccio o spettro che chiamo la mia mente ha la brutta abitudine di ritornare e ritornare ancora incessantemente, e il mio compito è quello di coltivare l'abitudine di salutarlo tutte le volte. O, diciamocelo, di cessare di attaccarci alla cosa e lasciarla andare nel posto al quale appartiene. Questa è la scoperta eternamente rinnovata che io non ho nessun mondo interiore, nessun pensiero e sensazione personale. Dolore e piacere sono modalità fuori centro. Qui non provo nessuna gioia: godo in quelle cose care laggiù, in quei fiori dai colori accesi, in quelle colline, in quelle cime di montagne che svettano verso il cielo. Per scoprire che cosa sto pensando ascolto te e lui e lei. Per scoprire quali sono le mie idee politiche accendo la tv e leggo i giornali…destra, sinistra e centro. La storia decide per me sotto l'aspetto sociale ed economico. Sono veramente di larghe vedute fino al punto che la mia mente, quando la lascio andare, si posa, si fonde e irradia l'intero scenario. Là ritorna in sé. L'aver paura di dire quello che si pensa, essere mentalmente ottusi, sotto pressione, depressi, repressi—tutti questi disturbi mentali sorgono dal suo essere fuori posto e dalla risultante compressione. Restituita al mondo, ritornata nel posto dal quale proviene, si espande e guarisce. Di nuovo in libertà, è infinitamente espansa e generosa.

Lasciar andare lo spirituale

Dopo aver mollato la presa riguardante il corpo e la mente e avendoli spediti nel posto a loro appropriato, io sono poi svanito senza lasciare traccia? Proprio il contrario. Benché io non sia più questo o quello o l'altro, io ancora SONO. Sembrerebbe che, attaccandomi a quelle identità relativamente brevi e triviali, io abbia assolutamente sottovalutato me stesso. "Io sono Douglas Harding" non può essere paragonato a "IO SONO" per quanto riguarda pace, benessere, sicurezza, magnificenza, sì, persino naturalezza. IO SONO è un appellativo nobile, e risulta armonioso. E, per Dio, sì che va bene! Ma QUI non va per niente bene.

Ho continuato a dire a me stesso—inconsciamente, ma quanto mai insistentemente proprio perché inconsciamente,—"Posso sicuramente perdere ogni traccia del corpo, della mente, persino dello Spirito, fintanto che qui permane quel puro senso di Essere o Consapevolezza indifferenziati senza i quali non rimane nulla, tranne l'oblio, la morte eterna e l'alienazione, l'abisso privo di senso, e tutto è perduto per sempre. Semplicemente non ho il coraggio di lasciar andare quest'ultimo attaccamento, il più prestigioso, santo, permanente e affidabile degli attaccamenti.

Per troppo tempo questo è stato il mio rifugio, il mio bunker. Poi accadde qualcosa di sconosciuto che fece saltare in aria quel bunker, che spazzò via quel super-sostegno. E, con grande meraviglia, andò tutto bene, veramente molto bene, oltre che bene. Il terrore, la paura della totale estinzione, si era rivelata essere senza fondamento.

A questo punto è necessario tornare un poco indietro.

In un certo senso sono stato molto fortunato per tutta la mia vita, per quanto riguarda i miei problemi, essendo stato particolarmente rigoroso e all'eccesso, avendo chiesto e ottenuto soluzioni radicali. O, ad ogni modo, soluzioni che mi travolgessero e mi affascinassero. Essendo un ragazzo che amava particolarmente le sfide, avevo bisogno di diventare particolarmente conscio del rimedio. Il mio volto acquisito era stato così atrocemente inadatto che la mia Faccia Originale era destinata ad essere un profondo sollievo. E ancora, portando qui un carico davvero pesante di cose mentali introspettive e di ansia, avevo grossi motivi per trovargli un'altra posizione. E infine, la mia passione per il Reale e il Vero, per la Sorgente, per "la perfezione della Saggezza, l'amorevolezza, la santità", per il mistero, la maestà e lo splendore di Dio—tutto questo ha rappresentato la forza motrice per gran parte della mia vita. E la mia speranza è che la sua "cura", la sua emissione da qui, sia stata altresì approfondita. Oh che sollievo! Che necessarie erano queste pulizie di primavera! Se questa è una contraddizione, è di quella specie propria dei Buddisti reverenti e devoti "lavatevi la bocca dopo aver parlato del Buddha", e progettate di ucciderlo se si avvicina troppo: egli deve essere annientato se non può essere visto. Ed è anche di quella specie che portò l'egualmente reverente e devoto Eckart a destituire Dio o lo Spirito dal centro, in favore del Non-Dio e del Non-Spirito, il Deserto che nessun piede ha mai calpestato. In breve, proprio come il corpo e la mente si realizzano veramente e si rinvigoriscono visti da qui a là, così è per lo Spirito. Tutti i vari tipi di relgioni e esperienze mistiche di cui uno possa godere, sfrattati dalla posizione centrale che in effetti non hanno mai occupato, ritornano ad essere se stessi quando vengono restituiti al mondo, all'universo manifesto che alla fine è stracolmo di tutte quelle qualità, fisiche, mentali *e spirituali,* che sono sue proprie. Qui non trovo niente di tutto ciò, se non l'aria fresca e pulita di…No, è meglio non cercare di attaccare un'etichetta a questo Abisso privo di superficie.

E così, come Kierkegaard, ho scoperto che la mia vita viene vissuta in avanti e compresa all'indietro. Con il beneficio del senno di poi, sono enormemente grato non solo di essere stato come l'edera, ma anche come quel tipo di edera che è talmente tenace da buttare giù qualsiasi supporto.

Dispositivo anti-attaccamento

Da quanto sopra esposto potreste pensare che ho abbandonato il corpo e la mente, e più particolarmente lo Spirito o l'IO SONO, a favore del Nulla o io non sono. E che questo è nichilismo al suo ultimo stadio negativo e al massimo della disperazione. E inoltre ciò è in contraddizione con una certa parte di tutto il resto di cui ho parlato in questo libro, e specialmente per quanto concerne la mia insistenza sulla nostra necessità di passare dal livello del "Io sono questo e quello" a quello del "IO SONO".

Vi posso subito assicurare che, al contrario, il mio obiettivo qui non è di sopprimere lo Spirito, la mente e il corpo ma, nel vero senso della parola, elevarli, di modo che tutti e tre vengano maggiormente valutati e si elevino per raggiungere i loro posti appropriati nello schema delle cose.

Il rimedio che io prescrivo è di presentare queste cose, apparentemente incompatibili, insieme e non separatamente, in modo globale invece che in modo lineare, di modo che le loro connessioni siano indicate con una sola occhiata ed esse vengano viste a sostegno una dell'altra invece di contendersi il nostro benessere. In breve, ciò che serve è una mappa dell'intero paese. Per esempio quanto segue:

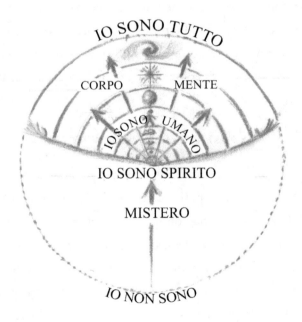

Tra i messaggi che questa mappa ha per me ci sono i seguenti.

Sì, lo Spirito stesso, la Consapevolezza e l'IO SONO e l'Essere che *deve essere,* che automaticamente è il suo unico sé da tutta l'eternità, è meraviglioso. Ma infinitamente ancor più meraviglioso è lo Spirito e l'Essere che non *deve* essere, la Consapevolezza che, senza alcun aiuto e per nessuna ragione, nasce continuamente dall'inconsapevolezza, dal Nulla—qualunque esso sia—facendo diventare in tal modo quel Nulla estremamente prezioso e anche indispensabile. Per virtù di questo Nulla esso non è *quello* che lo Spirito è ma *quel* esso è talmente adorabile da mozzare il fiato. Più o meno la stessa cosa si applica al sorgere del nostro intero Corpo-Mente (che non è altro che l'universo) con nessun aiuto e per nessuna ragione, dal puro Spirito. Che universo, che incredibile ricchezza e varietà sgorga instancabilmente da questo incredibilmente semplice IO SONO che sono io!

In breve, trovo che questa mappa sia un valido antidoto contro l'attaccamento. Essa mi ricorda il fatto che bloccarsi su una delle sue parti, isolandosi dal vivo e assolutamente indivisibile Tutto, significa sottovalutare e rovinare sia la parte che il Tutto, se non ucciderli completamente.

Spero che anche voi la troverete utile.

23. Storie di Tenerezza

Tra tutte le manifestazioni di tenerezza della mia vita quattro o cinque sono state una rivelazione. In questo capitolo le citerò brevemente, e poi farò alcune deduzioni riguardanti la natura della tenerezza e di come può essere eventualmente coltivata, o almeno incoraggiata.

La mia prima storia appare talmente banale che non vale quasi la pena di raccontarla. E' uno dei primi ricordi ma vivido nella memoria. Ero caduto e mi ero fatto male al ginocchio e mio padre "mi fece stare meglio" mettendo e premendo un penny sul punto. Non riesco a immaginare perché questo suo gesto piuttosto tipico mi fosse sembrato così perfetto e così bello, o perché io ami di più questo da parte sua rispetto alle innumerevoli cose immensamente più importanti che egli abbia mai fatto per me.

Se mi guardo indietro, ho il sospetto che tutte le occasioni di reale tenerezza nella mia vita siano state come questa—assurde, completamente sproporzionate, e piuttosto imprevedibili. Questo fa sicuramente parte della loro qualità speciale. Sono vere e proprie esperienze mistiche, improvvisi flussi e deflussi di grazia divina, inspiegabili, che ti prendono totalmente di sorpresa.

Il secondo esempio risale a quando avevo circa undici anni. Stavo leggendo *Racconto di due città* di Dickens. E' la vecchia storia di due uomini che sono inamorati della stessa ragazza, uno di loro totalmente meritevole e veramente un buon partito (e disperatamente spento) e l'altro un ubriacone, di cattivo carattere che si chiamavaSidney, che non aveva alcuna chance. Sfortunatamente è il degno corteggiatore che giace in prigione aspettando di essere ghigliottinato, mentre Sidney il fallito è in libertà nella città di Parigi—Parigi nel bel mezzo della rivoluzione. Egli percorre le strade deserte tutta la notte per cercare il coraggio di fare il nobile gesto e riuscire ad intrufolarsi nella prigione per sostituirsi al suo rivale condannato (al quale assomigliava molto) e andare incontro alla morte al suo posto. Dopo una penosa lotta con se stesso, egli decise di morire al posto del suo "nemico" e andò avanti per realizzare il suo piano.

Sentimentalismo vittoriano dei peggiori, senza dubbio. Ma non per me. Ricordo che, immediatamente dopo aver letto questo racconto, stavo in piedi alla stazione locale dei treni in uno stato di estasi che non riesco a descrivere, salvo dire che l'intera scena, proprio i mattoni, la pavimentazione della piattaforma, le rotaie e le cuccette erano uno splendore. Stavo in piedi in Paradiso, un Paradiso in cui una terribile tristezza fece posto a un'irrefrenabile gioia. Le mie lacrime erano finite. Un caldo splendore ricoprì il mondo, da mozzafiato, una fusione, curativo. Era forse che, invece di tutte le cose, l'amore incondizionato e la tenerezza era ciò di cui era realmente fatto l'universo? Non era che io avevo formulato il mio sentire in questo o qualche altro modo, o cercato una spiegazione del segreto che mi era stato rivelato mentre stavo in piedi in quella piccola stazione ferroviaria così tanto tempo fa. E quella sensazione non è rimasta con me. E' durata, se ricordo, solamente alcune ore e,troppo presto, il Paradiso è affondato e ripiombato sulla terra. Ma avevo conosciuto che cos'era la tenerezza. L'estasi se ne era andata, la rivelazione è rimasta e ancora oggi.

La mia terza storia risale a circa vent'anni dopo. Di nuovo, l'esperienza era al di là di ogni proporzione, peridicolosamente esagerata, se vista oggettivamente. Una strada trafficata –in quale città non ricordo—una vecchia signora, un ragazzo. Vidi che il ragazzo andava verso la vecchia signora, le prendeva la mano e le faceva attraversare la strada per sicurezza. Questo è tutto. Io piansi. Una così piccola e ordinaria azione di gentilezza, così diversa dallo spettacolare auto-sacrificio dell'eroe di Dickens, eppure così cosmica nel suo significato per me. Allora mi era sembrata, e mi sembra ancora, una vera e propria comprensione nel cuore delle cose, una rivelazione—di cui in un certo modo non so darmi spiegazioni—che metteva a posto tutte le cose. L'universo che si manifestava con questo tipo di cosa era questa specie di universo.

La mia quarta storia è, purtroppo, una storia molto diversa. Io sono una persona di mezza età. Suppongo di aver coltivato, nel corso degli anni, una visione di me di una persona compassionevole, altruista, premurosa, e di aver cercato—con poco successo—di vivere tenendo fede a questa impegnativa autoimmagine. Per cui quando un giovane uomo in grave stato di bisogno venne da me a chiedermi aiuto, io certamente lo aiutai. Era un senza tetto, confuso, privo di interessi ma per niente spiacevole –e io lo feci entrare (e feci entrare me) con una congrua dimostrazione di sensibilità. Egli si rivelò essere uno sfaticato, enormemente disordinato, felice di essere servito e riverito. E ben più importante, prese la mia gentilezza come qualcosa di scontato, come se io dovessi essere grato per l'opportunità di mettere in pratica il mio altruismo. Com'era da prevedere, il mio disappunto—o era collera?—crebbe giorno per giorno, e divenne sempre più difficile nasconderlo. Bene, alla fine lui se ne andò. E non appena si fu allontanato a una distanza di sicurezza, non so perché provai di nuovo tanta ma tanta tenerezza nei suoi confronti. Che discorso incoerente, due pesi e due misure!

Mi dispiace di dover dire che questa spiacevole storia si è ripetuta, con molte varianti, davvero troppo spesso in quelli a cui mi piace pensare come gli anni più maturi della mia vita. Tutti i miei tentativi di coltivare la tenerezza, di essere amorevole, esprimendolo con azioni di gentilezza e compassione, alla fine si sono rivelati un fallimento, almeno dal mio punto di vista. Verosimilmente i beneficiari—o le vittime—delle mie buone azioni trassero dei benefici, ma nel migliore dei casi io stavo facendo la cosa giusta per la ragione sbagliata. Il cuore aveva le sue ragioni ma esse non erano conosciute dalla testa. Io non posso parlare per voi, ma sono sicuro che la mia stessa sensibilità sia contemporaneamente spontanea e una posa, una finzione, persino una frode, e che coltivarla deliberatamente sia assurdo e auto-distruttivo.

Allora, che cosa posso fare riguardo alla mancanza di questa preziosa facoltà, spesso deplorevole? Proprio nulla? Devo accettare, con rassegnazione se non con compiacenza, questa corazza di durezza che mi minaccia continuamente di chiudermi dentro? La tenerezza in linea di principio, la tenerezza intesa a promuovere la mia auto-immagine, suona falsa, se non, momentaneamente, assolutamente impossibile da raggiungere. Ma è sicuro che l'oggetto originale, che conduce come sua espressione pratica, a un atteggiamento di vero amore, può almeno essere incoraggiato? Anche se non c'è modo di staccare deliberatamente la dura pelle che minaccia di separare me dal mio ambiente, non posso almeno ridurre il tasso di crescita delle callosità della vita? Non c'è nessun solvente, nessun antidoto, per smuovere la pietrificazione del cuore?

Sì che c'è. La tenerezza è, come la felicità e la maggior parte delle altre cose buone della vita, un sottoprodotto di qualcos'altro e non si ottiene mirando direttamente ad essa. E' veramente disponibile, anche se non al suo stesso livello o nei suoi propri termini. In realtà è più che *disponibile*. E' *naturale*. Io sono così, se solo non mi metto in mezzo a ostruire lo spontaneo e imprevedibile lavoro del mio stesso cuore fondamentalmente tenero. A cosa serve la tenerezza, dopo tutto, in senso fisico o di base? Come un pezzo duro di carne bovina è colui che resiste alla penetrazione e ci vuole una sega piuttosto che un coltello. Dall'altro lato, come un pezzo tenero di carne, è colui che fa poca resistenza all'invasione e che si taglia quasi come il burro. Le sostanze possono essere classificate secondo la loro durezza, dalla sottile aria al diamante. Ora dove cado io sul tavolo della morbidezza-durezza? Da qualche parte nel mezzo, è la risposta dettata dal buonsenso, più duro di una medusa e più morbido di una tartaruga. La risposta giusta è proprio molto diversa. Non ha niente a che vedere con quale tipo di materiale sono fatto io in base all'esperienza degli altri ma in base alla mia stessa sperimentazione di me, di me stesso proprio qui e ora. Qual'è la storia interiore di questo carattere duro per metà? Quando esamino il posto che occupo—un posto al quale nessun estraneo ha accesso—che cosa trovo? Questo posto che è il più ignorato di tutti i posti, il fulcro del mio universo ambientale, oppone qualche resistenza ai coltelli e alle seghe, alle persone, alla Natura, o assolutamente a niente? Qual'è il mio fattore di penetrazione al centro? Intrinsecamente, io sono stato fatto in modo da essere chiuso rispetto al mondo, aperto, completamente espanso, un grande spazio aperto?

A questa domanda cruciale non si deve rispondere alla leggera per sentito dire, o in base al ricordo o per mezzo di pensieri discorsivi o speculativi, ma semplicemente guardando con l'intento di vedere. In base all'evidenza del momento presente.

Accolgo dentro di me questo foglio di carta Bianca e questi segni neri che appaiono su di essa. Sto sperimentando me stesso come una cosa solida, opaca, limitata, che osserva da qui attraverso una fenditura una cosa solida, opaca, limitata, osservata che si trova laggiù? O, al contrario, qui non sono una cosa ma spazio per quella cosa, con nessuna percettibile distanza che ci tenga separati? In altre parole, posso concepire qualcosa qui da mettere in mezzo a quella sequenza nera-e-bianca? Sto ricevendo notizie riguardanti quella sequenza, la desumo o la percepisco a distanza? O ne sono invaso?

La mia risposta non ha esitazioni. Vengo penetrato, assorbito, sostituito da quella sequenza. E' la stessa cosa, ora, per voi? Anche voi siete fatti aperti? Riguardo a questo argomento siete la sola e decisiva autorità.

Forse, mentre siete d'accordo di essere nella stessa condizione di totale apertura come lo sono io, potreste ancora ragionevolmente obiettare che questo ha ben poca ovvia connessione con la sensibilità del cuore. Prendendo in considerazione il vostro punto di vista, mi giro da questa pagina verso la faccia più vicina—potrebbe essere la tua faccia—portando particolare attenzione alla situazione così come si presenta in questo momento. Siamo faccia-a faccia, in una relazione simmetrica, un oggetto a confronto con un oggetto, e ognuno tiene fuori l'altro? Proprio il contrario. Qui dove sono non c'è nessuna faccia, nessun granello di qualcosa che ti tenga lontano, che opponga resistenza alla tua invasione. Che io lo voglia o no, sono talmente aperto rispetto a te che la tua faccia è mia e io non ne posseggo nessun'altra.

Nè si tratta di un'unione superficiale, casuale, insignificante. Si tratta di un'intimità che è il paradigma di tutte le intimità, infinitamente profonda e totale, e immensamente soddisfaciente— *una volta che ho l'umiltà e il coraggio di notarlo.* La consapevolezza è fondamentale. Sono totalmente conscio del modo perfetto in cui mi date la vostra faccia, del modo perfetto in cui io la prendo. Il modo in cui prendo forma e colore attraverso quel attraente terreno mi meraviglia e mi delizia. Senza reclami, commenti o condizioni voi colmate la mia mancanza e io non posso rifiutarmi in nessun modo. Posso solo far finta di rifiutare il vostro ingresso. Potreste ben obiettare che tutto questo va molto bene, ma voi ed io potremmo ancora essere ai ferri corti, ora non in qualche senso fisico ma in relazione a ciò che veramente conta—i nostri sentimenti reciproci, i nostri contrastanti obiettivi, opinioni, stili di vita. E certamente è vero che semplicemente vedendo che ora sono vuoto per voi, la vostra faccia rispetto alla mia non-faccia, non è sufficiente per assicurare una bella relazione.

Ma io ho gettato le basi per una tale relazione. Senza questa base di onestà e verità, la superstruttura della nostra relazione è proprio incerta. Quando nego la nostra asimmetria—rifiutando di vedere il fatto ovvio che io sparisco in vostro favore—allora i miei rapporti con voi sono in qualche modo viziati. E non c'è da stupirsi. Alla base c'è la finzione che io sono abbastanza tosto da evitare che voi entriate completamente dentro di me. La nostra relazione è contaminata—se non condannata—sin dall'inizio. La mia perversa abitudine di mettere a confronto la vostra faccia visibile là con la mia faccia immaginata qui non è né sensata né pratica. Infatti, questa anormalità tragicamente normale è produttiva—e compensativa—della mia paura di voi, del mio odio e della mia profonda ansia. E' una notizia spiacevole che vi sto dando: "State fuori, ne ho una mia e la preferisco di gran lunga alla vostra. State per conto vostro e non osate invadere la mia privacy." Vane proteste! Osservandovi ora innocentemente, proprio così come siete e senza dare nessuna spiegazione, IO SONO VOI!

Ma voi potreste anche chiedermi se io *provo* tenerezza nei vostri confronti per il semplice fatto di avervi fatto entrare. Talvolta non possiamo fare altro che sentirci che amorevoli verso gli ospiti a cui abbiamo aperto la porta d'ingresso.

Naturalmente è vero che la *sensazione* di calorosa accoglienza di questo visitatore nel mio spazio non deriva immediatamente e automaticamente dal *fatto* che io non posso in ogni caso escluderlo. La reale esperienza della tenerezza non può accadere solo notando quanto uno sia penetrabile. Ma è comunque una buona partenza.

E, nella mia esperienza, indispensabile. Non serve cercare di ottenere l'emozione della tenerezza di per se stessa, negando contemporaneamente il fatto che io sono fatto per lei. L'emozione raggiunta in questo modo, l'emozione senza la visione, l'emozione che si basa sull'illusoria sistemazione faccia-a-faccia, non solo è difficile da manifestarsi ma ancora più difficile da mantenere: è ipocrita. E' come dichiarare un profondo amore per voi sulla porta d'ingresso finché non osate mettere un piede dentro. Dall'altro lato, se io consapevolmente vi lascio entrare (non ho nessuna scelta, naturalmente) che io provi effettivamente amore o meno, allora ci sarà una notevole possibilità che il mio amore venga a galla e trovi un modo appropriato e il momento giusto per esprimersi. Qui dentro sono perfettamente posizionato per amare in modo esplicito, perché il solo atto di ammetterlo a voi è già un implicito amare: proprio come la mia messinscena di abbracciarvi tremante là sulla porta d'ingresso era già un'implicita paura di voi, un'avversione e un rifiuto. In breve, la mia ricognizione che io sono tenero per natura, senza nessuna traccia di durezza, è veramente il modo migliore (io direi l'unico modo) per coltivare il sentimento della tenerezza.

Questo va sperimentato, non va preso per scontato. Nella pratica di tutti i giorni scopro di esprimervi molto meglio il mio amore, di

capirvi, e prendermi cura di voi, quando mi prendo la briga di notare
che in effetti io sono fatto per amare, comprendere, prendermi cura
di?

Sì. Funziona in questo modo. Il farvi entrare consapevolmente
qui nel mio spazio serve a rendervi immediatamente più interessanti,
persino affascinanti, proprio come siete voi. E, nel complesso, più
amabili. La grande attenzione che ottonete da me è una specie
di affetto, e illumina di luce nuova e più splendente tutto quello
che voi siete. Il biglietto d'ingresso mette in evidenza e trasforma
positivamente chi entra. Al contrario, il rifiuto di un biglietto lo
oscura e lo trasforma negativamente. Ogni cosa nell'universo appare e
viene percepita in modo diverso e –maledetta o benedetta!– è diversa
quando la lascio entrare.

Da bambino mi commuovevo facilmente fino alle lacrime. Ero un
tenerone, non un duro. Ricordo che un mio compagno di scuola aveva
cambiato il mio nome da Harding—*dall'inglese hard che significa
duro*—a Softine—*dall'inglese soft che significa tenero*. Provavo una
profonda vergogna. Era un commento davvero appropriato. Ahimé,
ero proprio troppo vulnerabile, troppo tenero e sentimentale. In base
a questo (e questa è senza dubbio una tipica risposta maschile) ho
fatto la faccia dura, assumendo un aspetto esteriore severo, iniziato
come una patetica finzione ma che a lungo andare è diventato
difficilmente capace di accogliere gli estreanei, o persino gli amici.
Naturalmente si trattava di una corazza inconsistente, un finto guscio,
un buon nascondiglio solo in apparenza, una protezione che non

proteggeva niente. Sostanzialmente tutto questo prese la forma di allucinazioni che si manifestavano nell'immaginare qui su queste spalle il volto che non era mai stato qui, questa immagine fuori posto, questo Blocco immaginario esattamente al centro del mio universo, cancellando la sua meravigliosa chiarezza e nitidezza. Il risultato fu tanto doloroso quanto sgradevole. E non c'è da meravigliarsi. Gettare via una tale chiave inglese nel bel mezzo dei lavori cosmici, come avrei potuto non bloccarli?

Penso di aver avuto meno successo della maggior parte degli uomini nel mantenere la finzione di una cosa nucleare proprio qui al centro del mio mondo. La mia auto-pietrificazione fu un'impresa singolarmente da poco. Comunque nel corso dei miei vent'anni fino a miei primi trent'anni, ho provveduto a costruire una fragile facciata per viverci dietro. Sempre meno ero mosso alle lacrime. Gli uomini non piangono, e Dio mi aiuti!—io sono un uomo e non una donna o un bambino piagnucolone. L'incidente della vecchia signora e del bambino gentile, benché appartengano proprio a questo periodo molto difficile della mia vita, fu qualcosa di atipico. Le barriere che ero così occupato ad erigere contro la tenerezza stavano cominciando a stare in piedi. Io crebbi sempre più come quei granchi con il corpo soffice e un bel guschio duro per infilarci dentro la loro tenerezza.

Ma poi, a 34 anni, mi accadde di notare che il guscio era piuttosto immaginario. Vidi che ero senza difesa. In effetti, una magnifica combinazione di assoluta vulnerabilità e assoluta sicurezza, in quanto la Non-cosa nel mio centro non presenta nulla a cui si possa fare del male o che si possa distruggere. Il risultato di questa sbalorditiva eppure perfettamente ovvia scoperta fu che la mia natura che supponevo fin troppo aperta non fu più motivo di vergogna ma divenne enormemente rassicurante, rilassante, un mezzo per rimuovere l'ansia. E da allora in poi, mentre mi abituavo sempre più ad essere una Non-cosa, scoprii che le occasioni di grande tenerezza stavano diventando più comuni, finché tutti i miei rapporti con persone, animali e piante, e persino oggetti inanimati, iniziarono a prendere il colore di qualcosa che faceva parte di questo stato di fusione, di questa qualità di lacrime non versate. Non si tratta di sentimentalismo. E' un tipo di vita basata su come realmente è. Potreste chiamarla la via della tenerezza.

Nel mio caso personale, poi, la scoperta della mia vera identità o natura intrinseca, della verità che io non sono più pesante di un vuoto, è servita ad arrestare e invertire l'inasprimento del mio cuore. Consiglio questa ricetta anche agli altri. Praticate il vedere Chi realmente siete e testate se questo Uno è in effetti l'amore stesso. Non prometto nessun risultato veloce o estremamente ovvio. Le ricompense di questa pratica possono sembrare molto misere e tardive, ma questo è perché essa scorre in profondità. Potete stare certi che, quando vedrete che siete privi di difese contro le invasioni, la smetterete di ostacolare l'amore che è naturale in voi.

La tenerezza è un diritto di nascita in voi e in me tanto quanto lo è il respiro, e non necessita di essere coltivata di più. Tutto quello che dobbiamo fare è continuare a non uscire dalla sua strada. Non dobbiamo perdere di vista il fatto che mentre rispetto alla chiarezza e alla preziosità siamo simili al diamante, rispetto alla durezza siamo esattamente l'opposto del diamante.

In questo risoluto rifiuto di mentire a me stesso riguardo alla mia identità sta il segreto del mio amore, e anche la mia massima sicurezza e sopravvivenza. Solamente quando voi iniziate a far parte del percorso che conduce a me può sembrare che possiate danneggiarmi o distruggermi. La totale invasione assicura che non è rimasto niente a cui far del male. Così io sono al centro una non-cosa e tutte le cose. Esattamente qui trovo incomparabile sicurezza e incomparabile espansione, al posto del mio piccolo sé che perdo, guadagno il mondo intero.

Questo grande e veramente sacro cuore riserva molte sorprese. Ecco un ultimo esempio. Ero invitato a tenere una conferenza di Buddisti più o meno convinti vicino a Londra, 150 di loro. L'argomento era il mio approccio in qualche modo inusuale allo Zen. Il discorso sembrava andare avanti abbastanza bene: gli spettatori erano convinti per metà, ma in attesa di vedere da che parte andavo a parare. Beh, il conferenziere dopo di me godeva di una reputazione come autorità europea sul Buddismo in generale e sullo Zen in particolare. Il suo tema era il finto Zen di certi occidentali che non hanno nè studiato in Giappone nè si sono sottoposti alla lunga e severa disciplina di meditazione da seduti e di risoluzione dei Koan sotto la guida di un Roshi autorizzato, nè hanno ricevuto il sua inka o certificato di illuminazione. (Tra parentesi, neanche lui aveva fatto qualcuna di queste cose.) Senza in realtà nominarmi, egli assicurò a quei Buddisti che il discorso precedente — il mio — aveva poco a che fare con il vero Zen, e in ogni caso non aveva alcun senso. Chiaramente io ho una testa sulle mie spalle (ora ricurve) e piuttosto era lo spazio ad essere immaginario. Quello fu il mio così tanto atteso debutto come insegnante Buddista, e tale fu il suo risultato. Per me fu molto peggio di un fallimento. Ero comsiderato una frode, e questo non mi piacque per niente.

Circa un'ora dopo questa "esposizione" pubblica mi ritrovai a camminare in preda alla perplessità attraverso l'allora deserta sala conferenze, mentre il mio denigratore stava camminando verso di me. Non ho ancora idea di come accadde ma semlicemente ci lasciammo andare uno nelle braccia dell'altro, per alcuni attimi abbracciati, per poi separarci. Non era il tipo di cosa che ero solito fare a quel tempo, persino con i miei migliori amici, e certamente lui era quel tipo di inglese che meno probabilmente indulgeva in familiarità di quel genere. Non venne detta alcuna parola. Anche se ci siamo incontrati di tanto in tanto da quella volta, non abbiamo mai fatto riferimento o lasciato intendere qualcosa riguardo a quella maninfestazione di tenerezza. A tutt'oggi per quello che io ne sappia è critico come non mai—o sprezzante—riguardo alla mia comprensione dell'essenza dello Zen (e la sua dottrina di Un Volto Originale che è senza volto). Io credo che mi consideri ancora, senza nessun rancore personale, un eccentrico non del tutto innocuo che porta fuori strada autentici ricercatori delle discipline religiose Orientali. Ci siamo scambiati forse non più di venti parole di cortesia dal primo incontro. In ogni caso, la nostra relazione non si è mai risanata da quel momento di sublime tenerezza, che non disse nulla e significò tutto, che non celebrò nient'altro che la nostra eterna identità alla radice. Con tutta serità, glielo dico ora, come glielo dissi silenziosamente in quella sala conferenza anni fa, IO SONO TE, IO SONO TE!

24. Essere e Fare

La vita ha un modo angosciante di porci davanti ai dilemmi, ai problemi apparentemente insolubili riguardo a cosa fare e a cosa non fare. Non tanto i problemi con nessuna risposta quanto le situazioni difficili con due risposte piuttosto contraddittorie. Non sappiamo dove stare. Le argomentazioni non sono così nette. Giusto e sbagliato tendono a cambiare posto. Potreste dire che la vita è un bastoncino, una partita impossibile da vincere, una scelta continua di mali.

Uno dei più problematici tra questi dilemmi è se stare ad osservare o giocare il gioco della vita, se declinare o accettare le responsabilità, se uscire o entrare.

I più grandi maestri nel mondo non facilitano nella decisione da prendere. Sembra che aggiungano solamente confusione. Prendiamo per esempio Gesù. Da un lato, nel suo Sermone sulla Montagna, egli ci dice di rilassarci, di non preoccuparci del domani, di lasciare tutto nelle mani di quel Potere nascosto che fa crescere i gigli e si prende cura della loro bellezza. Dall'altro lato, nella parabola dei Talenti, loda il cittadino che si dà da fare, che è ligio ai propri doveri, che è responsabile, e con gioia spedisce all'inferno il fannullone improduttivo. O prendete Nisargadatta: "Finché pensate di influenzare gli eventi, la liberazione non è per voi. La stessa idea che c'è qualcuno che fa, di essere una causa, è schiavitù." E ciò nonostante, più e più volte, insiste sul fatto che lo sforzo consapevole è essenziale nella vita, e che la serietà è proprio il fattore decisivo. Per finire, prendete Ramana. "Nessuno ce la fa senza sforzo," dichiara. "I pochi che ce la fanno devono il loro successo alla loro perseveranza." E immediatamente aggiunge: "Sarebbe stupido che un passeggero su un treno tenesse il preprio bagaglio sulla testa. Se lasciamo che lo metta giù, egli scoprirà che il bagaglio arriva lo stesso a destinazione. Allo stesso modo non comportiamoci come coloro che agiscono, ma mettiamoci nelle mani del Potere che ci guida."

Bene, che cosa dobbiamo fare—portare il nostro fardello o lasciarlo andare? Aiutare gli altri a portare i loro fardelli, o non prenderci nessuna responsabilità nemmeno nei loro confronti?

Il dilemma è ben più di un enigma puramente intellettuale. E' reale e fa male, così tanto che alcuni di noi vengono devastati per causa sua. Non esiste nessuna scelta "giusta". Se anche prendiamo la via del semplice lasciare che le cose accadano, o quella dell'estenuante intervento, ci troviamo comunque nei guai. Che sorta di vita è mai quella del lasciar andare chi non fa nessuno sforzo, non prende nessuna decisione e non si assume nessuna responsablità per se stesso—figuriamoci per gli altri? Per quanto riguarda il suo opposto, il tipo 'quadrato'—grande lavoratore, coscienzioso, che si fa carico delle cose, animato da spirito pubblico—tutti sappiamo quali stress e quali tensioni, quali compromessi, frustrazioni e ansie sarà costretto a subire. Per non parlare della decadenza e della morte che troppo presto porranno fine a lui stesso e ai suoi migliori piani.

Questo per quanto concerne il dilemma che riguarda tutti gli esseri umani. Ora la sua soluzione. Sì, c'è una soluzione, una soluzione veramente pratica che possiamo immediatamente iniziare ad applicare nella nostra vita di tutti i giorni. Ma prima dobbiamo essere chiari riguardo a chi è impegnato in quel vivere quotidiano.

E' la vera natura di ogni cosa vivente di badare a se stessa, di vedere del suo proprio benessere, di preferire se stessa agli altri. Non ha tempo per l'altruismo. Il suo compito è la sopravvivenza del suo essere una cosa separata. Così reclama una parte dello spazio del mondo, riempiendo questo volume in modo da escludere tutti i rivali. Ha spazio solamente per quelle cose che necessita trasformare in non cose e incorporare—in una parola, per il suo cibo. In generale, il suo comportamento è rivolto alla sua propria sopravvivenza a spese altrui. Ora questo inesorabile egoismo va oltre una necessità vitale. E' la stessa spinta della vita. Ben consapevoli di questo, voi non dite di un cavolo più piccolo del solito, presente nel vostro orto, che ha generosamente rinunciato a utilizzare appieno la sua parte di acqua e di sole, o non lodate il maialino più debole nella lettiera per non essere avido nel trogolo. Al contrario, li scartate considerandoli non sani, non sufficientemente vitali. Lo stesso per quanto riguarda i fiori del vostro giardino. I gigli più belli sono quelli che si accaparrano tutta la loro parte di nutrimento disponibile, o anche di più.

Non è diverso con le persone. Diciamo la verità: un uomo vitale, davvero vivo è quello che sa cosa vuole, lo cerca e lo ottiene. E' autosufficiente, energico, audace, determinato, totalmente collaborativo quando ciò soddisfa il suo scopo, naturalmente, ma altre volte è davvero spietato. Soprattutto, non se ne sta seduto a lamentarsi della sua sfortuna, delle sua situazione opprimente, o di quello che Dio, i suoi genitori, i suoi cromosomi gli hanno fatto.

Invece, egli accetta se stesso nel bene e nel male come sue stesse proprietà, per le quali lui stesso è responsabile. E nella misura in cui egli evita questa responsabilità, perde di vista l'obiettivo, il controllo e manca di un forte senso del fare, perde in breve la sua virilità. Potreste chiamarlo caritatevolmente un uomo riservato, umile, schivo; o, più onestamente, un uomo stanco, malato, fallito, e meritevole della nostra ammirazione non più della pianta avvizzita o dell'animale troppo piccolo. Essere virile è prendersi la responsabilità di una particolare porzione del mondo e di tutta la vita presente in essa e vivere quella vita con entusiasmo, senza scuse o freni.

Che valore ha, allora, il Discorso della Montagna, con la sua insistenza sulla passività? E che cosa dire del Santo o del Saggio che è contento di stare sulla riva del fiume della vita, a guardare l'acqua che scorre e a far attenzione di non bagnarsi i piedi?

I Liberati sono, in effetti, uomini pigri, deboli, falliti, irresponsabili? Ovviamente no. Proprio il contrario, essi sono particolarmente vivi e a modo loro meravigliosamente determinati ed energici e—se necessario—privi di scrupoli. La Beata Angela di Foligno, una vera veggente del Dio permanente, si spinse talmente in là tanto da vedere con soddisfazione assassina la morte di sua madre, di suo marito e dei suoi figli, che lei considerava come "impedimenti" alla sua vita spirituale. Il giovane Ramana rubò del denaro per fuggire via e vivere la sua santa vita—un'intera vita basata su altri tipi di profitti—e per anni non rivelò mai il suo nascondiglio alla sua inconsolabile madre. Il vero Saggio o Santo ha un carattere forte e determinato. C'è un mondo di diversità tra l'emarginato e il Vedente, non importa quanto simile possa essere il loro aspetto e il loro comportamento (e talvolta loro la considerazione di se stessi).

E la differenza è questa: l'emarginato pensa di essere essenzialemente un certo tipo di persona (per esempio una persona spensierata e non convenzionale) mentre il Vedente vede che non è per niente una persona. Uno immagina di essere una cosa nel mondo, mentre l'altro percepisce di essere una Non-cosa che contiene il mondo. Uno identifica se stesso con la sua apparenza come 2a/3a persona, l'altro con la sua realtà di 1a Persona. E non solo il Vedente è lo Spazio in cui le cose accadono, ma anche lo Spazio in cui *tutti i dilemmi e le contraddizioni che affliggono le cose* accadono, senza influenzare minimamente lo Spazio. Nella sua capacità come Contenitore di cose, come lo Spazio Consapevole che è anche la loro Sorgente e Realtà, egli stesso è la riconciliazione di qualsiasi cosa li divida. Così il Vedente resolve i dilemmi della passività rispetto all'attività, del distacco rispetto al coinvolgimento, dell'essere testimoni rispetto all'essere responsabili, nell'unico modo in cui possono essere risolti—nell'essere la Sorgente di entrambi. Come loro unica Sorgente e Fonte, egli è a monte di tutte le biforcazioni dei suoi affluenti. Egli è lo Stelo del bastoncello. E' l'indivisibile Divisore.

E ciò che voi, cari lettori, siete veramente, ma veramente, è quella Sorgente, quella Fonte, quello Stelo. Solo in apparenza siete sempre stati umani. Pertanto, intrinsecamente, siete liberi da tutte le contraddizioni e lacerazioni alle quali sono soggetti gli esseri umani.

Che cos'è un essere umano? E', come abbiamo già notato, un qualcosa di opaco, colorato, solido, piccolo. E' pieno di se stesso.

Occupa e riempie di carne e sangue poche migliaia di pollici cubi, escludendo così altre creature da quel volume. Esiste chiudendosi in se stesso rispetto agli altri, mantenendo una distanza da loro. *Sopravvive facendoli scomparire.* Si ritiene solo, annunciandolo a un mondo alieno: "Eccomi! State fuori! Non entrate!"

Voi, siete fatti in questo modo, secondo la vostra esperienza del momento presente?

Se è così, come fate ad accogliere così facilmente tutte le scritte presenti in questa pagina, proprio ora? In che modo se non facendole spazio, scomparendo in suo favore? Avete qualcosa là dove vi trovate, in questo momento, che la tiene fuori? Non siete forse aperti, un vascello vuoto da riempire con qualsiasi cosa, ogni cosa che si presenti, a partire dalle stelle fino a questi segni neri sul foglio di carta? E quando alzate lo sguardo da questa pagina al volto del vostro amico laggiù, non accogliete forse e vi prendete a carico quella faccia?

Oppure, se non siete d'accordo, se non siete alloggio per le cose, ma solo una di loro, come potete tener conto della loro brillantezza paragonata all'oscurità del loro osservatore, per non dire della sua assenza? Tutto quello di cui avete bisogno per risolvere queste questioni cruciali è smetterla di pensare giusto per il tempo che vi serve per dare un'occhiata. E poi, se veramente vi sperimentate come quell'oggetto che continuate a guardare laggiù nello specchio, se realmente siete ciò che apparite agli altri, ebbene, ebbene allora siete esseri umani, e basta. Ma se, invece, in realtà siete ciò che apparite a voi stessi—vale a dire, Spazio per le cose che vanno e vengono all'interno—ebbene, allora siete divini e dovreste mettere fine a questa sciarada, questa messinscena dell'essere "dopotutto, solo esseri umani".

Come Divinità stessa, come Spazio per tutto e Sorgente di tutto, voi siete responsabili di tutto. Non c'è nessun Potere secondario. Chi siete realmente, davvero realmente ha fatto tutto, sta facendo tutto. Ma notate se questo Spazio che voi siete sta *analizzando* il suo contenuto. Voi che assistete alla scena avete una qualche sensazione di volerla, di inventarla e di metterla insieme, di provocarla o mantenerla? Sta a voi dirlo, voi che ne siete responsabili. Non si tratta piuttosto del fatto che ogni cosa fluisce spontaneamente, senza motivo o pensiero, dal vostro Essere, un'incessante creazione che nasce da Chi siete veramente? Ramana non aveva forse ragione quando diceva: "Nessuna motivazione può essere attribuita a quel Potere...Dio non viene toccato dalle attività, che accadono in Sua presenza"?

Ecco, allora, la perfetta riconciliazione tra il distacco che testimonia tutto e l'attaccamento che è coinvolto in tutto. Era la falsa nozione che siete realmente voi come un essere umano a dare origine al dilemma, a creare la contraddizione tra il Discorso della Montagna e la Parabola dei Talenti. Al livello più alto lo scomodo Dilemma fa posto al Paradosso che non lo è. La vostra vera Natura è il Paradosso per poter prendersi cura di tutti i paradossi: non c'è nulla che voi non siate e nulla che voi siate; lo Spazio Consapevole è e non è il suo contenuto; voi ve ne prendete cura e non ve ne prendete cura; voi controllate le cose ed esse semplicemente accadono. Questo può sembrare stupido, ma in effetti è la perfezione della saggezza. Anch'essa funziona.

E persino a livelli meno elevati queste conclusioni hanno un senso. La responsabilità che un uomo sente, il suo senso di controllare questo e quello, è illusorio. Ogni evento nella sua vita è condizionato da altri eventi che costituiscono l'universo, come se ognuno conducesse la propria vita prendendosi a carico il bucato per tutti gli altri. Attribuire particolari cause a particolari eventi, e sentirsi personalmente responsabili per ognuno di essi, non è realistico. L'universo è assolutamente indivisibile, e l'unico modo di prendersi la responsabilità di una parte di esso è prendersi la responsabilità per esso nella sua totalità. Il che significa essere esso nella sua Totalità.

Voi come il Tutto di voi siete responsabili di ogni cosa e ve ne occupate molto bene—e questo senza alcun senso di responsabilità o di buona gestione. Come potete esserne sicuri? Solamente essendo voi stessi ora e consultando la vostra esperienza di prima mano. Solamente cessando di mascherarvi da uomo, donna o bambino.

La risposta al dilemma dell'essere o del fare, al problema della responsabilità personale, non sta nel mettere da parte la sensazione di essere personalmente responsabili per questo o quello ma nel sapere qual'è il suo limite—dove essa svanisce e voi potete unirvi a Ramana Maharshi dicendo:

"L'azione non dà vita a nessuna schiavitù. La schiavitù è la falsa nozione che: "Io sono colui che fa"...Rimanete fermi nel Sé e agite secondo la natura senza la sensazione di essere l'agente dell'azione... Essere presenti al Sé include l'essere presenti alla vostra azione... L'azione non vi vincola. Essa andrà avanti automaticamente."

25. I Tre Pretendenti di Sofia

C'era una volta una principessa che si chiamava Sofia che non solo era affascinante e di una bellezza incomparabile, ma anche (come dice il suo stesso nome) la vera perfezione della saggezza.Un giorno, arrivarono nel suo palazzo tre pretendenti—un cavaliere coraggioso, un poeta che scriveva poesie d'amore, e un rude guardiano di porci.

Prima di tutto venne ammesso alla sua presenza il cavaliere.

"Quanti dragoni avete ucciso recentemente?" chiese la principessa.

"Practicamente nessuno, mia cara Signora," egli ammise. "Ma la mia spada e la mia armatura sono del migliore acciaio, e per amor Vostro andrò alla ricerca e ucciderò qualsiasi dragone presente su questa terra. Comprendo l'immensità di questo compito, naturalmente. Questo perché questi mostri si nascondono nelle profondità del mare e nell'oscurità di grotte tortuose, e dovrò snidarli uno per uno e attirarli all'aria aperta dove li finirò. Anche se ci vorrà molto tempo prometto di portare a termine questo compito, e così, alla fine, poter diventare degno di Voi. Tutto ciò che chiedo, prima di dare iniziare, è la Vostra approvazione e la Vostra benedizione."

"Certamente li avete, coraggioso cavaliere." esclamò la principessa. "La Vostra determinazione e il Vostro coraggio vanno oltre ogni lode, e quei draghi devono essere affrontati."

Così il cavaliere scappò via, pieno di felici prospettive, con la sua armatura che risplendeva alla luce del sole.

Poi, nella sala delle udienze, venne intodotto il poeta, il quale iniziò umilmente a perorare la sua causa.

"Tutto quello che posso offrirvi, cara principessa, è la mia adorazione e le povere canzoni che essa ispira. Spero solamente che un giorno la mia devozione nei Vostri confronti—espressa, forse, in qualche grande composizione degna del suo soggetto—conquisti il Vostro cuore. Nel frattempo chiedo mi sia concesso di rimanere qui. A differenza di quel cavaliere—Vi ama veramente?—io non riesco a stare lontano da voi. Se me lo concederete, Vi prometto che non trarrò vantaggio da questo beneficio e non mi avvicinerò troppo a Voi."

"Mio caro poeta," rispose teneramente la principessa. "Io apprezzo la Vostra devozione più di quanto possa esprimerlo a parole ed è vero che nessuna persona fredda ed esitante mi potrà avere. Darò ordine che Vi venga data una stanza confortevole del palazzo, dalle cui finestre siate talvolta in grado di vedermi mentre passeggio nel giardino di rose."

Non appena il poeta, felice e grato, se ne fu andato nel suo nuovo alloggio, venne ammesso, alla presenza reale, il porcaro, accompagnato da ufficiali riluttanti. Si trattava di un giovane rozzo, analfabeta, uno straccione che puzzava ancora di porcile.

"Io Vi voglio e nient'altro, " si lasciò sfuggire, "e Vi voglio ora."

"Ma questo è oltraggioso." gridò la principessa. "Il cavaliere coraggioso e il poeta devoto dedicano le loro vite per meritarmi un giorno, ed voi eccovi qui, uno zotico maleodorante, che chiede di avermi immediatamente, come se io fossi una Vostra proprietà, Vostra su richiesta."

"Cosa Vi importa," replicò il porcaio, imperturbato.

"Vi farò buttare fuori," gridò la principessa furiosa.

"Non so se sbattervi nelle prigioni segrete. "

"Prima che lo facciate," replicò lui, "lasciate che Vi dica una cosa. Il Vostro cavaliere ama la galanteria e la caccia al dragone, ed è per questo che è felice di aspettarvi all'infinito. Per quanto riguarda il Vostro poeta, egli è innamorato dell'amore e delle sue stesse poesie d'amore, ed è per questo che vi promette di mantenere una debita distanza. La verità è che entrambi hanno paura di Voi. Ma l'amore vero scaccia via la paura, e io non ho paura di Voi, e io Vi reclamo proprio ora."

"Insisto che quegli orribili dragoni si devono affontare," gridò la principessa, battendo i piedi. "Anche se non avete paura di me, sembra che voi non siate in grado di affrontarli."

"Al cavaliere che li sta affrontando essi sembrano terrificanti, e in effetti sono praticamente invulnerabili. Quello è il modo di amare i suoi dragoni. Ma quando io li prendo da dietro essi diventano delle vere e proprie gatte. Ora che sono arrivato a vivere con Voi, questi mostri si transformeranno in animali domestici, anche se ci vorranno anni per addomesticarli tutti."

"Per essere un porcaro Voi siete davvero intelligente," ammise la principessa, "ma io chiedo ancora la totale devozione di cuore che il poeta offre, anche se le sue buone maniere sono ben oltre le Vostre."

"La devozione che io offro è inseparabile dall'unione. Siamo già uno, e le Vostre infinite perfezioni sono più che sufficienti per entrambi."

"Ah bene," sospirò la principessa, sembra che io non abbia nessuna alternativa. Sposami ora, rude porcaro, e meritami dopo."

"Come mio vero sé—Voi, cuore del mio cuore—come posso meritare me stesso? E per quanto riguarda il mio falso sé, quello zoticone in qualche modo puzzolente, come potrei essere minimamente degno di qualunque cosa, anche se uccidessi un migliaio di draghi o scrivessi poemi d'amore continuamente."

"In ogni caso," rispose la principessa, ora con un grande sorriso, "c'è spazio per un considerevole miglioramento. In realtà noto che è già iniziato. Anche quell'orribile odore se n'è quasi andato."

26. Ramana Maharshi e Krishnamurti

La spiritualità sta attenta alle persone che hanno modo di offuscare le distinzioni tra un maestro e un altro. Essi in realtà insegnano la stessa cosa (ci dicono) ma con toni di voce molto diversi. Questa sembra un'amabile consuetudine, che si avvicina all'ecumenismo e alla pace dei nostri tempi. Oh, Signore. E' abbastanza corretto. Ma può essere il risultato di indolenza o superficialità, del non ascoltare attentamente e del non andare in profondità dentro ciò che è viene detto, del falsificare i limiti quando ciò di cui c'è bisogno è chiara e netta discriminazione.

In realtà per seguire un percorso spirituale fino alla fine dovete stare attenti a non essere dirottati lungo altri sentieri. Per usare un'altra metafora, se volete assaporare completamente il gusto di qualsiasi viaggio spirituale non dovete mescolarlo con altri viaggi spirituali finché la bevanda è così insapore da essere senza gusto.

Prendete per esemio l'insegnamento di Ramana Maharshi da un lato e di Krishnamurti dall'altro. Alcuni dei loro rispettivi seguaci o discepoli o devoti mi dicono che essi stanno dicendo la stessa cosa, formulata in un linguaggio molto diverso. Io non posso essere d'accordo. Trovo grandi differenze nella sostanza, e non solo nello stile, nei loro insegnamenti. Questo capitolo ne illustra alcune tra le più importanti.

Ma non iniziamo dai punti di disaccordo bensì dai punti di Intesa. Sia Ramana Maharshi che Krishnamurti insistono che la riposta ai problemi della vita è da cercare dentro, che profondamente dentro di noi c'è tutto ciò di cui abbiamo bisogno. In questo, naturalmente, sono in linea con tutti i veri saggi e vedenti.

Fin qui tutto bene. Ora veniamo alle differenze, o, se volete, ai punti di disaccordo.

E' essenziale, dice Krishnamurti, capire se stessi, come pensiamo, cosa pensiamo, perché pensiamo in un certo modo, la natura del nostro condizionamento. "Per seguire noi stessi, per vedere come funziona il nostro pensiero dobbiamo essere particolarmente presenti, di modo che, man mano che iniziamo a diventare sempre più presenti alle complessità del nostro stesso pensiero, delle nostre risposte e delle nostre sensazioni, iniziamo ad avere maggiore consapevolezza, non solo di noi stessi ma anche di qualcun'altro col quale ci relazioniamo." Ovunque Krishnamurti insiste che dobbiamo arrivare a conoscere i processi della mente.

Ramana Maharshi nega categoricamente che ci sia una mente da conoscere. Se andiamo ad indagare "troveremo che la mente non esiste." Non esiste nient'altro che il Sè. Scavare nel Sè è ciò che dobbiamo fare. Non dobbiamo preoccuparci della mente. Se cerchiamo la sua fonte originaria, essa svanisce."

Molto simile è il consiglio di Nisargadatta Maharaj: "E' la mente che vi dice che la mente è là. Non lasciatevi ingannare. E' il dolce rifiuto a considerare tutte le varie circonvoluzioni della mente che vi può aiutare a trascenderla."

Uno studio completo dei discorsi di Maharshi e Krishnamurti produrrebbe senza dubbio dei passaggi che attenuerebbero le eclatanti differenze che sussistono tra loro su questo punto—in teoria. Ma in pratica ciò è irriducibile. Sia che perdiate i capelli per trovare Chi siete veramente, oppure che lavoriate su tutte quelle cose mentali che sono ritenute responsabili di bloccare la visione di quel Chi. Non vanno semplicemente mischiate, non ha senso saltare avanti e indietro da una cosa all'altra. La questione in esame è se quella visione benedetta sia disponibile ora e a noi così come siamo, o solamente dopo una lunga preparazione che potrebbe durare tutta la vita.

Ecco Krishnamurti su questo argomento. "Prima di poter trovare qual'è lo scopo finale della vita, qual'è il suo totale significato, dobbiamo iniziare con noi stessi, vero? Sembra così semplice, ma è estremamente difficile. La difficoltà sta nel fatto che noi siamo così impazienti, vogliamo entrarci dentro, vogliamo arrivare alla fine, e così non abbiamo né il tempo né l'occasione di darci l'opportunità di studiare, di osservare. "

In totale contrasto, ascoltate Maharshi: "Non c'è nulla di più semplice dell'essere il Sè. Ciò non richiede nessuno sforzo, nessun aiuto. Tutti stanno vedendo Dio da sempre, ma non lo sanno. Io vedo ciò che ha bisogno di essere visto. Io vedo semplicemente ciò che tutti vedono, niente di più. Il Sè è sempre presente a se stesso. "

Ci sono altre notevoli differenze.

Per Krishnamurti le grandi scritture del mondo sono altrettante trappole per l'uomo. Come possa essere sicuro di questo è una questione interessante, dato che fa capire di non averli mai letti. Inoltre, i guru ci imprigionano nei loro sistemi. Lui stesso insiste di non essere un guru. Ecco un'altra interessante domanda: se lui non è "un venerato maestro spirituale" (che è una definizione piuttosto chiara di un guru) che cosa diavolo è? Comunque—guru, non-guru, anti-guru—la pratica che egli invoca, di avvicinamento alla conoscenza del Sé studiando i movimenti della mente, è certamente graduale, durante la quale voi non incontrate mai voi stessi. "Più conoscete voi stessi, più chiarezza c'è. La conoscenza di sé non ha fine—non raggiungete una realizzazione, non arrivate a una conclusione. E' un fiume infinito. "

Quanto diverso è il modo di Maharshi! Egli ha letto le scritture e riconosce che studiarle può stimolare la ricerca del Sé, almeno (purtroppo!) serve come sostituto per l'auto-indagine. Egli mette anche in evidenza l'importanza del vero Guru dentro di voi. Siete fortemente esortati a guardare dentro la vostra Natura. Ma se immaginate che non potete farlo (o meglio, se non lo fate) allora arrendetevi a un guru che vi aiuterà a rimuovere l'ostruzione al vostro vedere. In altre parole, avete la facoltà di scegliere il percorso più breve di ricerca dell'Auto-indagine, o il percorso più lungo di Devozione, che conducono alla realizzazione del Sé. Ma, qualunque percorso decidiate di intraprendere, la Visione alla quale esso conduce non è in nessun modo una questione di gradi o stadi. E' una visione di tutto o niente, improvvisa, completa, perfetta. Anche se ci vuole tempo e pratica, come regola, per stabilizzare la realizzazione del Sé, essi non aggiungono nulla all'esperienza. Essi la rendono abituale, di modo che non sia più occasionale o intermittente. Le permettono anche di fare effetto in tutte le aree e livelli della nostra vita. Il Sé non può essere visto parzialmente, tanto meno visto in modo errato. Perché?

Perché è il Sé che vede il Sé, e certamente non un essere umano come tale è in grado di farlo.

Penso che, a questo punto, sarà di aiuto passare dalle differenze tra due maestri in particolare a delle considerazioni più generali.

Nella mappa della spiritualità Orientale e Occidentale si possono discernere due temperamenti, due tipi di maestri e di dottrine. Il divario tra loro è vasto e profondo. Per quanto riguarda il primo tipo, la Realtà o l'Obiettivo (termini che probabilmente non scriverebbero in maiuscolo) è strettamente impersonale, una pura assenza piuttosto che una meravigliosa Presenza, un nulla qualsiasi piuttosto che la meravigliosa Non-cosa che è totalemente consapevole di Se Stessa, un vuoto che è talmente vuoto da essere vuoto persino della vacuità, un'assenza di mistero, una sparizione. Non c'è nessun sé, ad eccezione del Sé.

Per quanto riguarda il secondo tipo la Realtà è diametralmente opposta a tutto questo. Solo il Sé è davvero reale, sovrapersonale e in nessun modo impersonale, nel complesso un'adorabile, meravigliosa e inspiegabilmnente misteriosa, *ananda* (benedizione) non di meno *sat* (essere) e *chit* (consapevolezza). Non c'è da meravigliarsi se le persone che hanno questa persuasione si compiacciono nel far circolare la parola DIO, che per la specie precedente è il peggiore dei termini. E naturalmente ci sono quelli che vanno avanti a parlare di Dio che è l'Amore stesso, come Colui che dà la sua stessa vita per il suo mondo, colui che sparisce in favore—sì, vostro e mio.

Nell'interesse della brevità piuttosto che dell'acuratezza, potreste etichettare il primo tipo come spirituale-psicologico e il secondo spirituale-religioso. Naturalmente ci sono tutti i tipi di posizioni intermedie tra questi poli opposti, e persino tentativi di superare l'abisso che li separa. Ma l'abisso rimane.

E' piuttosto ovvio a che lato dell'abisso appartiene Maharshi e a quale lato appartiene Krishnamurti. E, oltretutto, da quale parte mi trovo io. Se fate una pressione abbastanza forte su di me ammetterò che c'è una cosa—o diciamo il mio condizionamento estremamente Cristiano di quando ero bambino—che mi fa atterrare sul versante spirituale-religioso del Grande Abisso e che il fatto che io mi sia messo da quel lato è ex post facto: comunque io continuo a trovare ragioni di ciò che credo istintivamente. Fortunatamente, tuttavia, questa non è per niente la fine della storia.

Quando voi ed io, *nonostante le nostre differenze caratteriali*, giriamo la freccia direzionale della nostra attenzione di 180°, Ciò che vediamo dentro è uno e unico per tutti e assolutamente incondizionato. Come possiamo essere sicuri? Per il fatto che qui, nella parte più bassa della vallata dove i due lati dell'Abisso si uniscono, non c'è più nulla su cui non essere d'accordo. Qui, tutti i discepoli di Maharshi, di Krishnamurti, di qualsiasi altro maestro o non maestro sono liberi di condividere, la realizzazione essenziale che ci unisce tutti eternamente.

E qui, alla fine, va cercato il vero ecumenismo che guarisce senza nessuna elusione o oscuramento o distinzione. Qui c'è l'estrema pacificazione della discordia in generale, e in particolare per quanto riguarda il fanatismo religioso e l'intolleranza. Che medicina semplice e universale per questa malattia mortale—efficace, gratuita, abbondante, e più alla portata di mano della nostra mano destra!

Prendiamola proprio ora—voi ed io—, senza aspettare altri. Essi seguiranno quando Dio vorrà.

27. A Proposito Dell'Avere Una Testa

Io vi supplico, per il sangue di Cristo, di contemplare la possibilità di avere torto.

Oliver Cromwell

Ho una storia da raccontarvi che va contro di me. Una confessione da fare—in qualche modo imbarazzante—per non dire che mi fa vergognare.

E' successa piuttosto recentemente, questa improvvisa realizzazione che ha minacciato di minare le fondamenta del lavoro che avevo fatto su me stesso e la vita che avevo vissuto per cinquant'anni. Per la maggior parte di questo tempo sono andato in giro puntanto allegramente fuori verso chiunque potesse ascoltare che, secondo l'esperienza personale di ognuno di noi, non abbiamo la testa, e convertendone non pochi a quella inusuale opinione.

Naturalmente ho velocemente aggiunto che, al posto della testa perduta, c'è una serie di sensazioni—percepite come ruvidità, morbidezza, pizzicori, tensioni e dolori, e anche come una grande varietà di suoni, sapori e odori. Per non parlare di un turbinio di pensieri ed emozioni. In ogni caso (ho insistito) il contrasto tra l'ampia serie di eventi in continua evoluzione, collocati nel tempo che appartiene a *queste* spalle, e le rigide e stabili forme colorate, messi tutti insieme nello spazio che appartiene a *quelle* spalle, non potrebbe essere più evidente. Tant'è vero che ho preso l'abitudine di guardare nel mio specchio per vedere quello che *non* sono, e di chiedere a me stesso se ciò da cui sto guardando fuori ha *qualcosa* in comune con ciò che sto osservando.

In base a questo ho concluso che, qualsiasi cosa si nasconda qui al centro del mio mondo, certamente non è una testa—se quel termine ha un qualche significato—e che io sono proprio senza testa.

Questo auto-ritratto indicherà ciò che io intendo per essere senza testa.

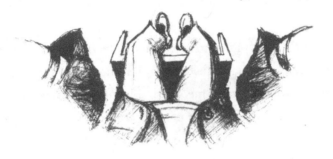

Voglio dimostrare come, quando cerco di mettere le mani sulla mia testa perduta, perdo anche le mie mani. Come, quello da cui guardo fuori, non è per niente una cosa quanto una non-cosa, un solvente penetrante e universale, una fiamma che, mentre accende tutte le cose che mantengono la loro distanza, brucia ogni cosa che si avventuri più vicino. E il mio scopo, durante tutto questo mezzo secolo passato, è stato quello di prendermi cura di questa fiamma e diffondere la sua luce.

Bene, ecco qui—il contesto della storia che devo raccontare.

Così stavano le cose soltanto tre mesi fa. E poi, per non so quale ragione, all'improvviso mi è successo che *un uomo, nato cieco, tastando una delle sue mani e poi la sua testa, abbia avuto più ragione per credere a quest'ultima piuttosto che alla prima.*

Vi prego di verificarlo voi stessi proprio ora. Diventate ciechi (vale a dire, chiudete gli occhi), toccate la vostra mano sinistra con la destra, poi il vostro braccio e la vostra spalla a sinistra, il vostro collo e per finire la vostra testa—dietro, di lato, e di fronte, dappertutto... L'evidenza nel momento presente per quanto riguarda la vostra testa non è forse convincente tanto quanto quella che riguarda la vostra mano? Inoltre, per una testa che è saldamente attaccata al vostro tronco come la vostra mano lo è rispetto al vostro braccio.

Come dobbiamo ammettere, se una verità fondamentale non è vera per un cieco non è per niente una verità fondamentale. Non merita di essere presa seriamente. E certamente non è una base sulla quale costruirci sopra una vita.

Per cui mi ritrovo a porre a me stesso alcune scomode domande. In che cosa ho sbagliato, se l'ho fatto, durante tutti questi anni di particolare impegno? O peggio, ho soppresso più o meno inconsciamente delle prove vitali, falsificando i libri per la predilezione di una teoria, per non dire ossessione? Potrebbe essere che—più nascosto a me che agli altri—il mio stratagemma per contrastare le mie sensazioni di inferiorità ed essere notato a qualsiasi prezzo, per alzare la mia stessa testa e le mie stesse spalle sopra le masse, sia stato quello di pretendere di *non avere* testa e spalle? Come può essere questa ironia della sorte?

Vi dico che ero scioccato. Non crollato ma sconvolto.

Lo shock fu in qualche modo attutito da tre considerazioni.

La prima era che, molte volte nella mia vita, un momento di crisi o un incombente disastro si era trasformato in qualcosa di nuovo e di meraviglioso, un'importante realizzazione, l'apertura su nuovi orizzonti. Questa estremità dell'uomo, come dicono, si è così spesso rivelata essere l'opportunità di Dio e quindi che la mia speranza era che quella storia si ripetesse obbligatoriamente ancora una volta. La seconda considerazione era che, nel corso di molti anni, l'esperienza e la pratica dell'essere senza la testa ha fatto una profonda differenza in meglio in molte vite non di meno nella mia. E ciò che funziona così bene e per così tanto tempo e per così tante persone è improbabile che sia quell'assurdità o quella bugia che potrebbe apparire. La terza considerazione era (o piuttosto è) che proprio ora mentre sto scrivendo queste parole su questo foglio A4 non riesco a trovare niente qui sulle mie spalle da tenere fuori, assolutamente niente sul suo cammino. Tutte le cose che vedo mi decapitano.

Comunque, fu una reale sfida, un vuoto, un pezzo importante che mancava nel puzzle della mia vita e del mio lavoro. Chiaramente avevo il dovere verso me stesso e verso gli altri di trovare, se potevo, il pezzo mancante e di esporlo—meglio tardi che mai.

Ovviamente il mio primo compito fu quello di investigare ancora una volta che cosa esattamente tocco qui nel posto dal quale guardo fuori. Decisi di esaminare, con maggiore cura che mai, queste mie fondamenta, e, recuperando nuovamente i miei sensi, fare affidamento completamente su ciò che essi potevano rivelare, su ciò che era chiaramente *dato*. Questo significava abbandonare la maggior parte delle mie amate convinzioni riguardo all'essere senza la testa e tutto il resto, e iniziare da capo, aiutato da qualsiasi nuovo esperimento sembrasse promettente.

All'improvviso un sacco di fatti inequivocabili vennero alla luce. Sì—certo, sì certo dopo tutto—avevo un qualcosa qui sulle mie spalle, uno scalpo o un'estremità, e l'unico nome che si adatti per questa cosa è una *testa* di qualche tipo. Di che tipo? Beh, è la testa (munita di tutte le normali protuberanze, cavità e aperture) di una creatura vivente. E non solo di una creatura vivente qualsiasi ma di un essere umano. E non solo di un essere umano qualsiasi, ma di un essere umano speciale: tutte le specie di peculiarità la identificano unicamente come quella di Douglas Harding. Ed è un tutt'uno con il resto del suo corpo. Benché mi si manifesti a modo suo e secondo i suoi propri termini, è reale tanto quanto lo è qualsiasi altra parte del mio corpo. E benché per me la testa dalla quale sto guardando fuori sia trasparente come la finestra dalla quale sto guardando fuori in questo momento, è solida, vera e reale tanto quanto il vetro di quella finestra. Negare questo sarebbe scendere a livello intellettuale del moscone che si Lancia incessantemente contro il vetro. "Tutto piuttosto ovvio e normale. "Posso sentirvi mentre commentate in modo asciutto, "e sorprendente solo per chi è dipendente dall'essere senza la testa."

Così sia—fino ad oggi. Ma è qui dove iniziano le anormalità e le sorprese, e dove emerge tutta una serie di fatti sorprendenti riguardo a questa mia testa reale, e a come sia proprio assai diversa da tutte le altre teste che ho incontrato: inclusa, naturalmente, la testa nel mio specchio.

Tanto per iniziare noto che, benché attaccata allo stesso modo delle teste laggiù, è attaccata a un corpo rovesciato. Questo significa che subito sotto il livello delle spalle io MI PIEGO, come questa pagina che state leggendo si ripiega sulla pagina opposta. Un piegarsi, trovo, fino al limite di sopportazione.

E' la stessa cosa per voi? Vi prego di assicurarvene sollevando l'avambraccio in questo modo

(a) Qui la scena si dissolve verso l'alto

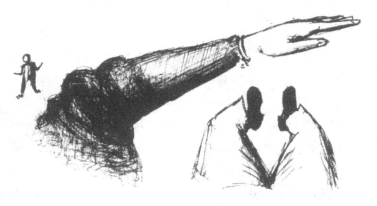

(b) Qui la scena si dissolve verso il basso

e abbassandolo lentamente verso il basso a partire da (a) in cima alla scena dove il cielo (o il soffitto se siete all'interno) svanisce verso il basso. Notate come il resto del vostro corpo, in contrasto rispetto a quello del piccolo uomo in lontananza, è rovesciato. I suoi piedi— come i piedi della persona nel vostro specchio sono sotto di lui, i vostri sono in cima.

Ma la vostra testa è posizionata allo stesso modo della sua. Non è rovesciata. Vi prego di assicurarvene ripetendo l'esperimento con il vostro avambraccio tenuto più vicino, di modo che il vostro dito indice sfiori appena il vostro profilo davvero grande—la vostra fronte in (a), poi il vostro naso e mento, e infine il vostro collo in (b).

Avere una testa che è trasparente come il vetro è meraviglioso. Avere una testa che si piega col corpo è meraviglioso. Avere una testa che ha spazio anche per il mondo è davvero meraviglioso. *Perché in verità questa mia testa reale, benché ospiti concretamente i miei capelli meramente umani e personali, la mia fronte, le mie sopracciglia, il mio naso, e così via, è alta come il cielo e vasta e profonda come il mondo, e ospita il cosmo stesso.* Tra le vostre orecchie un'acconciatura, tra le mie un'acconciatura e la chiara luce della mattina! Che miracolo finire in una testa qui, questa intimissima congiunzione del cosmico, dell'umano e del personale e dell'impersonale simile al vetro, ed esattamente nel posto in cui io insistevo di essere senza testa!

Io non vi sto chiedendo di credermi ma di verificare se, anche voi, siete fatti secondo lo stesso grandioso e stupefacente disegno. Questo—proprio ora, se non vi dispiace—delineando la vostra testa con l'indice, toccando di volta in volta i vostri capelli, orecchie, guance, mento, tutto intorno fino a ritornare al punto di partenza. Se state facendo questo esperimento (o, dovrei forse dire, andando avanti con questo viaggio intorno al mondo?) all'aperto, molto meglio. In ogni caso notate quanto la vostra testa reale delineata in questo modo sia persino più grande della scena. Essa accoglie facilmente qualsiasi cosa sia in vista, che sia un cielo carico di stelle, o il sogno che state sognando, o la stanza dove ora siete seduti, o le foglie di té nella vostra tazza. E tutto questo senza smettere di essere umano e personale man mano che si manifesta.

Per chiudere la questione oltre ogni dubbio, notate che non è solo la vostra testa ma la parte superiore del vostro corpo ad essere così magnificamente capace. Insieme a quelle piccole teste laggiù ci sono delle piccole braccia, insieme a questa testa immensa qui ci sono delle immense braccia. Ecco come potete verificarlo. Mentre guardate dritto avanti aprite completamente le vostre braccia tese fino quasi a farle sparire alla vostra vista. Fatelo concretamente, e vedrete che esse *abbracciano* il mondo che la vostra testa sta già accogliendo e assumendo.

Che falsa modestia è, negare questi innegabili e incoraggianti fatti! Che assurdità è, questa primaria illusione dell'uomo, questa svilente e davvero automutilante convinzione che egli è ciò che *appare* agli altri uomini! E' come se l'Oceano Atlantico dovesse persuadere se stesso che è la pozzanghera che sembra dalla Luna, o la goccia che sembra da oltre la Luna, nè profondo nè vasto nè increspato dal vento!

In realtà non c'è fine per le differenze tra la testa che c'è qui e la testa che c'è la—che sia nello specchio o sulle spalle delle altre persone o nelle loro macchine fotografiche. *Differenze* è un termine veramente troppo moderato. Evidenti discrepanze rende meglio l'idea. Ciò che rende la continua scoperta e riscoperta di queste discrepanze così cruciale è la nostra fatale determinazione, dalla nostra infanzia in avanti, a identificarci con quella apparente e periferica testa che è qui e a disidentificarci dalla testa reale e centrale dalla quale nasce. In breve, la nostra radicata *falsa testa*. Gardiamo, in breve, a campione, sette di queste discrepanze, questi esempi di falsa testa. Se, come me, le avete notate prima, guardatele con uno sguardo nuovo e scoprite che qui ogni volta è la prima volta.

1. Questa testa reale ma considerata erroneamente irreale costantemente e senza sforzo spazza via un'altra serie di cose—può essere una costellazione, una catena di montagne o una fila di alberi o una serie di case, l'arredo in un angolo della stanza dove siete seduti—e le rimpiazza con un altra serie. A comando trasforma qualsiasi cosa in qualcos'altro. Ma quella testa erroneamente considerata reale non può trasformare nemmeno il suo piccolo sé. Essa si limita semplicemente a girare a destra o a sinistra, povera cosa!

2. Questa testa reale ma considerata irreale decora e ridecora il mondo, dipingendolo improvvisamente di colore rosa, blu, grigio, praticamente di qualsiasi colore, a richiesta. Ma quella testa presa erroneamente per vera decora e ridecora semplicemente i suoi occhi con dischi di vetro colorato, poverina!

3. Questa testa reale ma presa per irreale popola l'universo di personaggi straordinari, alcuni divertenti, altri ammirevoli, molti così così, pochi proprio orribili. Riesce a realizzare mostri e meraviglie di ogni tipo, coinvolta in tutte le specie di accadimenti importanti, in scenari all'altezza. Quella testa presa erroneamente per vera si piazza

semplicemente di fronte a un pezzo di carta ricoperto di segni neri, manipolandolo e guardandolo fissamente per ore e ore. O copre laboriosamente risme di carta bianca come la neve con segni neri similari.

4. Questa testa presa erroneamente per irreale cambia la disposizione del mondo da triste ad allegra a triste, da tempestosa a calma e poi daccapo, passando proprio da un qualsiasi stato d'animo a qualsiasi altro stato d'animo. Quella testa presa erroneamente per reale inserisce semplicemente sostanze estranee—pillole che stimolano o riducono l'energia, o quello che avete—dentro una fenditura vicina alla sua base, o piega verso l'alto o verso il basso i margini curvi di quella fenditura o fessura, o produce suoni pii da quella fenditura o fessura. Raramente, lo si deve precisare, con totale successo.

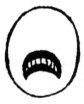 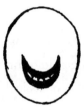

La Leggenda del Sacro Graal, con la storia di una serie di oggetti sacri nella Terra Perduta, è molto pertinente a questo punto. Questi oggetti includono una testa tagliata. Se il cavaliere che testimonia questa parata non è abbastanza interessato a fare domande riguardo a questa testa, la Terra Perduta rimane perduta e il suo Re Ferito rimane ferito. La lezione per me è chiara. Approfondite il significato e la verità di questa mia testa centrale e state certi che questa ricerca, apparentemente così privata e inutile, avrà ripercussioni universali. La mia vera testa non solo contiene il mondo, ma determina realmente il suo stato di salute. Ciò che vedo dipende da ciò che sono.

5. Questa testa erroneamente presa per irreale muove continuamente montagne, colline, case, alberi, di tutto, facendoli girare senza alcuno sforzo. Non dovete credermi. Sperimentatelo voi stessi. Esercitando questa miracolosa facoltà di telecinesi cosmiche, potete aumentare o diminuire la distanza tra quella casa di fronte e l'albero nel suo giardino, o avvicinare o allontanare quella sedia dalla porta. E così via. Mentre quella testa erroneamente presa per reale, ondeggiando da un lato all'altro, sposta solo se stessa.

6. Questa testa reale ma erroneamente presa per irreale, davvero fantastica e assolutamente trascurata, crea e distrugge regolarmente il mondo. Mentre quella testa presa erroneamente per reale semplicemente alza o abbassa due lembi di una frangia attaccata alla sua superficie. Per quanto riguarda quella piccola povera testa nel mio specchio, non fa nemmeno questo!

7. Piuttosto strano, l'esercizio dei sei poteri sopra indicati—e per Dio non devono essere disprezzati—permettono qualsiasi cosa tranne che la nostra vera testa si monti la testa nel senso peggiorativo del termine. Potreste dire che questa grande testa è il colmo della modestia e della riservatezza, più umile dell'umile. Perché questo? Perché abolisce continuamente se stessa, svanisce senza lasciare traccia in favore

di altre teste. Il suo compito più adeguato, la sua vera natura è di far strada e lasciare il posto a tutti quelli che vengono, per quanto problematici o stupidi possano essere. Essenzialmente schiva, questa mia testa originale è senza volto, questa testa originale è senza testa. Al contrario, quella testa acquisita e presa erroneamente per reale non è altro che una testa, ed è visibilmente chiusa a chiunque arrivi. Il suo compito più appropriato è di insistere su di sé. Per questo la nostra indagine di queste sette discrepanze ha uno scopo determinante.

E' tempo di fare il il punto.

In un certo senso devo ammettere che senza la testa è precisamente quello che non sono, e che nel promuovere l'essere senza testa negli ultimi cinquant'anni non potevo essere più di così nell'errore. Saldamente montata su queste spalle espanse, più grande della vita e due volte naturale rispetto ad essa, c'è la mia unica vera testa, indispensabile, viva, la mia vera testa sovrumana, umana e personale.

Ma in un altro senso, di gran lunga più vero, dopotutto non mi sbagliavo affatto, ed ogni attimo di quel lungo dedicarmi all'essere senza testa è stato un tempo ben speso. Esercitando l'ultimo dei poteri, e sicuramente il più bello, facciamo soltanto una prova, questo essere munito veramente di testa qui è in realtà senza testa. Il suo potere e la sua gloria culminanti sono il rinunciare a qualsiasi potere e gloria, donando se stesso senza lasciare alcun residuo, dando tutto quello che ha ed è al mondo che ha disperato bisogno proprio di quello. Il viso di Helen, si dice, aveva varato mille navi. La mia faccia, *quando la lascio andare,* vara un migliaio di parole.

Pertanto ne risulta che nessuna di queste scoperte riguardanti la mia vera testa o supertesta sottraggano nemmeno una briciola dalla mia lunga esperienza dell'essere senza testa, o la invalidino nemmeno per un attimo. Piuttosto il contrario, esse confermano, arricchiscono e ravvivano quell'esperienza, che ora posso descrivere come un essere senza testa che nasce incessantemente da un avere una testa. Nessun rischio ora che questa vacuità centrale venga letta come una vacuità morta e desolata, un puro vuoto, un nulla, un'assenza statica. Si tratta di un verbo piuttosto che di un nome, un assenso continuamente rinnovato. E dopotutto questo ha perfettamente senso: solo ciò che è pieno può vuotare se stesso, solo ciò che vive può dare la sua vita di modo che altri possano vivere.

Gran parte di questo mi suona familiare, e forse anche a voi. Ciò che è sempre nuovo, ciò a cui non mi abituo mai è l'inesorabile fatto che questo scalpo a quattro piani è mio. E' quella cosa sulla quale indosso il mio Panama! Non è nient'altro che la testa a cui faccio lo sciampo!

E per quanto riguarda il cieco la cui mano e la cui testa sembrano mettere a repentaglio il mio lavoro di una vita?

Le nostre scoperte rimuovono quella minaccia. E' vero che alcune delle realizzazioni e poteri che ho elencato—e ovviamemte questo include la *piegatura* della parte visibile di un corpo con la parte tangibile—non sono a lui disponibili. Comunque ne rimane un numero sufficiente, e ce ne sono altri. L'unica cosa (o piuttosto, non-cosa) che può chiaramente vedere—e non c'è altro modo per vederla—è l'essere illimitato che egli realmente, realmente è. Ed è per questo che, finora, non ho avuto più difficoltà nel condividere la visione sia con le persone non vedenti che con le persone vedenti.

Secondo il mio sospetto—manifestato all'inizio di questo saggio—che la minaccia rappresentata dal cieco celava una promessa, quella promessa è stata soddisfatta molto più generosamente di quanto io avessi immaginato fosse possibile. Ancora una volta il Buon Dio aveva colto l'opportunità rispetto alla situazione estrema di quest'uomo di inondarlo di benedizioni, benedizioni sovrumane, umane, personali e subpersonali—sub ogni cosa.

Benedizioni riversate sopra la sua testa naturalmente—dove se no?—secondo la tradizione.

Ora sarebbe strano se questa buona notizia conseguita finora fosse passata inosservata, se i saggi e i vedenti, il cui compito attraverso tre millenni è stato quello di una radicale conoscenza di sé, non ci avessero mai fatto caso. E naturalmente eccola lì, disseminata in modo sottile ma molto vasto attraverso le grandi tradizioni spirituali e spesso trasmessa in modo obliquo, ma abbastanza chiaramente non appena qualcuno veniva a conoscenza di dove guardare.

Jelaluddin Rumi potrebbe essere definito l'Apostolo dell'Essere Senza la Testa, e come era prevedibile è tra nel vasto repertorio di affermazioni di questo Sufi, il più grande di tutti, che ho trovato quanto segue:

> Voi avete due teste. Quella testa di argilla proviene dalla terra, quella testa pura proviene dal cielo. Quella testa derivata è manifesta, questa testa originale è nascosta.

E' compito mio perdere la mia testa, è compito del mio Re darmene una nuova.

O prendete Plotino, il filosofo neo-platonista del 3° secolo:

Ritorniamo all'Essere reale, a tutto ciò che abbiamo e siamo. A Questo noi ritorniamo come da Questo noi proveniamo...Quando guardiamo da Questo dal quale dipendiamo, ignoriamo la nostra unità. Quando guardiamo fuori vediamo molte facce, quando guardiamo dentro tutto ciò che c'è è quell'Unica Testa. Se un uomo si potesse girare su se stesso—con il suo proprio movimento o con un tiro fortunato di Athena—vedrebbe immediatamente Dio, e se stesso, e il Tutto.

Secondo il Buddismo Zen sono illuminato quando vedo e vivo consapevolmente dalla mia "Faccia Originale". Le implicazioni sono là. La prima, che ho una Testa Originale, in quanto una faccia senza una testa non è più reale del sorriso di un Stregatto senza lo Stregatto. La seconda, che ho anche una faccia e una testa acquisita perché una faccia e una testa originale senza una acquisita per contrastare se stessa è una denominazione impropria. E, la terza, che sovrapporre quella faccia e testa acquisita laggiù nel mio specchio su questa originale presente proprio qui è oscurante e non salutare, se non semplicemente stupido. Concludo che ciò da cui vive l'uomo Zen realizzato è ciò da cui vive il Sufi realizzato. E non è nient'altro che ciò che qui abbiamo continuato a chiamare la nostra vera testa davvero benedetta.

Non è anche ciò dal quale il Cristiano realizzato vive quando, secondo San Paolo, esperimenta Cristo come "la testa del corpo"? O forse, secondo Sant' Agostino, che parla misteriosamente del "corpo

di Cristo che è la testa dell'uomo"? Naturalmente nessuno dei due
santi si riferisce al Gesù storico che era nato, vissuto e morto molto
tempo fa in quella terra lontana, ma al Cristo eterno e cosmico che
sin dall'inizio era Dio ed era con Dio, e per mezzo del quale tutte le
cose sono state create e mantenute. Il Cristo in me che è più me di
di me, l'uomo divino, l'uomo nuovo, il Verbo che per sempre si è
fatto carne, di cui se ne parlerà in eterno. Se ne parlerà (notate bene)
con una voce contemporaneamente divina, umana e personale—così
carnalmente personale che, nonostante io parli per Suo nome e conto,
lo devo fare in toni e accenti che sono istantaneamente riconoscibili
unicamente come quelli di Douglas Harding. Persino il suo "Pronto"
al telefono, l'ultimo sentito anni fa, non è uguale a nessun altro. Ecco
cos'è la vostra personalità!

Ogni creatura è un'incarnazione divina unica. L'ho percepito
a lungo qui, nel mistero del Verbo fatto carne, del Supremo che
diventa continuamente Profondo—superbamente rappresentato
nella storia della Cometa del Natale—è la chiave universale per
la vera religione, la guarigione profonda, la gioia eterna. Non ho
avuto dubbi su questo, senza che mi fossero completamente chiare le
modalità di funzionamento. Ma ora, sotto le improbabili sembianze
di una sfida riguardante la missione della mia vita, quello che avrebbe
dovuto essere ovvio sin dall'inizio, si rivela. Benché il mistero e la
meraviglia di questa incarnazione rimangano più o meno misteriosi e
fantastici, una luce brillante splende su ciò che effettivamente accade
nel mio caso, e di conseguenza in tutti gli altri. Si tratta di una discesa
assolutamente straordinaria di quattro livelli, e sta accadendo dove io

immaginavo di avere una normale testa a un solo livello che faceva cose perfettamente ordinarie e con la testa a posto.

Dove termina questa discesa divina? Esattamente dove tocca il fondo? Diamo una risposta per quanto riguarda la nostra prima scoperta, quella in cui abbiamo trovato la nostra vera e immensa testa *che si piega fino al limite* del nostro piccolo corpo rovesciato. La discesa divina si completa giusto sotto queste braccia spalancate che abbracciano il mondo, nell'area del cuore. Non—ripeto non— nell'area fredda della testa ma in quella calda del cuore. E in quella di un cuore infranto. Quell'estremità vuota e auto-distruttiva laddove io mi inchino e vado in rovina, completando il cerchio, unirà niente meno il Nulla al Tutto che è l'altro suo aspetto. Grazie al cielo non c'è nulla di vago o campato in aria riguardo a questi posti inferiori ma estremamente belli. Essa si può indicare esattamente: in effetti, è il punto che io indico naturalmente quando indico me stesso. E' il nadir dove l'espirazione finisce e inizia l'inalazione e dove l'incarnazione diventa disincarnazione. Nel linguaggio Paolino, è il posto dove io vengo crocifisso e risorgo insieme a Cristo. Qui alla fine trovo il Sacro Cuore, il cuore trafitto che guarisce qualsiasi crepacuore. Un avvertimento anche per coloro il cui cuore è ancora intatto: in particolare per tutti coloro che immaginano che "perdere la propria testa" sia sufficiente, grazie tante. Io vi dico che, finché la perdita della propria testa non porta alla scoperta del proprio cuore—un cuore talmente tenero da essere ferito a morte dalla terribile sofferenza del mondo, allora siamo ben lontani dall'obiettivo che è l'amore che trasforma tutte le sofferenze. E qui, un tentativo fallito, proprio perché può essere scambiato erroneamente per un bersaglio, può essere *peggio di* un obiettivo mancato di un chilometro.

No, l'essere senza testa non è sufficiente, per la semplice ragione che può, di per se stesso, essere piuttotsto senza cuore. Posso portare alcuni esempi riguardanti la vita degli altri, e moltissimi riguardanti la mia, che provano che si tratta di un fatto importante.

Infine, per ricapitolare e concludere, desidererei guardare un po' più da vicino qual'è il valore dell' "avere una testa qui".

1. *Questa mia testa reale è divina.* Non riesco a trovare nessun altro aggettivo che renda giustizia al suo essere senza confine, alla sua chiarezza senza macchia e al suo essere una non-cosa in una direzione e una pienezza e tutte le cose nella direzione opposta, alla sua abilità non solo di mettere in movimento e trasformare il mondo nella sua totalità e nel dettaglio ma anche di crearlo e distruggerlo a suo piacimento—e a tutta la sua totale consapevolezza di sé. Ora arrogarmi tutti o alcuni di questi poteri come essere umano, e come uno speciale essere umano, a questo proposito, sarebbe ridicolo e presuntuoso. Nel mio funzionamento essenziale io sono divino, che io lo ammetta o meno. Ed è proprio su questa base, per così dire, secondo la particolare forma che quel funzionamento prende, che io sono umano e precisamente questo particolare essere umano.

Ma non è che questa mia testa reale sia in parte divina, in parte umana, in parte personale, in parte assente, o una qualche esplosiva mistura di tutti e quattro questi ingredienti. No, al suo proprio livello la divinità è assoluta e per nessun motivo offuscata o ridotta dalla sua discesa nell'umanità, individualità e vuoto. Solo la mia incontaminata Divinità è in grado di svolgere queste primarie funzioni di cui ho dato un assaggio, e che ho sia falsamente attribuito al mio essere uomo o completamente trascurato. Nemmeno la testa più stupida o più annebbiata esaurisce le scorte della prodezza divina. La mancanza di divinità è mancanza di essere.

2. *Questa mia testa reale è umana: in effetti umana animale.* Sorprendentemente tutte queste funzioni divine si mantengono in un contenitore che, benché infinitamente capace, viene rivelato al tocco essere umano e animale oltre ogni dubbio. Questo taglio di capelli, queste orecchie munite di lobi, queste guance prive di peli, questi occhi ovali e questo naso e bocca peculiari, benché distinguibili da quelli di un gorilla o di uno scimanzé, appartengono chiaramente allo stesso genio. Essi sono scimmieschi, per distinguerli da quelli felini, canini e così via. Non è mai esistito un contenitore così oscurato dai suoi contenuti! E, naturalmente, insieme alla forma animale ci sono infinite funzioni animali come il respirare e il mangiare, e insieme alla forma umana ci sono infinite funzioni umane—tutti quei modi di sentire, di pensare e di comportarsi che caratterizzano l'Homo sapiens. In ogni caso non riesco a trovare nessuna prova evidente che il mio essere consapevole della mia divina natura riduca la mia natura umana e animale. Piuttosto il contrario. Esse si biforcano nettamente. La divinità non si incarna a tentativi o in modo esitante. Essa non richiama niente di comune o impuro. Non è snob.

3. *Questa mia testa reale è personale e unica.* Passando nuovamente le mie mani sulla sua superficie io percepisco tutte le sue particolarità— aree di pelle ruvida, rughe, prominenze e cavità che appartengono esclusivamente a Douglas Harding. Qui, non per essere disprezzato, c'è un inimmaginabile sistema di segni—una codificazione di dati, per così dire—che la distinguono da tutti gli esseri umani presenti, passati o futuri. Proprio come il divino rimane divino e l'umano rimane umano, così il personale rimane personale, nonostante il suo più intimo coinvolgimento con gli altri livelli. Correzione: non nonostante quel coinvolgimento ma grazie ad esso. Il collegamento della nostra personalità unica con l'umano in generale e il sopraggiunto divino non rappresenta nessun pericolo di depersonalizzarci. Anzi, finché l'umano rimane attaccato al divino supersonale, essi non sono ancora se stessi. Avete forse notato come, da un lato, quella gente che punta eccessivamente sul personale, insistendo sulla sua unica personalità e uniche idiosincrasie sia insicura di sé, predisposta ad essere servilmente imitativa, e in effetti difficilmente del tutto personale. E come, dall'altro lato, coloro che vedono che nella loro natura divina essi sono un'unità, sono tutte persone meno inclini ad assomigliarsi una rispetto all'altra nella loro natura umana e nella sua personale espressione. Esse sono imprevedibili e anti-conformiste senza nessuna intenzione di esserlo.

4. *Questa mia testa reale, come spazio per altre teste, è una non-testa* fatto questo che deve unicamente alla sua divinità. Solamente il Supremo è sufficientemente umile da raggiungere l'inferiore. Nella

mia capacità umana e personale quello che temo di più è sparire in favore di altri. Nella mia capacità divina questo è quello che mi piace di più. Dio è amore, l'amore che muore per il mondo, e quando io amo veramente è in quanto Lui e con il Suo amore che lo faccio.

In breve, sì, mille volte sì—ho una testa.

Ma, Dio santissimo, che testa!

28. Mappatura della Prima Persona

Meno conosco il paese che sto esplorando più sono in grado di fare una mappa migliore di esso. Non c'è da meravigliarsi, allora, che io trovi una carta geografica per riuscire ad orientarmi in quel paese, il più misterioso e il meno conosciuto di tutti, che io chiamo Me Stesso. Me stesso, intendo come Prima Persona, in contrasto sia con la seconda che con la terza persona, la Prima Persona che non potrebbe essere più singolare. Sorprendentemente singolare e unica.

Per quarant'anni—dagli inizi del 1940 agli inizi del 1980—la mia mappa appariva in questo modo:

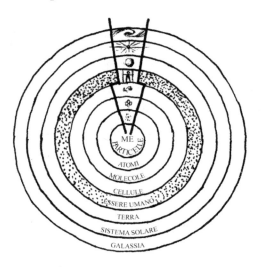

MAPPA 1. PRIMA PERSONA SINGOLARE

Benché non in scala e molto semplificata, questa mappa mostra la capitale (per così dire) nel mezzo delle sue province disposte ad

315

anello. Il che vuol dire, che essa distingue chiaramente cosa sono per me stesso qui al centro da ciò che sembro all'osservatore che che si avvicina a me partendo da una certa distanza. Distingue ME, l'unica Realtà centrale, dalle mie infinite apparenze periferiche. Apparenze o manifestazioni sorprendentemente variegate benché ordinatamente e nettamente divise in zone. Il Tutto comprendente un'unità strettamente indivisibile, ognuno di questi frammenti e pezzi è ciò che è per virtù di tutti gli altri frammenti e pezzi. In realtà non viene servito in nessun altro modo che questo, non inferiore a questo. Cercare di frammenarlo è un tentativo di suicidio.

Nel corso di quei quarant'anni questa mappa si è dimostrata essere una guida preziosa e un'ispirazione che porta a tutti i tipi di scoperte, alcune di queste di gran lunga applicabili alla vita di tutti i giorni. Prima di tutto un pratico ed eloquente promemoria della mia vera e straordinaria identità, che mi dice quanto sono davvero lontano dall'essere quel piccolo uomo che vedo nello specchio e di cui gli altri beneficiano, quell'eccentrico e zotico provinciale. Non è un'esagerazione dire che questo semplice schizzo—che illustra ciò che ogni studente dovrebbe conoscere—ha fatto molto più per allertare questa persona alla sua Prima Persona di tutti i libri spiritual-psicologici che egli abbia mai letto. Lo raccomando come una sveglia per svegliarci dal ricorrente incubo della nostra falsa identità come puro essere umano—qualsiasi cosa quell'impossibile astrazione possa significare.

In ogni caso, soffre di gravi difetti.

In particolare rappresenta la capitale—il ME—come una macchia o un punto, a discapito del fatto che, *quando viene visitata,* si rivela essere più vasta del vasto mondo. Come dimostrato, non è la capitale ma le province che vengono fuori e catturano la nostra attenzione. E' come se la nostra mappa fosse stata deliberatamente disegnata per scoraggiare le escursioni nella metropoli, e suggerisce che una visita varrebbe a malapena il prezzo di un economico biglietto giornaliero. Mi ricordo una popolare canzone degli anni sessanta in cui la cantante si lamentava che, benché fosse stata a New York, Parigi e Londra e in un sacco di altre capitali famose, c'era una seria omissione. "Non sono mai stata da ME," era il ritornello della sua canzone. Avrebbe dovuto seguire la nostra mappa. E avrebbe dovuto aggiungere: "E dubito di aver perso molto." La triste verità è che quasi tutti noi condividiamo quella sfavorevole opinione. C'è un'urgente necessità di una mappa revisionata che faccia uguale giustizia ovunque come pure alla centralità di ME.

C'è un altro senso in cui la Mappa 1 potrebbe essere leggermente fuorviante. Essa ritrae la mia Realtà centrale come proprietà privata e prigioniera delle sue apparenze periferiche. Ecco ME in una camicia di forza, un ME che è mio e solo mio, che io tengo completamente nella mia mano. Se è stupendo, adorabile, amabile, assolutamente unico e così via, queste sublimi qualità non appartengono a lui stesso come l'eterno Soggetto-Oggetto ma piuttosto a me stesso come quel Soggetto-Oggetto eternamente prigioniero, come questo unico al 100% Sé centrale che non conosce che cosa significhi Diversità. Qui, per quel che vale, c'è una Divinità che è totalmente immanente, spogliata di ogni traccia di trascendenza, tutta *Atman* e niente

Brahman grazie tante. Te la puoi mangiare allegramente a colazione, a pranzo, all'ora del thé, senza lasciare neanche una briciola per gli uccelli del cielo. Un pasto che tende a lasciarti un sapore cattivo in bocca e più affamato che mai.

Se immaginate che questo tipo di spiritualità non esista—o, se sì, che non sia da prendere seriamente—allora che ne dite di questi tipici brani della *Ashtavakra Gita,* una scrittura Hindu tenuta in grande considerazione in alcuni ambienti?

Sono meraviglioso, saluto Me Stesso!

Da Me è nato il mondo, in Me esso esiste, in Me esso si dissolve.

Lode a Me!

Un *Atmaolico,* se ce n'è mai stato uno! Ma, aspettate un attimo. Le seguenti affermazioni, di due dei più grandi saggi di questo secolo, non sono esempi dello stesso immanentismo sfrenato?

Quando non esiste nient'altro che Voi Stessi voi siete felici. Questa è l'intera verità. Ramana Maharshi.

Quando trovate ogni cosa dentro di Voi e non esiste nient'altro che il vostro stesso Sé, quella è la totale realizzazione, completa, perfetta. Anandamayi Ma.

Effettivamente hanno ragione. Il semplice fatto che siate voi , voi come seconda persona alla quale ci si rivolge, che siate voi ad essere invitati a partecipare a questa perfetta realizzazione, è sufficiente per frantumare il guscio dell'io ed escludere la nozione di una Prima Persona Singolare totalmente auto centrata. Vengono riconosciuti altri centri, presi per certi. Inoltre queste affermazioni non dovrebbero essere lette al di fuori di un contesto. Entrambi questi saggi, come tutti coloro che si meritano questo titolo, insistono che l'Atman o l'ultimo Soggetto è anche Brahman che è l'ultimo Oggetto, che merita totale adorazione di per se stesso. Ecco il regno del paradosso, dove gli estremi si incontrano e si uniscono. Così dice Eckhart, tagliente come un rasoio e incorruttibile come al solito:

Più Dio è in tutte le cose più Egli ne è fuori. Più Egli è dentro più Egli è fuori.

Per cui non è il caso di un Dio che sta o di un Dio che se ne va via. Non si tratta di un Dio immanente o trascendente—quale sarebbe?— ma di entrambi contemporaneamente. Di due facce di una moneta che non ha valore e che è senza senso finché non è composta proprio da due facce.

In tutte le grandi tradizioni religiose si cela la tendenza e la tentazione di sostenere un lato e negare l'altro, con spiacevoli risultati. Una Divinità la cui unica casa è lassù nel cielo è terribilmente incline a degenerare in un bigotto e crudele signore della Guerra, e una la cui unica casa è qui giù nel mio cuore è terribilmente incliene a degenerare in un'adorazione Narcisistica. I fanatici medioevali più squilibrati, sia Sufi che Cristiani, scelsero la seconda modalità. Così, come vi abbiamo suggerito, fecero certi adeppti Hindu. Per quanto riguarda il Buddismo, ce ne sono stati certi che presero seriamente, e persino cercarono di applicare a se stessi, l'affascinante storiella che il Buddha, immediatamente dopo essere uscito dall'utero di sua madre, si mise subito dritto in piedi e si rivolse al Cielo e alla Terra in modo che testimoniassero che lui solo era l'Uno onorato dal Mondo! E sicuramente nessuno di noi non è esente dall'impulso irrefrenabile di mettere le mani sul nostro Essere e sulla nostra Realtà e attaccarci sopra la nostra personale etichetta. Alcuni attribuirebbero questa compulsione al Satana che c'è in noi, che ha la tendenza ad auto-deificarsi in base a un suo proprio diritto e alle sue proprie condizioni, senza tener conto del fatto che essere l'Uno significa svanire in favore dell'Uno. In verità, solo il Nulla ha spazio per Tutto. Solo un Nulla che si è risvegliato alla sua nullità si è risvegliato alla sua Totalità. Finché tutte le parti di me non si arrendono io non sarà mai Me stesso.

Questa resa essenziale del sé-che-è-se-stesso al Sé-che-è-Qualcun'altro significa arrendersi ora. Essere in accordo con quella preminente autorità riguardante la resa, dice Jean Pierre de Caussade, è la chiave dorata che conduce alla stanza del tesoro del momento presente:

> E' allo scopo di Dio, nascosto nella nuvola che si manifesta a voi nel momento presente, a cui dovete fare riferimento. Il momento presente contiene infinite ricchezze al di là di qualsiasi vostro più folle sogno.

Ciò che rende l'ora così prezioso è che è il momento in cui uno sparisce a favore dell'Altro. Non si tratta di crederci ciecamente ma di testarlo momento per momento con una mente aperta. Quanto inutile diventa a questo punto la Mappa 1, quanto fuorviante quando arriviamo al compito cruciale della realizzazione del Sé attraverso la resa del sé. Questo per tre ragioni. In primo luogo, perché essa localizza un Dio che si arrende a me invece che vice versa, un Noumeno incapsulato in strati su strati di fenomeni, una Realtà tenuta in ostaggio dalle sue stesse apparenze, un'Eternità intrappolata nel tempo. E in secondo luogo, se "arrendersi a" significa "appoggiarsi su, contare su, cercare conforto in, espandersi e rilassarsi in, considerarlo come unico sostegno e risorsa" (e significa proprio tutto questo) allora sfido chiunque ad appoggiarsi lasciandosi andare su un Punto, per non parlare di esplodere in un Punto! Ma un Punto è tutto ciò che mi viene offerto. Si tratta della vecchia storia: potete fare qualsiasi cosa con una baiotnetta tranne sedervici sopra. La terza ragione del perché la nostra mappa non funzionerà è che non è una mappa della Prima Persona Singolare, al Tempo Presente. Proprio il contrario, essa è dominata dal tempo. E , come abbiamo notato, l'arrendersi all'Uno che noi realmente siamo accade ora o mai.

Lasciate che approfondisca perché, rispetto a questa terza ragione, abbiamo bisogno di una nuova mappa. Quella vecchia mostra un mondo tondo a 360°, un mondo che necessita di un po' di tempo per essere registrato. Perché, in qualsiasi momento, la scena visibile davanti a me viene ristretta a un settore di circa 160° e, naturalmente, quando io mi giro per accogliere dentro di me il resto di essa, perdo quel primo settore. In altre parole, questa mappa di 360° è un'elaborazione, un'utile artefizio che, tuttavia, va ben oltre i fatti così come si presentano ora. Parte di essa provvede a predare un'altra parte, come se l'Europa Orientale si fosse mostrata nel 1914 e l'Europa Occidentale nel 1918. Optare per questo significa rifiutarsi di arrendersi all'evidenza del *presente.* Rifiutarsi di arrendersi, in particolare, al fatto che mai per un solo momento mi manca questa infinita Risorsa nella mia parte posteriore. Piuttosto curioso, una delle circostanze alle quali sono chiamato ad arrendermi è il fatto che non sono né un granchio né una di quelle rane i cui occhi sono montati su steli, e che presumibilmente godono di una visione a 360°. La Mappa 1 si adatterebbe a loro perfettamente. Ma non a me—per fortuna. A differenza delle creature "inferiori", gli esseri umani sono tutti troppo inclini a negare il loro sostegno divino e pertanto sono persi senza la prova chiara di quello che, misericordiosamente, gli è garantito. Come appare in questa mappa rivista:

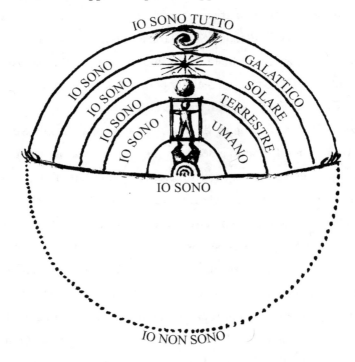

MAPPA 2. PRIMA PERSONA SINGOLARE, TEMPO PRESENTE

Per ottenere la polpa da un pompelmo tagliatelo a metà. Lo stesso con la nostra mappa. Guardate come questa versione revisionata corregge a fondo gli errori di quella precedente. Benché ancora confortevolmente custodito nel mio centro, il ME si espande all'infinito, rivelandosi, in questo modo, anche come un NON-ME, come trascedente-immanente, come afferrabile e inafferrabile. Potreste dire che è come avere la botte piena e la moglie ubriaca, o ottenere il meglio da entrambi i mondi. O meglio, è come se la mia piccola barca a remi alla deriva e alla mercé della corrente in ogni momento, ammainasse e spiegasse improvvisamente un'immensa vela bianca che svolazza eternamente al vento di Dio. Potenziato in questo modo, come posso non lasciar andare i miei remi e arrendermi a quella burrasca?

Questa nuova mappa mi è arrivata in un secondo momento. Non prima di aver superato la settantina, e molto tempo dopo aver realizzato l'infinito Tesoro del momento presente, feci un prodondo respiro e tagliai la mia preziosa mappa in due. Da allora in poi essa è servita da meraviglioso promemoria e guida alle meraviglie della Prima Persona, in contrasto con i diversi handicap di cui soffriva la rispecchiata seconda/terza persona. Essa è andata avanti a dischiudere fino ad oggi oscure o insospettate distinzioni tra questi due lati di me, e a vedere come far fronte agli alti e bassi delle loro vite insieme. Questa non è la sede per entrare nei dettagli. Ne troverete alcuni che verranno discussi in altre sedi.[1]

---

1. Vedere, per esempio, il mio libro *Il Processo all'Uomo che diceva di essere* Dio pp. 219 e segg.

Il fatto è, naturalmente, che la Mappa 2 è provvisoria e ben lungi dall'essere completa. In comune persino con i migliori esempi di cartografia, necessita di revisione e aggiornamenti periodici. Per questo, se non per altre ragioni, rischia leggermente di degenerarsi in una santa icona che scoraggia l'avventura invece di stimolarla.

Sì proprio. Recentemente, circa due mesi fa, è venuto fuori un problema che mi ha obbligato a rivedere la mappa piuttosto drasticamente. Di nuovo sono scioccato da questo ritardo. Avrei dovuto accorgermi del problema anni fa. La Mappa 2 era stata di per se stessa impiegata a cancellare fin dall'inizio il mio naso.

Ciò che indusse questa revisione fu il fatto talmente ovvio che, mentre dal punto di vista visivo il mondo è ristretto a un settore di circa 160°, dal punto di vista uditivo non è, per nessuna ragione, così limitato. Se chiudo gli occhi e voi vi muovete furtivamente intorno a me suonando un campanello a intervalli, io posso indicare in modo abbastanza preciso da dove proviene il suono. Il campanello può forse essere di fronte a me o dietro, alla mia estrema sinistra o alla mia estrema destra, la mia capacità di localizzarlo rimane immutata.

E' più o meno la stessa cosa, naturalmente, con il senso del tatto. Posso maneggiare e percepire il muro nella mia parte posteriore nello stesso modo e con la stessa certezza di qualcosa di fronte a me.

In breve, l'udito e il tatto, a differenza della vista, sono a 360°, percepiti in tutte le direzioni. Ma, naturalmente, il loro campo, in netto contrasto rispetto al campo visivo, è molto ristretto. Il fulmine e il brontolio della pancia definiscono, più o meno, i limiti del mio mondo dal punto di vista uditivo. Posso vedere stelle e cellule, ma non posso sentirle. Per quanto riguarda il mio mondo tangibile, il suo raggio d'azione è ancora più ristretto. Questo piccolo braccio è il suo raggio.

Per cui ho un problema. Lo metterò in termini Zen.

Qui trovo, al posto della mia faccia umana, la mia Faccia Originale. In contrasto all'ennesima potenza con quella faccia acquisita nello specchio, l'ho trovata essere sin dall'inizio senza età, immutabile, senza tempo, immacolata. Nessuna ruga ha mai segnato questo incarnato perfetto. Avrei basato la mia vita sull'affermazione che la caratteristica essenziale di questa mia Faccia Originale era l'essere priva di caratteristiche.

E ora sono così sconvolto! Scopro che la mia Faccia Originale Brillante e Affascinante (gli aggettivi sono tradizionali Buddisti) ha un difetto, una parte con le rughe del tempo e soggetta a tutti i cambiamenti, le limitazioni e le imperfezioni ai quali non è soggetto tutto il resto. Per dirla in parole povere, scopro che questa Faccia meravigliosamente bella è stata sin dall'inizio imbrattata da qualcosa simile a dei baffi! Uno zapata mingherlino, a questo proposito!

Qui sta la sfida, va bene!

La sfida, evidentemente, riguarda la Mappa 2 e non la Mappa 1 che (nonostante i suoi gravi difetti) nel suo abbraccio incondizionato a 360° avvolge i suoni e il tatto, insieme alla vista, agli odori e ai gusti. Il che, naturalmente, non significa negare che sotto altri aspetti la Mappa 2 è incomparabilmente la più valida. Né che finora, quando è sorto un serio dubbio o una seria difficoltà riguardante una mappa, non si sia rivelato essere affatto così, ma invece si sia rivelato essere un arricchimento o un miglioramento, fortemente dissimulato. In tal caso, qual'è la lezione che quest'ultimo problema ha in serbo per me?

Quell'udire e toccare contribuiscono in modo speciale alla vita dello spirito? In caso affermativo, quali porte aprono sulla Realtà, porte che erano chiuse dal punto di vista visivo? Quali notizie vitali riguardo alla nostra vera Natura, quali buone notizie che non sono visibili, sono implicite nell'intrusione di questi due sensi grandangolari—che portano abbondanza di tempo e modifiche nella loro sequenza—nel regno dell'assenza di tempo e di cambiamenti nel centro di me stesso? Intrusione su un fronte ristretto, ma intrusione comunque.

Iniziamo dal sentire.

Per tutta la vita (e scommetto che sia lo stesso per voi) ho trovato che certa musica (non tutte, naturalmente) e certe poesie (il suono delle parole quando, occasionalmente, le pronuncia l'uomo giusto) mi dicono qualcosa riguardo alla Realtà, riguardo all'Universo, riguardo Me stesso. Qualcosa da non perdere, qualcosa di essenziale che non può essere detto in nessun altro linguaggio e in nessun altro modo. Così che mi ritrovo a dire a me stesso: un Universo che si presenta con i potenti ritmi della musica di Mission, terminando con una musica semplice, alcune arie di Mozart, è quel tipo di Universo. Un Universo che canta in questo modo è un Universo di questo tipo. Proprio come una rosa di Giugno mi dice che tipo di cespuglio era a Gennaio—radice sporca, stelo spinoso, foglie opache, eccetera—così una musica folk greca come Misirlou mi dice da che tipo di Realtà—nonostante tutti gli orrori—proviene. Sì, il misticismo senza musica è sordo. Non è un caso che gli angeli siano rappresentati come un'orchestra invece che come un incontro di preghiera. La vera Visione Beatifica è accompagnata dalla musica e il puro di cuore sentirà Dio.

E' più o meno la stessa cosa con la poesia. Non posso descrivere che cosa manchi e perché è così finché questo non viene fornito da Robert Frost in *Sostando nei pressi di un bosco in una notte innevata,* per esempio. Ma so che senza questo *non-so-che-cosa* l'Universo non è se stesso, non è completamente là. Vedo che è un ingrediente essenziale nell'Ananda o Benedizione che è di per sé un ingrediente essenziale in *Sat-Chit-Ananda* che rappresenta il come i Vedantisti descrivono la Realtà.

Tutto questo per quanto riguarda l'udire. Ora passiamo all'altro senso a 360° che è il tatto.

Posso toccare la spalliera della sedia sulla quale sono seduto così facilmente come la parte frontale del tavolo al quale sono seduto, e la percezione dell'uno è reale e convincente tanto quanto la percezione dell'altro. Lo stesso, ma in modo molto più importante, nel poter toccare tutta la mia testa: frontalmente, dietro e lateralmente, le parti ruvide e quelle morbide—tutte sono ugualmente in evidenza. E' ovvio che l'invisibile non corrisponde per niente a una non esistenza e che questa testa per me trasparente ma tangibile è in ogni sua parte solida e sostanziale come quella lastra di vetro ugualmente trasparente ma tanginbile nella mia finestra.

Sì, la Prima Persona Singolare sfoggia proprio—in un certo senso—una testa. La questione è: che tipo di testa, e *in che modo si differenzia da tutte le altre?* In base all'evidenza del momento presente, qual'è la topografia di questo mio scalpo? E anche del vostro scalpo, mentre vi unite attivamente a me nella seguente investigazione in cinque stadi. Non basatevi assolutamente sulle mie parole, sperimentatelo voi stessi.

1. Mentre afferro le mie orecchie, ciò che trovo nascosto in mezzo a loro non è forse nient'altro che spazio infinito e assolutamente vuoto? Spazio che viene immediatamente riempito da qualsiasi cosa sia in mostra—che sia un cielo stellato o un bollo postale. Per quanto vasto sia il mio mondo, questo mio spazio che lo accoglie—che diventa lui—è ancora più grande. Ed è un mondo che io abolisco istantaneamente e ricreo a mio piacimento, mentre la seconda e la terza persona semplicemente abbassano e alzano dei piccoli lembi di carne chiamati palpebre, e questo è tutto. Allora mi sento interamente giustificato, in base alla chiarissima evidenza del momento presente, nel chiamare questo sorprendente scalpo la mia *Testa Cosmica o Divina,* o persino la mia *Testa di Dio.*

2. Poi, tastando le sue sue caratteristiche nel dettaglio, ciò che ora trovo non è certamente la testa di un Uccello o di un rettile o di un

pesce, o di qualche tipo di ape o di scimmia. Oltre ogni dubbio, si tratta di *una testa Umana*.

3. Esplorando ancor più nel dettaglio, scopro una testa con tutti i tipi di protuberanze, cavità e rugosità che insieme la identificano come appartenente a Douglas Harding, come unicamente mia. Io la chiamo la mia *Testa Personale*.

4. Lasciando cadere nel mio grembo queste mani indaffarate a costruire una testa, perdo ogni evidenza di quella cosa, o di qualsiasi altra cosa, proprio qui. Al suo posto, invece, trovo questa Non-cosa risvegliata che accoglie dentro di lei tutte le cose, questa chiara Non-testa che svanisce a favore di tutte le altre teste. Questo è il modo in cui sono fatto, e ancora il modo in cui io percepisco e mi comporto.

5. Lasciando cadere nel mio grembo queste mani indaffarate a costruire una testa, perdo ogni evidenza di quella cosa, o di qualsiasi altra cosa, proprio qui. Al suo posto, invece, trovo questa Non-cosa risvegliata che accoglie dentro di lei tutte le cose, questa chiara Non-testa che svanisce a favore di tutte le altre teste. Questo è il modo in cui sono fatto, non ancora il modo in cui io percepisco e mi comporto.

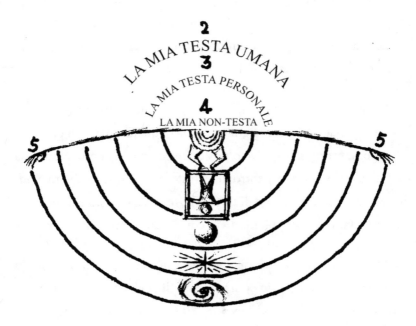

MAPPA 3. PRIMA PERSONA SINGOLARE, TEMPO PRESENTE

CHE MOSTRA I CINQUE STADI DELLA DISCESA DIVINA

E' per indicare l'immensa importanza di questi cinque stadi, e per registrare il fatto che essi sono, e appaiono, come una discesa, che la Mappa 3 inverte la Mappa 2.

Non sto dicendo, segnatevelo, che questa terza mappa, infine, rende giustizia al Territorio della Prima Persona. Ben lungi. Sono alquanto sicuro che ci saranno mappe migliori, grazie al lavoro di altri cartografi. È piuttosto sicuro che il modo migliore è di limitarne l'uso a quando il loro utilizzatore le accoglie e non solo diventa la mappa ma il Territorio stesso, e così inizia a realizzare il totale splendore Prima Persona. Perché non è avendo bei pensieri e belle sensazioni riguardo alla nostra vera Identità che ci Identifichiamo con essa, ma vedendo, ascoltando e toccando—ripeto, toccando—questa assolutamente visibile e udibile e tangibile Meraviglia delle Meraviglie.

Ciò che sto dicendo è che questo esercizio di vecchia data di auto-cartografia—questa serie di mappe—è stato il mio maestro, finora. Un guru peculiare e non una scelta di tutti, forse, ma paziente, devoto e a lungo termine efficace. La mia unica lamentela è come è stato lento questo discepolo nell'apprendimento.

Ecco, sotto forma di sommario e promemoria, le principali lezioni del guru:

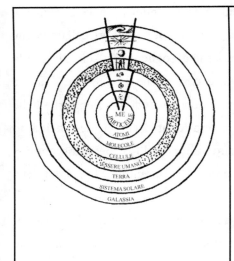

MAPPA 1 indica il fatto che, come vengo percepito, dipende dalla distanza del mio osservatore. Indica anche il mistero e l'unicità di Quello che, al Centro, sta creando tutte quelle apparenze e che solo io sono nella posizione di vedere. Il difetto della Mappa 1 è che distorce questa Realtà Centrale come solo centrale, come immanente e non anche trascendente. L'essere Senza Confini là figura come un semplice punto.

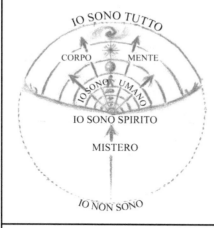

MAPPA 2 indica come, in effetti, quella Realtà esplode all'infinito senza mai lasciare il Centro ed è al contempo immanente e trascendente. Affidandoci solamente alla visione, tuttavia, la Mappa 2 non tiene conto degli altri sensi.

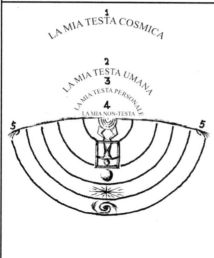

MAPPA 3 indica il ruolo privilegiato del tatto nel nostro goderci il Divino e i suoi cinque stadi di discesa dalle altezze più elevate alle valli più profonde. Attira l'attenzione a quel processo di Incarnazione e del Donare Se Stessi che è il vero movimento e la molla principale della Prima Persona Singolare.

29. Seminari di Guarda-Tu-Stesso: Nuove Tecniche Per la Realizzazione di AnticheVerità

Periodicamente gruppi di persone si incontrano, non per riunirsi intorno a un guru, non per ascoltare una lezione, non per meditare, non per discutere qualsiasi argomento, ma per prendere parte a dei Seminari attivi chiamati Guarda-Tu-Stesso. In questa sede voglio descrivere lo scopo, i principi, la proceduta e i risultati di questo tipo di seminario.

SCOPO

Lo scopo del seminario è che ogni partecipante porti la sua attenzione a ciò che egli è per se stesso, nella sua propria immediata esperienza. In altre parole, a ciò da cui sta guardando fuori, al come questo è sempre dove egli è, a che cosa significa essere prima persona singolare, tempo presente. In diversi linguaggi tradizionali, lo scopo sarebbe quello di vedere chiaramente dentro la propria eterna natura originale.

PRINCIPI

L'idea di base del seminario è che noi impariamo facendo, sperimentando le cose, attraverso ciò che scopriamo attivamente, piuttosto che leggendo o ascoltando ciò che ci viene detto.

Sperimentazione è il nome di questo gioco. Ed è più facile fare scoperte e sperimentare le cose in un gruppo che individualmente (1) perché la maggior parte degli esperimenti coinvolge in ogni caso un certo numero di persone, (2) perché i membri del gruppo si stimolano e si incoraggiano uno con l'altro e fanno scoperte comuni, (3) perché è molto più facile concentrarsi per un'ora o due in un gruppo piuttosto che da soli, e—non di minore importanza— (4) perché è più divertente. Un Seminario di Guarda-Tu-Stesso è piuttosto improvvisato e imprevedibile. Ognuno viene incoraggiato a partecipare e può accadere qualsiasi cosa, per cui è un'occasione viva ed è difficile che qualcuno si addormenti. E se il seminario funziona—il che accade quasi sempre—nessuno esce non in grado di vedere la sua vera natura. Non soddisfatto forse, non in grado mai.

Ci deve essere un leader, naturalmente. Il suo lavoro non è quello di imporre un programma, ma di evitare che le persone si allontanino troppo dallo scopo dell'occasione sopra definita. Tuttavia, la cosa importante è che nessuno dovrebbe condurre il seminario: qualsiasi vedente è qualificato per questo tipo di lavoro, e non pochi sono brillanti in questo.

PROCEDURA

Negli ultimi cinquant'anni è stato elaborato un repertorio di esperimenti. Poiché tutti hanno l'unico scopo di indicare la nostra natura originale, non è necessario utilizzare tutta la serie. Uno qualsiasi è sufficiente. Dall'altro lato, poiché i caratteri delle persone sono molto diversi, ogni seminario, indipendentemente dalla sua durata, contiene un certo numero di esperimenti, e sta ad ogni partecipante scoprire quale funziona meglio per lui o lei. Così è possibile soddisfare caratteri diversi. Inoltre, ogni approccio rispetto alla nostra natura centrale conferma e rafforza gli altri. Pervenire a quella esperienza essenziale da diverse direzioni non aggiunge nulla all'esperienza, ma enfatizza la sua accessibilità e non ci lascia scuse per evitare ancora la verità fondamentale riguardo a noi stessi.

Due esempi illustreranno il tipo di esperimenti che vengono condotti in un seminario.

L'Inclassificabile

Un adesivo colorato—rosso, verde, giallo o blu—viene applicato sulla fronte di ogni partecipante dal leader del seminario, che chiede di chiudere gli occhi mentre l'adesivo viene posizionato. Il partecipante non è autorizzato a guardare in uno specchio, o a chiedere agli altri a che colore appartiene, o a dire agli altri a che colore appartengono. Poi viene richiesto al gruppo di formare quattro sotto gruppi—tutti i rossi in un angolo della stanza, tutti i verdi in un altro, e così via—e per portare a termine questa scelta i partecipanti possono comportarsi come vogliono, rispettando solo le regole stabilite.

Quello che di solito accade è che alcuni se ne vanno in giro cercando di indovinare il loro colore, mentre altri—completamente confusi—si danno semplicemente per vinti. Finché qualcuno non ha una brillante idea e la mette in atto, e allora i quattro sotto gruppi si formano velocemente e ognuno viene debitamente classificato.

La triplice lezione di questo esperimento è che, dentro di noi e per noi stessi, siamo assolutamente inclassificabili, che conteniamo e registriamo tutti i gruppi senza appartenere a nessuno di essi e che siamo classificati e posizionati in un gruppo *dagli altri*. Potete leggere e rileggere le scritture che insistono che voi siete vuoti finché non le imparate a memoria, potete sedervi per sempre ai piedi di loto dei maestri che vi dicono che intrinsicamente non avete qualità, potete sinceramente credere che sia così, in meditazione potete di tanto in tanto percepire che sia così. E tutto questo vi scivolerà addosso. Nessun risultato concreto. Ma ora, almeno, le carte si scoprono, mentre voi state là in piedi, vuoti e perplessi, nel bel mezzo del seminario, mentre una non-cosa sta aspettano di essere presa in considerazione e che si faccia qualcosa di lei in uno dei quattro gruppi. Ora non c'è via di scampo per la vostra vera identità come il Classificatore Inclassificabile. O, se preferite, il Nuovo Adamo.

Sbucciare la Cipolla

Un partecipante a un seminario solleva un'obiezione: "Va bene, vedo che *per me stesso* sono una non-cosa. Ma questo fatto può essere soggettivamente una delusione. Rilevante è anche, forse più rilevante, ciò che io sono per gli *altri*. Perché non dovrei dar retta alla loro impressione di me?"

"Perché no??" approva il conduttore. "Ma esattamente *quali* sono le loro impressioni rispetto a te? " chiede. E procede posizionando l'interrogante da un lato della stanza mentre lui, il conduttore, lo sorveglia dall'altro lato attraverso il mirino o un foro in un foglio di carta. Egli annuncia che la visione da quella posizione—diciamo sei metri dall'interrogante—è quella di un uomo. Ma ci sono altre visioni dello stesso soggetto da prendere in considerazione, altre apparenze da esplorare, ad altre distanze. A 3 metri, diciamo, la visione del conduttore è la metà superiore dell'uomo, dalla vita in su. Poi, andando più vicino, quella di una testa, poi di un sopracciglio o di un naso o di una bocca, poi di un lembo di pelle, poi semplicemente una macchia. E per finire, nel punto di contatto, assoltamente nulla. Il che è in accordo e conferma la visione dell'interrogante al centro. E così, alla fine, la rapresentazione oggettiva e soggettiva di lui concordano. La storia all'esterno e all'interno collimano nettamente. Ma perché, uno potrebbe chiedere, prendersi la briga di promulgare durante un seminario ciò che dovrebbe essere già abbastanza chiaro—il fatto che quando si va dritti verso qualsiasi cosa si trovano un sacco di altre cose e alla fine assolutamente nulla?

Una mia cara amica una volta mi disse: "Per tre anni o più questa idea—che una "cosa" è un nido di apparenze regionali che circondano una realtà centrale che è vuota—è stata la normalità, una cosa proprio ovvia per me. Credevo di averlo compreso totalmente, e ancor più perché il mio lavoro in un laboratorio di biologia comporta l'uso giornaliero di un microscopio elettronico. Ma fu solo quando presi concretamente parte all'esperimento della sbucciatura della Cipolla che il significato mi colpì come una tonnellata di mattoni, e io *divenni* quel vuoto."

Per inciso, quell'amica ora è anche lei una conduttrice esperta di Seminari di Guarda-Tu-Stesso.

Questi due esempi, presi a caso tra i venti esperimenti o giù di lì che sono stati ideati finora, alcuni dei quali fanno riferimento al altri sensi oltre alla vista, saranno sufficienti per indicare che cosa succede in un seminario.

RISULTATI

L'esperienza in diciannove paesi durante gli scorsi quarant'anni, del condurre seminari che possono durare da un'ora a una settimana e che variano in numero di partecipanti da due o tre a duecento e più, mostra chiaramente una cosa. Il partecipante interessato raggiungerà lo scopo del seminario e guarderà, anche se per poco e temporaneamente, dentro la sua vera natura. Quello che farà poi con il suo guardare-dentro, se lo porterà avanti finché non diventerà stabile e naturale e pertanto totalmente operativo, è naturalmente un'altra questione. All'apparenza le probabilità sono che non lo farà. Dall'altro lato, è certo che il suo rapido sguardo della visione all'interno nella verità di base che lo riguarda può essere solo benefica e anche se non si sogna nemmeno di metterlo in pratica, non può tornare indietro o disfarsi di una visione che è essenzialmente senza tempo. E presto o tardi potrebbe scoprire che, sopra ogni cosa, egli ha bisogno di riattivare la sua stessa personale scoperta del regno, del potere e della Gloria che giacciono dentro di lui.

Epilogo

Avete guardato dentro voi stessi e scoperto il tesoro. Le mie più calorose congratulazioni! Andate avanti e godetevi questa visione nella vita ordinaria (praticarla in modo severo è molto meno efficace) finché non è stabile—finché non arriva piuttosto naturalmente—e tutto il resto andrà da sé.

Uno dei modi più piacevoli ed efficaci di coltivare la nostra visione è condividerla con gli altri. Potete letteralmente farlo facendo insieme a loro alcuni dei nostri esperimenti. Il che vuol dire, organizzando un seminario (un'altra parola fuorviante, ma ditemene voi una migliore) con uno o più amici. E, se pensate di non essere pronti a trasmettere ciò di cui non avete capito una parola, rassicuratevi con questa storia vera del mio amico Pierre.

Pierre, che aveva praticato *zazen* (meditazione da seduti) per anni, si presentò a un seminario e non riuscì a vedere di cosa si trattava. Questo è probabile che accada quando, a causa di impegni passati di qualsiasi tipo troppo rigidi, la mente di un partecipante, invece di essere aperta, è ostruita da aspettative. Rimase sufficientemente affascinato, tuttavia, tanto da dire a sua moglie che cosa era succeso nel seminario. Dopodiché lei vide immediatamente ciò che lui non era riuscito a vedere e a sua volta *glielo mostrò!* Infine egli vide ciò che aveva cercato durante tutta quella meditazione da seduti, e la sua vita cambiò drasticamente. Da allora egli ha condiviso la sua visione con numerosi amici.

La bella verità è che è impossibile trasmettere parte del tesoro o una versione inferiore di esso. E' una transazione di tutto-o-niente. Potete pensare a qualcos'altro che, se lo fate completamente, lo fate perfettamente? E potete pensare a qualche regalo più perfetto che potete consegnare ai vostri amici—al mondo che ne ha un bisogno disperato—che non sia questo regalo dei regali che ora siete totalmente in grado di consegnare?